神经外科疾病并发症鉴别诊断与治疗

主　　编　刘智明

副主编　徐　剑　余小祥　龚年春

编　　委　陈　波　蔡丽萍　樊　成　樊　文

　　　　　孟　亮　朱　威　徐　亮

科学技术文献出版社
SCIENTIFIC AND TECHNICAL DOCUMENTATION PRESS

·北京·

图书在版编目（CIP）数据

神经外科疾病并发症鉴别诊断与治疗/ 刘智明主编. －北京：科学技术文献出版社，2013.7

（临床并发症丛书）

ISBN 978-7-5023-7750-2

Ⅰ.①神… Ⅱ.①刘… Ⅲ.①神经外科手术－并发症－诊疗 Ⅳ.① R651.06

中国版本图书馆 CIP 数据核字（2013）第 043101 号

神经外科疾病并发症鉴别诊断与治疗

策划编辑：李 洁　责任编辑：李 蕊　责任校对：张吲哚　责任出版：张志平

出　版　者	科学技术文献出版社
地　　　址	北京市复兴路15号　邮编　100038
编　务　部	(010) 58882938，58882087（传真）
发　行　部	(010) 58882868，58882874（传真）
邮　购　部	(010) 58882873
官　方　网址	http://www.stdp.com.cn
发　行　者	科学技术文献出版社发行　全国各地新华书店经销
印　刷　者	北京高迪印刷有限公司
版　　　次	2013 年 7 月第 1 版　2013 年 7 月第 1 次印刷
开　　　本	787×1092　1/16
字　　　数	323千
印　　　张	15.25
书　　　号	ISBN 978-7-5023-7750-2
定　　　价	46.00元

丛书
编委会

目 录

第一章

开颅术后并发症

【概述】

神经外科已经进入微创手术时代，手术并发症不断降低，手术方式日趋成熟，但风险性依然存在，开颅术后的并发症直接影响病人的预后。病人手术后能否顺利康复，不仅与医师的手术水平和手术技巧有关，还与麻醉、术后并发症的及时诊治以及病人的体质密切相关。这些并发症包括颅内压增高、颅内出血、颅内感染、脑积水、脑脊液漏、脑缺血、凝血功能障碍、代谢紊乱、酸碱平衡失调等。有些术后并发症可以治愈，而有些并发症则不易治疗，甚至会严重影响病人的术后康复。因此，神经外科医师应具备强烈的责任心、渊博的学识及丰富的临床经验和技术，术前进行周密的手术准备、术中体现微创观念，精细操作，同时术后严密观察病情变化和及时准确的治疗，是减少术后并发症的关键环节。全面的医学知识和正确有效的治疗方法是神经外科医师应该掌握的不可忽视的基本功。本章重点介绍一些开颅术后并发症的发生原因、预防措施和处理原则。

【常见并发症】

开颅术后并发症包括：颅内压升高、术后血肿、气颅、脑神经损伤、感染、脑脊液漏、脑梗死、脑积水、癫痫、凝血功能异常、代谢紊乱、各系统功能紊乱等。

第一节　颅内压升高

【概述】

颅内压增高(increased intracranial pressure ICP)是神经外科常见的临床综合征,是颅脑损伤、脑肿瘤、脑积水和颅内炎症等所共有的征象,颅内压增高会引发脑疝危象,使脑灌注量降低,严重时影响脑代谢,导致病人因呼吸循环衰竭而死亡,开颅术后病人若出现颅内压过高,将危及病人生命。因此,需要及时发现和处理术后颅内压增高。

【病因】

1.二氧化碳潴留

由于术中麻醉药物、镇静药物、肌松药物的使用会产生中枢或外周性呼吸抑制,同时自主呼吸或者辅助呼吸不足,可能会发生通气不足,导致二氧化碳浓度升高,引起脑血管扩张、颅内压升高,病人多表现为意识淡漠、反应迟钝,纠正的方法是立即进行过度换气,同时应用脱水剂和激素,监测血气指标,纠正酸中毒。

2.术后颅内血肿

出血多发生在术后48小时内,是开颅术后早期的常见并发症,可导致颅内压增高。根据出血的部位和出血量不同,产生不同的临床症状和体征,怀疑术后颅内血肿,应立即行头颅CT扫描,必要时行血肿清除术。

3.脑水肿

脑水肿多出现于术后2~3天,5~7天达高峰,一般与手术中脑组织暴露时间过长、牵拉脑组织过度、脑血管损伤、静脉回流不畅等有关,多数病人可经脱水和激素治疗好转,若脑水肿广泛或者合并脑出血,病人意识进行性下降,保守治疗无效,应当行去骨瓣减压术,降低颅内压。

4.静脉回流受阻

术中阻断Labbe静脉后颞叶脑组织肿胀,出现淤血性梗死,严重时可形成颞叶钩回疝,术中或术后病人头位不当或颈静脉局部压迫,也会因脑静脉回流不畅而产生颅内压增高。术中应监测中心静脉压,有助于及时发现静脉回流障碍,防止脑水肿发生。

5.发热

高热状态,病人脑血流和脑代谢都会增加,颅内压随之增高,应查明发热原因,及时处理病因,采取积极措施降低体温。

6.脑积水

术后局部脑室扩大和交通性脑积水都会使颅内压升高,头颅CT可明确诊断,发现脑积水的原因,为进一步治疗提供依据。

7.脑血管自动调节功能障碍

由于脑血管自动调节功能异常,脑血管处于麻痹状态,随血压升高被动地扩张,颅内血容量增多,颅内压增高,常见于重型颅脑损伤、巨大动静脉畸形及血二氧化碳蓄积等。应积极控制血压,调节血管功能,降低颅内压。

【治疗】

(1)治疗颅内压升高的目的是维持正常的脑灌注压,避免发生脑疝,头部CT扫描可以明确原因,如术后血肿、术后水肿和脑积水等,为病因治疗提供依据,如暂时无法确定颅内压升高的原因,可先依据经验治疗。

（2）过度换气可以降低二氧化碳浓度，简单安全。

（3）渗透性利尿剂甘露醇，是最常用的降颅内压药物。

（4）亚低温治疗可以降低脑代谢，保护脑细胞。

（5）麻醉药物可减少术后病人躁动和肌肉收缩，也有助于降低颅内压。

以上措施可依据病人的基本情况采用。

第二节　血肿

【概述】

开颅术后血肿（postoperative hematoma）是颅脑手术后严重的并发症。颅内代偿的空间有限，20～30ml 术后血肿即可造成病情恶化，如发现或处理不及时，对病人术后康复极为不利，甚至危及病人生命。

【病因】

1. 术中止血不彻底

这是发生术后颅内血肿最常见的原因。神经外科手术止血比较困难，完全切除肿瘤后，脑表面的止血不彻底；部分切除肿瘤，肿瘤残面出血都会造成硬脑膜下或脑内血肿。硬脑膜下穿刺引流和颅内压监测装置也会引起脑内血肿。

2. 脑静脉血过度回流受阻

术中过度牵拉脑组织，损伤主要静脉，如颞下入路损伤 Labbe 静脉后，术后脑组织发生淤血性坏死。这种血肿多发生于脑内，同时伴有脑挫裂伤。

3. 头皮颞肌止血不彻底或板障渗血

关颅过程中血液流入骨瓣下、硬脑膜悬吊不确实、硬脑膜剥离术都可能造成术后硬脑膜外血肿。因此在开关颅过程中应严格止血、妥当悬吊硬脑膜、注意防止硬脑膜的过度剥离，板障渗血处可用骨蜡封堵。

4. 皮层引流静脉断裂

多发生于术前伴有颅内压增高的病人，如切除后颅窝肿瘤后，脑脊液梗阻解除、颅内压下降，幕上脑组织塌陷，皮层引流静脉断裂，出现手术区远隔部位血肿。为防止此类情况的发生，术中注意避免导致颅内压下降过快，如释放脑脊液时不宜过快、脑脊液量不宜过多等。

5. 凝血功能异常

病人术前合并肝炎、肝功能异常，或刚接受完化疗的病人，免疫功能和骨髓功能受到抑制；长期服用阿司匹林等，也可能影响病人的凝血功能，容易出现术后血肿。

6. 术中止血方法不当

过份依赖药物、生物胶，关颅时血压过低，手术后癫痫，这些情况都有可能造成手术后血肿。

【治疗】

（1）避免术后血肿重在预防，术前详细询问病史及药物使用史。

（2）术中严格执行开关颅的技术操作规范，彻底止血；肿瘤切除后仔细止血，置换积气。

（3）保持血压稳定，注意释放脑脊液速度，尽量避免出现术后血肿。一旦出现术后血肿，影响病人的生命体征，应立即开颅清除血肿。

紧急情况下，处理后颅窝术后血肿时，甚至可以在床边将伤口立即拆开，使术野迅速减压，然后去手术室行进一步处理，以争取时间挽救病人生命。

第三节　气颅

【概述】

开颅手术打开硬脑膜和蛛网膜后，空气进入颅腔，并置换蛛网膜下腔的脑脊液，关闭硬脑膜后在蛛网膜和硬脑膜下腔积聚一定量的气体，称为气颅(pneumocephalus)，多见于坐位手术，可引起急性颅内压增高，加重病情变化。

【病因】

（1）多与手术体位有关，坐位手术时气体由下而上进入颅腔，并置换脑脊液，如果积气过多，会使脑组织移位，产生张力性气颅。

（2）缝合硬脑膜时，术野气体置换不充分。

（3）术中额窦、乳突气房开放、术后脑脊液漏，都会加重颅内积气。

【治疗】

出现张力性气颅，应行骨孔穿刺，释放气体，解除颅内压增高。穿刺无效时，应再次开颅放出气体，重新缝合硬脑膜。缝合时应注意由低位到高位进行，在缝合最后冲洗硬膜下腔，充分置换出气体。

第四节　感染

【概述】

颅内感染是严重的医院感染，可波及脑、脊髓、被覆组织及其邻近的解剖结构，由于很多抗菌药物不能通过血脑屏障，临床治疗难度较大。

【病因】

1. 手术时机

急症手术，患者一般状况差，病情危重；急症手术间相对无菌条件差。

2. 手术部位

后颅凹手术，由于后颅凹解剖结构复杂、暴露困难、手术时间长、脂肪肥厚以及容易发生脑脊液漏等造成术后感染率升高。

3. 脑脊液漏

脑脊液漏是感染的高危因素。根据Mollman 和 Haines 对 9202 例神经外科手术的回顾性调查，术后的脑脊液漏是增加感染的危险因素。

4. 脑室外引流

脑室外引流感染率为 10% ～ 17%，多发生在术后 2 周后。建议如果引流管超过 10 天不能拔管时，应考虑改行内引流或间断腰穿。感染原因主要来自细菌的逆行感染，如对引流管的护理不当，更换引流瓶时无菌操作不严格。

5. 创面引流管

硬膜外、硬膜下或瘤残腔置引流管一般

术后24h拔管。部分病例拔管后出现引流口漏，增加了细菌的感染机会。

6. 糖尿病患者机体免疫功能低下

高血糖有利于细菌繁殖；使用胰岛素的患者，金黄色葡萄球菌的带菌率升高，有可能使非致病菌群发生变化而引起感染。

7. 开放性颅脑损伤

污染的细菌可能经过伤口逆行感染，使感染率明显升高。

8. 长时间的显微镜下手术

感染几率增加，可能与术者或助手未注意造成创面污染有关。

【治疗】

（1）围手术期预防性应用抗生素。对于清洁择期的神经外科手术，皮肤切开前0.5h应用抗菌药物，手术时间＞4h，术中重复给药1次，术后继续用药2～3d，可降低术后感染率。预防性用药首选杀菌、高效的第三代头孢菌素。

（2）手术中应严格无菌操作。防止人为增加感染因素，要严格掌握手术后的引流指征，减少异物刺激的机会，正确放置引流袋，防止引流液倒流入颅内，保证引流管接口牢固，勤消毒。头部引流切口严格缝合固定，避免长时间引流。

（3）引流管宜用硅胶管高压消毒。

（4）注意引流通畅，防止切口脑脊液漏，拔除引流管后切口需缝合。引流管在头皮下浅行距离长一些，有利于防止术后感染。

（5）调控血糖，使用白蛋白及脂肪乳增强抵抗力。

（6）显微镜应使用消毒的镜头盖，避免吸引器等碰撞镜头造成污染。

（7）术中创面使用双氧水冲洗可明显降低感染率。

第五节　脑脊液漏

【概述】

脑脊液鼻漏为神经外科常见的并发症，一般继发于颅底及额骨骨折之后、颅底部肿瘤术后，是神经外科常见的并发症，可引起颅内感染而危及患者生命。因此，积极预防、早期发现、早期治疗在促进漏口愈合和防止逆行感染中具有重要意义。

【病因】

1. 脑脊液漏

脑脊液漏是因为颅骨骨折的同时撕破了硬脑膜和蛛网膜，以致脑脊液由骨折缝裂口经鼻腔、外耳道或开放伤口流出，使颅腔与外界交通，形成漏孔。

2. 医源性损伤

主要见于经蝶垂体瘤或鼻窦手术之后，但术后放疗也是医源性脑脊液鼻漏的原因之一。因放疗可致硬膜局部营养障碍、萎缩，生物力学性能下降，在其他诱因下发生破裂出现鼻漏。

3. 前颅底肿瘤手术

如处理不当，术后也可发生鼻漏。良性颅内压增高导致鼻漏的病理机制尚不明确，可能是由于慢性脑脊液压力增高，引起脑脊液搏动波作用于脆弱筛板和嗅丝四周的蛛网膜，导致蛛网膜破裂，脑脊液沿嗅丝流入鼻腔。

【治疗】

（1）患者取半卧位，避免用力擤涕、咳嗽、打喷嚏等。

（2）使用能透过血脑屏障的抗生素，如青霉素、氨苄青霉素、头孢曲松、氯霉素、磺胺以及喹诺酮类，慎用类固醇药物；反复腰穿降低颅内压，必要时留置脑脊液引流管。经保守治疗，大多数病例可自行痊愈。保守治疗的疗程，应根据具体病情来定，一般为2～4周，若此期间漏液量无减少或有所增加，或伴反复颅内感染、颅内积气无减少者应尽快行手术修补。

（3）手术治疗脑脊液鼻漏的手术径路及修补方法依据许多因素而定，如病因、颅内压、有无脑膜脑膨出、颅底缺损的部位和类型等。手术方式包括经颅修补、颅外修补（鼻外径路、显微镜下鼻内径路）和鼻内镜下修补。传统的经颅修补手术成功率为70%～80%，包括经颅修补和鼻外径路修补术，为神经外科常用术式。近年来随着鼻内镜技术的快速发展，选择适当的病例，应用最新的内镜技术，可明显提高成功率，且避免了经颅手术带来的并发症，所以，鼻内镜下漏口修补已成为耳鼻喉头颈外科医生的重要研究内容之一。

第六节　脑梗死

【概述】

开颅术后脑梗死并不少见，可分为全脑梗死和局灶性脑梗死。术后脑梗死多发生在术后2～3日，病人意识蒙眬，严重者可昏迷，出现肢体运动障碍，伴有颅内压增高时甚至可能发生脑疝。头颅CT检查与术前相比，出现新的低密度病灶。

【病因】

（1）高龄。

（2）术前存在影响脑供血的因素。

（3）控制性低血压。

（4）术中对脑组织的压迫。

（5）术中主要脑动脉及其分支的损伤。

（6）术中损伤重要静脉。

（7）其他。术中病人颈静脉被压，静脉回流不畅；病人心功能不全；女性病人口服避孕药后和产褥期血液的高凝状态等。

【治疗】

1. 术后脑梗死

（1）术前准备

术前对血流动力学状态不稳定的病人适量输液、口服抗血小板凝集药物，对预防术后脑梗死的发生有一定帮助。

（2）麻醉措施

应用依托咪酯可减少术后脑梗死的发生。术中维持正常血压，输入适当量的液体，维持正常血气，纠正贫血，都是预防脑梗死发生的重要措施。

（3）手术操作应注意的事项

①体位：摆放病人体位时应稍抬高头部，防止颈静脉受压，保证脑静脉回流通畅。

②正确使用脑压板：间断地运用脑压板可以预防发生术后局部脑梗死。术者要随时注意脑压板的位置，尽量减小脑压板对脑的压迫。应用腰椎穿刺持续引流，放出蛛网膜下隙脑脊液，使脑充分回缩，得到尽可能大

的空间进行手术操作，避免过度牵拉脑组织来获得手术空间。

③血管的保护：良性有边界的肿瘤，譬如脑膜瘤和神经纤维瘤，通常肿瘤与正常的血管、神经之间有一层蛛网膜相隔，切除肿瘤时尽量保护蛛网膜的完整，进而可使重要的神经、血管得以保护。尤其在切除鞍区、蝶骨嵴肿瘤时，更须小心保护颈内动脉及其分支。切除边界不清的胶质瘤时，须注意重要的动脉被肿瘤包裹，应注意避免伤及大脑中动脉、大脑前动脉。

④超声吸引器的使用：应保持在肿瘤壁内切除肿瘤，穿破肿瘤壁即有损伤肿瘤周围血管和神经的可能。

⑤术后处理：开颅术后，扩容可采用晶体液和胶体液，维持较高的血容量，以增加血流，使脑血管处于扩张状态。同时与升压措施相结合，可以增加潜在血管痉挛的脑组织血供。进行升压和扩容治疗时，应注意漂浮导管监测心排血量，并根据 Starling 曲线评价病人心肌收缩能力。脑梗死发生后再应用预防药物疗效多不明显。

2. 药物治疗

经确诊为术后脑梗死，应立即给予脱水、保护脑细胞、溶栓等治疗。

（1）脱水治疗

CT 见有大面积脑水肿时，可静点甘露醇和激素，减轻脑水肿。

（2）溶栓治疗

脑主要动脉及其主要分支引起的轻到中度的缺血性脑梗死，在急性期可进行溶栓治疗。动脉内注溶栓剂如尿激酶，可使血管再通，但有导致脑出血的可能。也有人认为溶栓治疗不适用于完全性卒中患者。

（3）脑保护剂的使用

巴比妥类药物对预防和治疗脑缺血发作有一定作用。常规应用苯巴比妥、硫喷妥钠和依托咪酯可以保护缺血的脑组织，并有轻度的镇静作用。

（4）亚低温治疗

正常体温下脑组织只能耐受数分钟的严重缺氧。脑组织耐受缺氧的能力随体温的降低呈线性增加。当体温降至 33℃ 以下时，对脑细胞有较好的保护作用，术后脑梗死的病人可试用。

3. 手术治疗

术后出现大脑半球的缺血性梗死，占位效应明显，或经保守治疗后颅内压增高无法控制，可行去骨瓣减压术。小脑梗死后的恶性水肿，可行枕下去骨瓣减压。如有出血性梗死，还需同时清除血肿和液化坏死脑组织。

第七节 脑积水

【概述】

开颅术后早期初现脑积水，提示脑室系统被肿瘤阻塞未得到解决或出血造成脑室系统梗阻。病人表现为头痛、呕吐、精神淡漠、反应迟钝或尿失禁。以上症状多为隐匿性，

且缓慢加重。脑室穿刺压力正常或轻度升高。术后晚期出现脑积水，多因脑室系统肿瘤复发或继发性蛛网膜炎致脑脊液吸收障碍。头颅 CT 或 MRI 检查可明确诊断。开颅术后脑积水可分为交通性、局限性、假性脑膨出、硬膜下积液四种类型。

【病因】

1. 交通性脑积水

开颅术后交通性脑积水多因手术时血液流入蛛网膜下隙或脑室内，影响蛛网膜颗粒对脑脊液的吸收所致。自发性蛛网膜下隙出血和术后脑膜炎也可能导致广泛脑积水。病人表现为淡漠、反应迟钝、大小便失禁等症状。CT 检查可见脑室系统全部均匀扩大。

2. 局限性脑积水

多因室间孔及其邻近部位的手术时造成室间孔或导水管阻塞所致，病人表现为颅内压升高症状。CT 或 MRI 可见一侧或双侧脑室扩大。

3. 假性脑膜膨出

开颅手术时应脑膜未严密缝合或行去骨瓣减压术，脑脊液溢出至骨瓣下、骨瓣外或帽状腱膜下间隙，可造成头皮下积液。如未及时处理，硬脑膜内外长期交通，可导致部分病人出现假性脑膜膨出。病人表现为术后颅内压仍未缓解、脑组织疝出等。CT 检查可见皮下囊肿，经头皮穿刺抽出脑脊液，蛋白质含量通常较高。

4. 硬脑膜下积液

手术后脑组织与硬脑膜之间可蓄积脑脊液称为硬脑膜下积液或硬脑膜下水瘤，CT扫描可确诊。手术后硬脑膜下积液，常见于脑室极度扩大者行分流手术时采用了不适合的分流管所致。有时手术中脑室开放，脑脊液可蓄积在硬脑膜下而形成硬脑膜下积液。

【治疗】

1. 交通性脑积水

可对脑脊液进行引流，达到病人能耐受的压力水平，当脑脊液引流量较少时，可以间断闭管，最后拔除脑室引流。如脑室引流放置 1 周仍无法拔除，应考虑行分流手术。尽早行分流手术可减少感染机会。

2. 局限性脑积水

可对患侧脑室穿刺引流，引流可保持1周。如拔除引流后颅压增高症状未缓解，应行侧脑室—腹腔分流术。

3. 假性脑膜膨出

伴有脑积水时应先予以解决，待颅内压正常后再行硬脑膜修补术。修补硬脑膜后，还需监测颅内压，预防脑积水的发生。上述情况与儿童脊髓脊膜膨出修补术后继发脑积水相类似。

4. 硬脑膜下积液

若无颅内压增高症状，多无需特殊处理，伴有颅内压增高症状者可行分流手术。

第八节　癫痫

【概述】

开颅术后病人可出现癫痫发作，称为术后癫痫。对于大脑半球脑膜瘤、胶质瘤、鞍区肿瘤、后颅窝髓母细胞瘤等，病人术前虽未发生过癫痫，术后癫痫的发生率却较高，成为潜在癫痫。

【病因】

（1）发生癫痫的原因与手术操作有关，如未缝合硬脑膜，应用明胶海绵等止血材料，以及术中出血等因素。

（2）术中行脑室引流或脑室腹腔分流术后的病人其术后癫痫的发生率也较高。

（3）另外，术后酸中毒和低钠血症也可诱发癫痫。术后几个月发生的迟发性癫痫则与幕上脑出血，脑膜炎和脑积水有关。

【治疗】

术后早期发生癫痫，不利于病人的术后恢复。癫痫大发作会引起脑缺氧、术后血肿等并发症，因此应积极，有效的预防术后癫痫的发生。

（1）术前有癫痫病史的病人，术后应继续进行抗癫痫药物治疗。

（2）麻醉药物可抑制癫痫的发生，但因手术当日禁食，病人已"漏"服抗癫痫药，术中应静点抗癫痫药物，术后继续给予适量的抗癫痫药以维持有效血药浓度。

（3）对潜在癫痫的病人，术前1周也应开始抗癫痫药物的预防性治疗。常用的抗癫痫药物如苯妥英钠，卡马西平和丙戊酸钠（德巴金）都能很好的预防癫痫发作。

（4）预防术后发作，应从术前及术中开始应用此类药物，术后才能达到足够的血药浓度。由于苯妥英钠副作用较多，肝损副作用大，所以术后癫痫的首选药物为卡马西平。应用抗癫药物时尽量避免不必要的更换和两种药物的同时使用。如需更换药物时两种药物应同时服用数日。

（5）术前无癫痫发作者，术后预防性使用抗癫痫药3～6个月。术前已有癫痫发作者，术后应使用抗癫痫药物至少1～2年，若无癫痫发作可逐渐停药，尽量避免突然停药。用药期间定期进行血药浓度、肝功能和血常规检查。如服药期间出现癫痫发作，应首先检查血药浓度是否在有效范围，若未达到中毒剂量仍可适当增加服用剂量，否则需更换药物。

（6）术后维持水电解质平衡、预防高热和感染，术中精细操作并尽量减少破坏脑组织，可减少术后癫痫的发生。

第九节　其他并发症

开颅术后病人还会发生机体其他系统并发症，影响病人预后，应及时治疗。

1. 开颅手术对心血管系统的影响

术中和术后可能突发心肌梗死，以老年人多见。如病人在术前6个月内发生过心肌梗死，围手术期内再次发生的可能性很大，病人术后出现偶发心律失常，可能是因代谢紊乱或药物影响引起的。对此类病人，应在术中和术后加强心电监测。如病情允许，最好将手术延期至心功能恢复正常进行。对需开颅手术的老年病人，如术前存在充血性心力衰竭，需严密监测中心静脉压和肺动脉楔压，可能在出现临床症状前发现心力衰竭。术前治疗心功能不全的药物术后需继续应用。

2. 开颅手术对呼吸系统的影响

病人开颅术后应尽快拔除气管插管，清除呼吸道分泌物，彻底吸痰，以免误吸，导致吸入性肺炎。全麻术后肺不张是肺功能不全最常见的原因，术中病人侧卧位，手术时间较长时更易发生肺不张，侧卧时位于下方的肺脏充气困难，出现单侧肺不张。俯卧位和仰卧位不易出现肺不张，但如果气管插管过深而进入一侧支气管，也会发生单侧肺不张，应立即调整插管，并给予正压通气，纠正呼吸功能。

3. 开颅手术对消化系统的影响

鞍区和后颅窝手术、高血压脑出血术后或长期大量应用激素的病人，易出现消化道应激性溃疡出血。严重的消化道出血可能引起病人死亡。出现消化道出血时，应禁食，行胃肠减压，采用抑酸制剂抑制胃酸分泌，保护胃肠粘膜功能，出血量较大时，应该予以输血。

4. 开颅手术对泌尿系统的影响

开颅手术一般都需要留置导尿管导尿，通常尿管留置到术后第二、第三天，病人可以自主排尿时可拔除，以免并发泌尿系统感染，如果出现感染，可先给予口服抗生素治疗。渗透性利尿剂甘露醇和有些抗生素对肾脏有毒性作用，术后应密切监测肾功能。

5. 开颅手术对内分泌系统的影响

术前仔细询问病史，特别是鞍区肿瘤的病人应进行有关内分泌检查，并给予恰当的治疗，可以避免术后发生内分泌功能紊乱等不良反应。鞍区肿瘤手术后可能并发垂体功能低下，通过监测激素水平和电解质可以明确诊断。病人术前长期接受激素治疗，术后会出现肾上腺皮质功能不全。术前病人甲状腺功能不全，尽管症状十分轻微，术后也会加重，应给予治疗。术后持续性高血压，应警惕嗜铬细胞瘤的存在。

6. 开颅手术对凝血功能的影响

手术创伤可促使受损组织和血小板释放凝血酶原激酶和血管收缩因子，促进凝血。手术时间长、术中输血较多、组织损伤严重时，血液呈高凝状态并可诱发 DIC。高凝状态、酸中毒和失血可使凝血时间缩短，可能并发深静脉血栓和肺动脉栓塞。有报告，经超声波检查证实的深静脉血栓占神经外科手术的 19%～50%，有临床表现的深静脉血栓占神经外科病人的 2.3%，其中 1.8% 发生肺栓塞。肺栓塞的死亡率为 9%～50%。开颅术后病人血液处于高凝状态，加之病人卧床、活动少等因素，下肢深静脉易形成血栓，尤其在老年病人中发生率更高。病人表现为不明原因的发热，下肢压痛和肿胀。遇此情况，应及时进行多普勒超声或静脉造影检查以明确诊断。下肢深静脉血栓形成是开颅术后常见的并发症，血栓形成过程不易发觉。多发生在术后1周。深部血栓脱落会造成肺栓塞，严重的可危及病人生命。一旦发现血栓形成，可应用肝素行抗凝治疗或在下腔静脉内安置滤过装置，以防肺栓塞的发生。病人应绝对卧床，禁止活动，直到临床证明血栓已经消融。为预防双下肢深静脉血栓发生，术后病人可穿弹力性袜，尽早下床活动，瘫痪肢体可行被动运动。出现下肢静脉血栓可选用低分子肝素治疗。如手术时间很长，则更易发生深静脉血栓，病人在术中或术后卧床时，使用间歇性腓肠肌泵，可有效地预防术后深静脉血栓形成。有人建议，术中和术后应用小剂量肝素，每12小时5000U，可以预防深静脉血栓的形成。但也有人认为术后10～14天内不宜进行抗凝治疗，避免颅内再出血。剧烈胸痛、胸膜摩擦音、心电显示右室高电压、低血压、心动过缓、低氧血症等，均提示肺栓塞的发生。术后早期出现肺动脉栓塞者处理较为困难，下腔静脉折叠术或放置格林费尔德滤器是较为有效的方法。

第二章

颅脑损伤并发症

颅脑创伤占全身创伤发生率的第二位，但是死残率却处于第一位。导致颅脑创伤的原因包括交通事故伤、工程事故伤、火器伤等。在我国，每年大概有 60 万人发生颅脑创伤，其中有 1/6 的人死亡，造成的直接和间接经济损失超过 100 亿元以上。最近几十年来，我国的神经外科取得了很大的进步，颅脑创伤的诊断和治疗已经普及到了全国的地县级医院，大多数县级医院配有 CT 扫描，并且能够开展颅脑创伤病人的抢救和手术，使得不少颅脑创伤病人能够得到及时和有效地治疗，挽救了病人的生命。但是同时我们更应该认识到我国颅脑创伤的救治水平和国外先进水平仍有很大的差距，主要表现在医护人员对颅脑创伤的病人诊治重视不够，对颅脑创伤的治疗缺乏规范化和科学性，基层医院医护和监护的条件比较差，对颅脑创伤的病情变化认识不足等。

第一节　头皮损伤并发症

一、头皮损伤

【概述】

头皮损伤是原发性颅脑损伤中最常见的一种，头皮损伤往往都合并有不同程度的颅骨及脑组织损伤，可作为颅内感染的入侵门户及引起颅内的继发性病变。单纯的头皮损伤一般不伴有很严重的后果。临床上，我们一般将头皮损伤具体分为头皮擦伤，头皮挫伤，头皮血肿，头皮裂伤以及头皮撕脱伤。

【诊断】

1. 头皮擦伤

损伤仅仅伤及头皮表层，有不同层度的表皮脱落，创面不规则，有少量的出血或渗血。

2. 头皮挫伤

损伤一般累及头皮全层，表面一般可见局限性的擦伤，周围组织有肿胀、压痛，有时皮下有淤血。

3. 头皮血肿

根据血肿发生的部位，临床上我们一般分为三种，即皮下血肿、帽状腱膜下血肿以及骨膜下血肿。

（1）皮下血肿：血肿位于皮下组织层，较局限。一般无波动感，周边一般较中心硬。

（2）帽状腱膜下血肿：血肿位于帽状腱膜和骨膜之间，较广泛，可蔓延至整个头部，波动感明显。

（3）骨膜下血肿：血肿位于骨膜和颅骨之间，一般不会超过颅骨骨缝的范围，一般来说，张力大，可以触及波动感。

4. 头皮裂伤

指的是头皮的开放性伤口，伤口的大小、形状和深浅不一致。一般来说，出血较为剧烈，就是很小的伤口，也可能引起较多的出血。伤口内可能有头发、泥沙等异物。

5. 头皮撕脱伤

指的是头皮成大片的帽状腱膜下撕脱，有时可能会整个头皮甚至连同肌肉，比如额肌，颞肌或骨膜一起撕脱。

【鉴别诊断】

各种头皮损伤之间需要鉴别。

【治疗】

1. 单纯的头皮擦伤和头皮挫伤

需将创面及周围的头发剪去，生理盐水洗净后，局部给予消毒、包扎或暴露治疗。

2. 头皮裂伤

应按急症处理，将伤口加压包扎止血，进行清创缝合术。

（1）头皮单纯裂伤：处理的原则是尽早施行清创缝合，即使伤后逾时 24h 只要没有明显的感染征象，仍可进行彻底清创一期缝合，同时应给予抗菌药物及 TAT 注射。

清创缝合方法：剃光裂口周围至少 8cm 以内的头皮，在局麻或全麻下，用灭菌清水冲洗伤口，然后用消毒软毛刷蘸肥皂水刷净创部和周围头皮，彻底清除可见的毛发、泥沙及异物等，再用生理盐水至少 500ml 以上，冲净肥皂泡沫。继而用灭菌干纱布拭干创面，以碘酒、酒精消毒伤口周围皮肤，对活跃的出血点可用压迫或钳夹的方法暂时控制，待清创时再一一彻底止血。常规铺巾后由外及里分层清创，创缘修剪不可过多，以免增加缝合时的张力。残存的异物和失去活力的组织均应清除，术毕缝合帽状腱膜和皮肤，若直接缝合有困难时可将帽状腱膜下疏松层向周围分离，施行松解术之后缝合；必要时亦可将裂口做 S 形、三叉形或瓣形延长切口，以利缝合，一般不放皮下引流条。伤口较大且污染明显者，缝合后应做低位戳口置引流条，并于 24h 后拔除。伤后已 2～3 天者也可一期清创缝合或部分缝合加引流。术后抗菌治疗并预防性肌肉注射破伤风抗毒素（TAT）1500U（皮试阴性后）。

（2）头皮复杂裂伤：处理的原则亦应及早施行清创缝合，并常规用抗生素及 TAT。

清创缝合方法：术前准备和创口的冲洗清创方法如上所述。由于头皮挫裂伤清创后常伴有不同程度的头皮残缺，应注意头皮小残缺的修补方法。对复杂的头皮裂伤进行清创时，应做好输血的准备。机械性清洁冲洗应在麻醉后进行，以免因剧烈疼痛刺激引起心血管的不良反应，对头皮裂口应按清创需要有计划地适当延长，或做附加切口，以便创口能够一期缝合或经修补后缝合。创缘修剪不可过多，但必须将已失去血供的挫裂皮缘切除，以确保伤口的愈合能力。对残缺的部分，可采用转移皮瓣的方法，将清创创面闭合，供皮区保留骨膜，以中厚断层皮片植皮覆盖。

3. 头皮撕裂伤

由于撕裂的皮瓣并未完全撕脱，常能维持一定的血液供应，清创时切勿将相连的蒂部扯下或剪断。有时看来十分窄小的残蒂，难以提供足够的血供，但却出乎意料地使整个皮瓣存活。

清创缝合方法：已如前述，原则上除小心保护残蒂之外，应尽量减少缝合时的张力，可采用帽状腱膜下层分离，松解裂口周围头皮，然后予以分层缝合。若张力过大，应首先保证皮瓣基部的缝合，而将皮瓣前端部分另行松弛切口或转移皮瓣加以修补。

4. 头皮血肿

（1）皮下血肿：头皮下血肿多在数天后自行吸收，无需特殊治疗，早期给予冷敷以减少出血和疼痛，24～48h 之后改为热敷以促进血肿吸收。

（2）帽状腱膜下血肿：对较小的血肿可采用早期冷敷、加压包扎，24～48h 后改为热敷，待其自行吸收。若血肿巨大，则应在严格皮肤准备和消毒下，分次穿刺抽吸后加压包扎，尤其对婴幼儿病人，需间隔 1～2天穿刺 1 次，并根据情况给予抗生素。

（3）骨膜下血肿：早期仍以冷敷为宜，但忌用强力加压包扎，以防血液经骨折缝流向颅内，引起硬脑膜外血肿，较大者应在严格备皮和消毒情况下施行穿刺，抽吸积血1～2次即可恢复。

二、常见并发症

（一）头皮感染

【病因】

急性头皮感染多为伤后初期处理不当所致，常发生于皮下组织，局部有红、肿、热、痛，耳前 耳后或枕下淋巴结有肿大及压痛，由于头皮有纤维隔与帽状腱膜相连，故炎症区张力较高。

【诊断】

患者常疼痛难忍，并伴全身畏寒、发热等中毒症状，严重时感染可通过导血管侵入颅骨或颅内，形成颅骨骨髓炎、硬膜外积脓，甚至导致硬膜下积液和脑脓肿。

【治疗】

治疗原则是早期可给予抗菌药物及局部热敷，后期形成脓肿时，则施行切开引流，继续全身抗感染治疗 1～2 周。

（二）帽状腱膜下脓肿

【病因】

帽状腱膜下组织疏松，化脓性感染容易扩散，但常限定在帽状腱膜的附着缘。脓肿源于伤后头皮血肿感染或颅骨骨髓炎，在小儿偶尔可因头皮输液或穿刺引起。

【诊断】

帽状腱膜下脓肿表现头皮肿胀、疼痛、眼睑浮肿及引流区淋巴结肿大，严重时可伴发全身性中毒反应。

【治疗】

（1）抗菌药物。

（2）切开引流：方法是在低位做多个切口引流，清除脓液及坏死组织，并用含杆菌肽 500 单位 /ml、1.0% 新霉素及 0.1% 多黏菌素溶液冲洗脓腔，然后放置橡皮引流管，留作术后冲洗引流用。术毕，松松缝合引流切口。术后继续抗感染治疗 1～2 周，引流管于 4～6 天内拔除。

（三）颅骨骨髓炎

【病因】

颅骨骨髓炎是指颅骨因细菌感染而产生的一种化脓性炎症。常见于儿童和青壮年，由于抗生素的广泛应用，头部软组织感染引起者仍不少见。

其感染方式主要有三种：①经血源性感染；②头皮、中耳炎、鼻窦感染的扩散；③开放性颅骨骨折。早期表现为局部红肿热痛、全身发热、白细胞增高，如未及时控制，形成骨膜下脓肿、脑膜炎、炎症性海绵窦血栓等。慢性期形成反复发作的瘘道，或有死骨排出。

【诊断】

颅盖部位的急性骨髓炎，多表现为头皮水肿、疼痛、局部触痛，感染向颅骨外板骨膜下扩散时，可出现波特水肿包块。颅骨骨髓炎早期容易忽略 X 线平片也只有在感染 2～3 周后才能看到明显的脱钙和破坏征象。

【治疗】

治疗原则

（1）早期选用大剂量抗生素控制感染。

（2）手术治疗：

①头皮有波动感时切开引流。

②感染局限或已有死骨形成应切除，清除肉芽组织、死骨及感染颅骨，创口愈合后 6 个月以上，方可行颅骨修补术。

③术前术后均应用抗生素控制感染。

（四）休克

【病因】

头皮撕脱伤由于创面大、出血多 极易发生休克。婴幼儿帽状腱膜下血肿严重时遍及整个头颅穹窿部血肿边界与帽状腱膜附着边缘，出血多时可并发休克。

【诊断】

（1）有发生休克的病因。

（2）意识异常。

（3）脉搏快超过 100 次 /min，细或不能触及。

（4）四肢湿冷，胸骨部位皮肤指压阳性（压后再充盈时间大于 2 秒），皮肤花纹，黏膜苍白或发绀，尿量小于 30ml/h 或无尿。

（5）收缩压小于 10.64kPa（80mmHg）。

（6）脉压小于 2.66 kPa（20mmHg）。

（7）原有高血压者收缩压较原有水平下降 30% 以上。

凡符合 1，以及 2、3、4 中的二项，和 5、6、7 中的一项者，即可成立诊断。

【治疗】

（1）积极消除病因。

（2）补充血容量。

（3）纠正酸中毒。

（4）血管活性药物的应用。

（5）糖皮质激素和其他药物的应用。

（6）治疗 DIC，改善微循环。

（7）保护脏器功能。

第二节　颅骨损伤并发症

一、颅骨损伤

【概述】

颅骨骨折约占颅脑损伤的 15% ～ 20%，可发生于颅骨任何部位，以顶骨最多，额骨次之，颞骨和枕骨又次之。按骨折形状可分类线形骨折、凹陷性骨折、粉碎骨折。

【诊断】

1. 颅盖骨的线形骨折

发生率最高，多发生于暴力的冲击部位，主要靠颅骨 X 线摄片确诊，骨折呈线条大多是单一的骨折线。

2. 颅盖骨的凹陷性骨折

多为致伤物直接冲击所致，触诊时可摸到局部颅骨下陷。颅骨正侧位片与切线位照片可确诊，并可了解凹陷骨折的范围和深度。婴幼儿乒乓球性骨折亦属于凹陷性骨折。

3. 颅盖骨的粉碎骨折

颅骨 X 线片正侧位片可见形成多条骨折线分割成多数骨折块。

4. 颅底骨折

主要依靠临床表现来确定。淤血斑的迟发性、特定部位以及不是暴力的直接作用点等，可区别于单纯软组织挫伤。对脑脊液漏有疑问时，可收集流出液做葡萄糖定量检测来确定。有脑脊液漏存在时，实际属于开放性脑损伤。普通 X 线片可显示颅内积气，但仅 30% ～ 50% 能显示骨折线；CT 检查不但对眼眶及视神经管骨折的诊断有帮助，还可了解有无脑损伤。

颅底部的线形骨折多为颅盖骨折延伸到颅底，也可由间接暴力所致。根据发生部位可分为：

（1）颅前窝骨折：累及眶顶和筛骨，可有鼻出血、眶周广泛淤血斑（"熊猫眼征"）以及广泛球结膜下瘀血斑等表现。若脑膜、骨膜均破裂，则合并脑脊液鼻漏，脑脊液经额窦或筛窦由鼻孔流出。若筛板或视神经管骨折，可合并嗅神经或视神经损伤。

（2）颅中窝骨折：若累及蝶骨，可有鼻出血或合并脑脊液鼻漏，脑脊液经蝶窦由鼻孔流出。若累及颞骨岩部，脑膜、骨膜及鼓膜均破裂时，则合并脑脊液耳漏，脑脊液经中耳由外耳道流出；若鼓膜完整，脑脊液则经咽鼓管流往鼻咽部，可误认为鼻漏；常合并第Ⅶ、Ⅷ脑神经损伤。若累及蝶骨和颞骨的内侧部，可能损伤垂体或第Ⅱ、第Ⅲ、第Ⅳ、第Ⅴ、第Ⅵ脑神经。若骨折伤及颈动脉海绵窦段，可因动静脉瘘的形成而出现搏动性突眼及颅内杂音；破裂孔或颈内动脉管处的破裂，可发生致命性的鼻出血或耳出血。

（3）颅后窝骨折：累及颞骨岩部后外侧时，多在伤后 1 ～ 2 日出现乳突部皮下淤血斑（Battle 征）。若累及枕骨基底部，可在伤后数小时出现枕下部肿胀及皮下淤血斑；枕骨大孔或岩尖后缘附近的骨折，可合并后组脑神经（第Ⅸ～Ⅻ脑神经）损伤。

【鉴别诊断】

各种颅骨骨折之间需要鉴别。

【治疗】

1. 颅盖骨折

线形骨折本身无需特殊治疗，但是需要警惕颅内出血和脑损伤。闭合性颅骨凹陷性骨折治疗原则是手术复位。手术指征：①骨折片陷入颅腔的深度在 1cm 以上者；②大面积的骨折片陷入颅腔，因骨性压迫或并发出血等引起颅内压增高者；③因骨折片压迫脑组织，引起神经系统体征或癫痫者。位于大静脉窦部的凹陷性骨折如引起神经系统体征或颅内压增高者也应手术，反之则无需手术。术前必须做好充分的输血设备，以防止骨折整复时大出血。

2. 颅底骨折

颅底骨折绝大多数是线形骨折，个别为凹陷性骨折，按其发生部位分为颅前窝骨折、颅中窝骨折、颅后窝骨折。这类骨折多数无需特殊治疗，而要着重处理合并的脑损伤和其他并发损伤。耳鼻出血和脑脊液漏，不可堵塞或冲洗，以免引起颅内感染。多数脑脊液漏能在 2 周左右自行停止。持续 4 周以上或伴颅内积气经久不消时，应及时手术，进行脑脊液瘘修补，封闭瘘口。对碎骨片压迫引起的视神经或面神经损伤，应尽早手术去除骨片。伴脑脊液漏的颅底骨折属于开放伤，需给予抗生素治疗。

二、常见并发症

（一）脑脊液鼻漏及耳漏

【病因】

颅脑损伤后，颅底骨折伴有硬脑膜及蛛网膜同时破裂，脑脊液通过损伤的鼻旁窦或岩骨，经鼻或耳流出，即形成脑脊液鼻漏或耳漏。

【诊断】

外伤时有血性液体自鼻孔流出，其痕迹的中心呈红色而周边清澈，或鼻孔流出的无色液体干燥后不呈痂状者，应想到脑脊液鼻漏。鼻孔流出的液体呈清澈无色，在低头用力、压迫颈静脉等情况下有流量增加的特点，提示有脑脊液鼻漏的可能。最后确诊需依靠葡萄糖定量分析，即脑脊液含葡萄糖量在 30mg% 以上；定性分析并不可靠，因泪液或微量血迹可含极少量的葡萄糖，而致检查结果呈假阳性。

【治疗】

外伤性脑脊液鼻漏大部分的可用保守疗法治愈。此法包括预防感染，预防颅压增高、创造条件促进瘘孔自然愈合，取头高卧位，限制饮水量和食盐摄入量，避免用力咳嗽和擤鼻，预防便秘。对瘘孔位于筛骨筛板前部者，可在表面麻醉下，用 20% 硝酸银在明视下涂于瘘孔边缘的黏膜，造成创面以促使愈合。在涂腐蚀剂时切忌过深，以免引起脑膜炎。在行保守治疗时，必须密切观察病情变化，如果无效，可行手术治疗。

（二）脑神经损伤

【病因】

脑神经损伤多系颅底骨折所致，也可因脑损伤累及脑神经核团，或继发于其他疾病。

【诊断】

症状显著的脑神经损伤几乎都是在通过颅底孔道出颅的部位受到损伤，可因骨折直接造成神经断裂，或因牵拉、挫伤及神经血液供应障碍引起。12 对脑神经均可因颅脑损伤而合并损伤，出现与之机能障碍相应的症状和体征。

【治疗】

一般给予营养神经等对症处理，如肌注维生素 B_1、维生素 B_{12} 等。

（三）颈内动脉—海绵窦瘘

【病因】

颈内动脉—海绵窦段损伤后，动脉血液经破口直接流入海绵窦内，即形成颈内动脉—海绵窦瘘。

【诊断】

颈内动脉—海绵窦瘘的诊断主要是依靠其典型的临床表现及典型的眼征，尤其是结合颅脑外伤史即可确定诊断。头颅 CT、MR 可发现突眼，海绵窦显影增强或眼静脉增粗，可作为辅助诊断。

典型的临床表现如下：

（1）搏动性突眼（文献记载 95% 以上患者有此表现），因为海绵窦内的压力增高，影响了眼静脉的回流造成。

（2）震颤与杂音，严重影响了患者的工作和休息，这是患者就诊的主要原因，所以治疗过程中以杂音消失为标准。

（3）球结膜水肿和充血，由眼静脉的回流受限造成，是病人就诊的原因之一。

（4）眼球运动受限（不多见），是因为通过海绵窦的颅神经受压所致。

（5）视力减退。

（6）神经功能障碍及蛛网膜下腔出血，在外伤的早期出现，与外伤的部位和程度有关。

（7）致命性鼻出血，可能与假性动脉瘤有关。

【治疗】

（1）少数患者经长期反复压迫颈动脉后可以获得痊愈，但多数患者需进行手术治疗。

（2）目前常用的治疗方法包括手术栓塞和血管内栓塞治疗。

（四）外伤性癫痫

【病因】

外伤性癫痫是指继发于颅脑损伤后的癫痫性发作，可发生在伤后的任何时间，早期者于伤后即刻出现，晚期者可在头伤痊愈后多年发作。

【诊断】

外伤性癫痫的发生以青年男性为多，可能与头伤机会较多有关。一般说来，脑损伤愈重，并发癫痫的机会愈大；开放性脑损伤较闭合性者多。

外伤后早期 1 周以内的短暂抽搐多无重要临床意义，此后也不再发作者，无需特殊治疗。

【治疗】

对反复发作的早期或中期癫痫则应给予系统的抗癫痫药物治疗。

（五）头皮感染

头皮感染见前所述。

（六）硬脑膜外积脓

【病因】

颅骨骨髓炎较易伴发硬脑膜外积脓，有

时亦可因开放性颅骨骨折后清创不彻底而引起，这时头皮伤口常已愈合。

【诊断】

发病早期患者多有头痛、发热等，脓肿形成后，可出现颅内压增高及局部脑组织受压症状，如偏瘫、失语等。

CT 检查可见，出现类似硬脑膜外血肿的梭形影像，早期呈低密度，1 周以后渐变为等密度或高密度影。由于病灶区硬脑膜有炎性肉芽增生，内凹的硬脑膜显著强化，表现为特征性的致密弧形带。

【治疗】

（1）硬脑膜外积脓应行手术治疗，清除硬脑膜外脓液及肉芽组织，伴颅骨骨髓炎者须同时切除病骨，对靠近上矢状窦或横窦的硬脑膜外积脓，应警惕血栓性静脉窦炎。

（2）一般在清除脓肿后，应继续抗菌治疗 3～4 周，同时酌情给予抗凝治疗，预防静脉窦血栓形成。

（七）硬脑膜下积脓

【病因】

硬脑膜下积脓常继发于严重的鼻窦炎，也可发生于颅骨骨髓炎或穿透性颅脑伤之后。

【诊断】

发病早期，患者常有头痛、发热及颈项强直等表现。稍后可出现颅内压增高症状，多数患者缺乏神经定位体征，较易漏诊。

少数患者由于硬脑膜下积脓较大造成脑受压，或因皮质表面静脉血栓形成，亦可出现神经功能障碍，如偏瘫、失语或偏盲。

【治疗】

（1）一般主张硬脑膜下积脓的治疗应采用钻孔引流及冲洗的方法，即在积脓区的中心及稍低部位钻孔，切开硬脑膜，排除脓液，放入导管（用导尿管）用抗生素溶液反复缓慢冲洗。

（2）术后留置导管，常规引流、冲洗及给药。全身应用抗生素。

（八）其他并发症

1. 颅内低压综合征

颅脑损伤后，颅内压多有不同程度的升高，但有少数为颅内压降低。也有的在伤后初期有一阶段为颅内压升高，以后变为颅内低压。腰椎穿刺压力一般在 $80mmH_2O$ 以下，患者可出现严重的头昏和头痛等症状，在排除脑脊液通路梗阻后，可诊断为颅内低压综合征。

2. 静脉窦血栓形成

闭合性颅脑损伤时，颅内静脉窦可因骨折片的刺入或压迫而受损，常继发静脉窦血栓。有时损伤轻微，甚至静脉窦表面看不出明显改变，但由于伴有血液浓缩、血流缓慢和凝血机制增强等因素，也可出现本病。发病部位以上矢状窦较为多见，其他静脉窦发生较少。

3. 脑脂肪栓塞

颅脑损伤合并四肢骨折，继发脑脂肪栓塞者并不少见。多为长骨骨折后骨髓腔内的脂肪进入脑血管所致，少数肥胖型伤员，在遭到大面积的挤压伤时，脂肪经静脉或淋巴管进入血循环而形成脂肪栓子也可引起脑脂肪栓塞。

4. 脑外伤后综合征

系指脑震荡或轻度脑挫裂伤后数月到数年，仍有某些自觉症状，但神经系统检查时无阳性体征者。临床上对此有许多不同诊断名称，如"脑外伤后综合征"、"脑震荡后遗症"、"脑外伤后遗症"和"外伤性神经症"等。

第三节　脑震荡并发症

一、脑震荡

【概述】

脑震荡是指因外伤后脑干网状结构出现短暂的功能障碍，使脑皮质发生抑制的一种病症。其特点是有短时间的意识障碍，醒后有短暂的逆行遗忘，而无器质性损伤的征象。

【诊断】

（1）头伤后立即发生短暂性昏迷，时间在30分钟内，清醒后常有近事遗忘、头痛、头晕、恶心、厌食、呕吐、耳鸣、注意力不集中等症状，血压、呼吸和脉搏基本正常。

（2）神经系统检查无阳性体征，腰椎穿检查脑脊液压力和成分正常。

【鉴别诊断】

需与短暂性脑缺血发作鉴别。

【治疗】

（1）脑震荡病人伤后应短期留院观察2～3天，定时观察意识、瞳孔和生命体征的变化，以便及时发现可能并发的颅内血肿。

（2）适当卧床休息，减少脑力和体力劳动。

（3）对症支持治疗；精神鼓励，消除顾虑。

二、脑震荡后遗症

【病因】

颅脑外伤。

【诊断】

（1）患者大都出现以头痛为突出的症状，疼痛性质为胀痛、钝痛、紧缩痛或搏动样痛，头痛可因用脑、阅读、震动、特殊气味、污浊空气、人多嘈杂、精神因素而加重。

（2）常伴有失眠、记忆力减退、注意力不集中、烦躁、易激动、对外界反应迟钝，以及头昏、眩晕、多汗、无力、心慌、气急、恶心等。

【治疗】

颅脑外伤急性阶段的治疗主要由神经外科处理。危险期过后，应积极治疗精神症状。

第四节　脑挫裂伤并发症

一、脑挫裂伤

【概述】

脑挫裂伤是脑挫伤和脑裂伤的统称，因为从脑损伤的病理看，挫伤和裂伤常是同时并存的，区别只在于何者为重、何者为轻的问题。通常脑表面的挫裂伤多在暴力打击的部位和对冲的部位，尤其是后者，总是较为严重并常以额、颞前端和底部为多，这是由于脑组织在颅腔内的滑动及碰撞所引起的。脑实质内的挫裂伤，则常因脑组织的变形和剪性应力引起损伤，往往见于不同介质的结构之间，并以挫伤及点状出血为主。

【诊断】

脑挫裂伤的临床表现因致伤因素和损伤部位的不同而各异，悬殊甚大。轻者可没有原发性意识障碍，如单纯的闭合性凹陷性骨折、头颅挤压伤即有可能属此情况。而重者可致深度昏迷，甚至死亡。

1. 意识障碍

脑挫裂伤最突出的临床表现之一，伤后多立即昏迷，由于伤情不同，昏迷时间由数分钟至数小时、数日、数月乃至迁延性昏迷不等。长期昏迷者多有广泛脑皮质损害或脑干损伤存在。一般常以伤后昏迷时间超过30分钟为判定脑挫裂伤的参考时限。

2. 挫伤灶症状

依损伤的部位和程度而不同，如果仅伤及额、颞叶前端等所谓"哑区"，可无神经系统缺损的表现；若是脑皮质功能区受损时，可出现相应的瘫痪、失语、视野缺损、感觉障碍以及局灶性癫痫等征象。脑挫裂伤早期没有神经系统阳性体征者，若在观察过程中出现新的定位征时，即应考虑到颅内发生继发性损害的可能，应及时进行检查。

3. 头痛、呕吐

头痛症状只有在病人清醒之后才能陈述。如果伤后持续剧烈头痛、频繁呕吐，或一度好转后又复加重，应究其原因，必要时可行辅助检查，以明确颅内有无血肿。对昏迷的病人，应注意呕吐时可能吸入引起窒息的危险。

4. 生命体征

多有明显改变，一般早期都有血压下降、脉搏细弱及呼吸浅快，这是因为头伤后脑机能抑制所致，常于伤后不久逐渐恢复，如果持续低血压，应注意有无复合损伤。反之，若生命征短期内迅即自行恢复且血压继续升高，脉压差加大、脉搏洪大有力、脉率变缓、呼吸亦加深变慢，则应警惕颅内血肿及（或）脑水肿、肿胀。脑挫裂伤病人体温亦可轻度升高，一般约38℃，若持续高热则多伴有丘脑下部损伤。

5. 脑膜激惹征象

脑挫裂伤后由于蛛网膜下腔出血，病人常有脑膜激惹征象，表现为闭目畏光，卷屈而卧，早期的低烧和恶心呕吐亦与此有关。颈项抗力约于1周左右逐渐消失，如果持久不见好转，应注意有无颅颈交界处损伤或颅内继发感染。

6. X线平片

在伤情允许的情况下，X线颅骨平片检

查仍有其重要价值，不仅能了解骨折的具体情况，并对分析致伤机制和判断伤情有其特殊意义。

7.CT 扫描

对脑挫裂伤与脑震荡可以做出明确的鉴别诊断，并能清楚地显示脑挫裂伤的部位、程度和有无继发损害，如出血和水肿情况。同时，可根据脑室和脑池的大小、形态和移位的情况间接估计颅内压的高低。尤为重要的是，对一些不典型的病例，可以通过定期 CT 扫描，动态地观察脑水肿的演变或迟发性血肿的发生。近年来，在有此设备的医院 CT 已作为急性头伤的常规检查，因为单靠伤史和查体难以做出超早期诊断。Stein 等（1990）指出在 GCS13～15 危害较小的轻型头伤中，首次 CT 的阳性发现率竟占 18%，并有 5% 需行手术治疗，强调了早期 CT 检查的必要性。

8.MRI

一般少用于急性颅脑损伤的诊断。MRI 成像时间较长，某些金属急救设备不能进入机房，躁动病人难以合作，故多以 CT 为首选检查项目。但在某些特殊情况下，MRI 优于 CT，如对脑干、胼胝体、颅神经的显示；对微小脑挫伤灶、轴索损伤及早期脑梗死的显示；以及对血肿处于 CT 等密度阶段的显示和鉴别诊断方面，MRI 有其独具的优势，是 CT 所不及的。

9. 腰椎穿刺

有助于了解脑脊液中含血情况，可赖以与脑震荡鉴别。同时，能够测定颅内压及引流血性脑脊液。不过对有明显颅内高压的病人，应禁忌腰穿检查，以免促发脑疝。

10. 其他辅助检查

如脑血管造影检查，现在已较少应用，但在还没有 CT 的医院或地区，仍需依靠脑

血管造影辅助诊断；脑电图检查，主要用于对预后的判断或对癫痫的监测；脑干听觉诱发电位检查，对于分析脑功能受损程度特别是对脑干损伤平面的判定，有重要参考价值。此外，放射性核素检查对脑挫裂伤后期并发症，如血管栓塞、动静脉瘘、脑脊液漏以及脑积水等情况有重要价值。

脑挫裂伤病人往往有意识障碍，常给神经系统检查带来困难。对有神经系统阳性体征的病人，可根据定位征象和昏迷情况，判断受损部位和程度。凡意识障碍严重，对外界刺激反应差的病人，即使有神经系统缺损存在，也很难确定。尤其是有多处脑挫裂伤或脑深部损伤的病人，定位诊断困难，常需依靠 CT 扫描及其他必要的辅助检查做出确切的诊断。

【鉴别诊断】

需与弥漫性轴索损伤相鉴别。

【治疗】

挫裂伤的治疗当以非手术治疗为主，应尽量减少脑损伤后的一系列病理生理反应、严密观察颅内有无继发血肿、维持机体内外环境的生理平衡及预防各种合并症的发生。除非颅内有继发性血肿或有难以遏制的颅内高压需行手术外，一般不需外科处理。

1. 非手术治疗

脑挫裂伤发生之际，也就是继发性脑损害开始之时，两者密切相连、互为因果，所以尽早进行合理的治疗，是减少伤残率、降低死亡率的关键。非手术治疗的目的，首先是防止脑伤后一系列病理生理变化加重脑损害，其次是提供一个良好的内环境，使部分受损脑细胞恢复机能。因此，正确的处理应是既着眼于颅内，又顾及到全身。

（1）一般处理：对轻型和部分创伤反应较小的中型脑挫裂伤病人，主要是对症治疗、防治脑水肿，密切观察病情，及时进行颅内压监护及（或）复查 CT 扫描。对处于昏迷状态的中、重型病人，除给予非手术治疗外，应加强护理。有条件时可送入 ICU（加强监护病室），采用多道生理监护仪，进行连续监测和专科护理。病人宜采取侧卧，保持气道通畅，间断给氧。若预计病人于短期内（3～5天）不能清醒时，宜早行气管切开，以便及时清除分泌物，减少气道阻力及死腔。同时应抬高床头 15°～30°，以利于颅内静脉回流、降低颅压。每日出入量应保持平衡，在没有过多失钠的情况下，含盐液体 500ml/d 生理盐水即已满足需要，过多可促进脑水肿。含糖液体补给时，应防止血糖过高以免加重脑缺血、缺氧损害及酸中毒。必要时应适量给胰岛素予以纠正，并按血糖测定值及时调整用药剂量。若病人于 3～4 天后仍不能进食时，可放置鼻饲管，给予流质饮食，维持每日热能及营养。此外，对重症病人还需定期送检血液的生化及酸碱标本，以便指导治疗措施，同时应重视心、肺、肝、肾功能及合并症的防治。

（2）特殊处理：严重脑挫裂伤病人常因挣扎躁动、四肢强直、高热、抽搐而致病情加重，应查明原因给予及时有效的处理。对伤后早期就出现中枢性高热、频繁去脑强直、间脑发作或癫痫持续发作者，宜行冬眠降温及（或）巴比妥治疗。外伤性急性脑肿胀又称散性脑肿胀（DBS），是重型脑损伤早期广泛性脑肿大，可能与脑血管麻痹扩张或缺血后急性水肿有关，好发于青少年。一旦发生应尽早采用过度换气、巴比妥、激素及强力脱水，同时冬眠降温、降压也有减轻血管源性脑水肿的作用。手术无益反而有害。

（3）降低颅内高压：几乎所有的脑挫裂伤病人都有不同程度的颅内压增高。轻者可酌情给予卧床、输氧、激素及脱水等常规治疗。重症则应尽早施行过度换气、大剂量激素，并在颅内压监护下进行脱水治疗。伤情严重时尚应考虑冬眠降温及巴比妥疗法此外，严重脑外伤后血液流变学亦有明显变化，表现为全血黏度、血浆黏度、红血球压积、红血球聚集性和纤维蛋白元均增高，并使红血球变形能力下降，其程度与伤情呈正相关。由于红血球聚积性增强、变形力下降故而互相叠连形成三维网状结合体，使血液流动的切应力增大、黏度升高，引起微循环淤滞，微血栓形成，从而加重脑的继发性损害。因此，在严重脑挫裂伤的治疗中，应注意血液流变学变化并予纠正。目前，神经外科常用的脱水剂甘露醇对血液流变学就存在着双相影响，即输入早期是增加血容量，血液被稀释；而后期则是血容量下降，血液黏度相对升高。若反复多次使用甘露醇之后，势必引起血液黏度的显著增高产生所谓"反跳现象"，甚至可以加重血管源性脑水肿。为此，有作者对脑损伤病人行脱水治疗时，以红血球压积作为指标，按 0.3～0.4 为"最适红血球压积"。采用低分子右旋糖酐（Dextranum-40）0.5g/kg·d 静脉滴注施行等容量或高容量血液稀释疗法，维持血液的黏度在"最适红血球压积"值水平，以减轻脑水肿及脑继发性损害。

（4）脑机能恢复治疗：目的在于减少伤残率，提高生存质量，使颅脑外伤病人在生活、工作和社交能力上尽可能达到自主、自立。脑机能恢复治疗虽是对颅脑外伤后期的瘫痪、失语、癫痫以及精神智力等并发症或后遗症的治疗，但必须强调早期预防性治疗的重要性。在颅脑外伤急性期治疗中就应注意保护脑机能，尽量减少废损。当危险期渡过后，病情较为稳定时，即应给予神经机能恢复的药物。同时开始功能锻炼，包括理疗、按摩、针灸及被动的或主动的运动训练。

2.手术治疗

原发性脑挫裂伤一般不需要手术治疗，但当有继发性损害引起颅内高压甚至脑疝形成时，则有手术的必要。对伴有颅内血肿30ml以上、CT示有占位效应、非手术治疗效果欠佳时或颅内压监护压力超过4.0kPa（30mmHg）或顺应性较差时，应

及时施行开颅手术清除血肿。对脑挫裂伤严重，因挫碎组织及脑水肿而致进行性颅内压增高，降低颅压处理无效，颅内压达到5.33kPa（40mmHg）时，应开颅清除糜烂组织，行内、外减压术，进行脑基底池或脑室引流；脑挫裂伤后期并发脑积水时，应先行脑室引流，待查明脑积水原因后再给予相应处理。

二、常见并发症

见后述颅脑损伤并发症。

第五节　弥漫性轴索损伤并发症

一、弥漫性轴索损伤

【概述】

弥漫性轴索损伤指头部受到外伤作用后发生的，主要弥漫分布于脑白质，以轴索损伤为主要改变的一种原发性脑实质的损伤。其特点为：①广泛性白质变性，小灶性出血；②神经轴索回缩球，小胶质细胞簇出现；③常与其他颅脑损伤合并，死亡率高。

【诊断】

（1）创伤后持续昏迷＞6小时。

（2）CT示组织撕裂出血或颅内压正常但临床状况差。

（3）无颅脑明确结构异常的创伤后持续植物状态。

（4）创伤后弥漫性脑萎缩。

【鉴别诊断】

脑挫裂伤与弥漫性轴索损伤（DAI）在概念上有较严格的界定。但二者可由同一种损伤机制——角加速度造成，角加速度的大小决定了上述两种脑损伤程度的差异，但二者伴存的机会大大超出了传统概念，具有重要的临床意义。脑震荡属于轻型脑弥漫性损伤，目前认为损伤机制为旋转加速度或角加速度导致脑深部结构的非出血性损伤，以轴索肿胀为主，使皮质与皮质下结构的联系暂时性中断，病损程度轻，为可逆性损害。这可以解释患者意识障碍时间较短，以及常见的脑震荡后遗症或头伤后综合征。总之，DAI是常见弥漫性脑损伤，可分为轻、中、重三型，脑震荡和原发脑干损伤被包含其中，且常常与脑皮质挫裂伤伴发。对DAI发病机制的认识，为脑损伤的诊断和治疗提供了依据，且有望改变

现有原发脑损伤的分类方法。

【治疗】

临床迄今无治疗弥漫性轴索损伤的有效药物或措施。目前主要采取脱水剂、巴比妥类药物、钙离子阻滞剂、自由基清除剂、高压氧治疗，脑疝危象时行开颅减压术，并发症的防治及神经营养药物等综合治疗措施。

随着对弥漫性轴索损伤超早期病理生理过程认识的加深许多有可能干预病变进展的药物及措施已在动物实验中证实并开始应用于临床。

二、常见并发症

见后述颅脑损伤并发症。

第六节　原发性脑干损伤并发症

一、原发性脑干损伤

【概述】

多是由于暴力直接造成，占颅脑损伤的 2%～5%，占重型颅脑损伤的 7%～10%。

【诊断】

1.临床表现

（1）原发性脑干损伤的病人，一般伤后立即出现昏迷，而且昏迷较深，时间较长，一般没有中间清醒期。

（2）瞳孔变化：一般有几种情况：双侧瞳孔不等大；一侧或双侧瞳孔大小多变，多为中脑损伤；双侧瞳孔针尖样大小，对光反射消失，多为桥脑损伤。

（3）锥体束征：一侧或两侧肢体无力或瘫痪，肌张力增高，腱反射亢进，一侧或两侧病理反射阳性。

（4）颅神经损害：中脑损伤是有动眼神经麻痹，桥脑损伤时出现外展和面神经瘫痪，延髓损伤时出现吞咽困难，咽反射消失。

（5）生命体征的变化：多出现病理性呼吸。

2.检查

头颅 CT 扫描对原发性脑干损伤有价值，可显示脑干有挫伤灶，为点状高密度影。

【鉴别诊断】

与颅内出血症相鉴别，借助脑 CT 检查可鉴别。

【治疗】

与脑挫裂伤大致相同。损伤较重，昏迷时间较长的宜早期行气管切开，可以早期行冬眠亚低温疗法，鼻饲以及应用各种促进神经功能恢复的脑代谢物等。

二、常见并发症

见后述颅脑损伤并发症。

第七节　下丘脑损伤并发症

一、下丘脑损伤

【概述】

丘脑下部损伤往往与严重脑挫裂伤、脑干损伤或颅内高压同时伴发，临床表现复杂，常相互参错，故较少出现单纯的典型病例。一般只要有某些代表丘脑下部损伤的征象，即可考虑伴有此部损伤。

【诊断】

1.临床表现

一般认为丘脑下部前区有副交感中枢，后区有交感中枢，两者在大脑皮层的控制下互相调节，故当丘脑下部受损时，较易引起植物神经功能紊乱。

（1）意识与睡眠障碍：丘脑下部后外侧区与中脑被盖部均属上行性网状激动系统，系维持醒觉的激动机构，是管理醒觉和睡眠的重要所在。一旦受损，病人即可出现嗜睡症状，虽可唤醒，但旋又入睡，严重时可表现为昏睡不醒。

（2）循环及呼吸紊乱：丘脑下部损伤后心血管功能可有各种不同变化，血压有高有低、脉搏可快可慢，但总的来说以低血压、脉速较多见，且波动性大，如果低血压合并有低温则预后不良。呼吸节律的紊乱与后脑下部后份呼吸管理中枢受损有关，常表现为呼吸减慢甚至停止。视前区损伤时可发生急性中枢性肺水肿。

（3）体温调节障碍：因丘脑下部损伤所致中枢性高热常骤然升起，高达40℃甚至41℃，但皮肤干燥少汗，皮肤温度分布不均，四肢低于躯干，且无炎症及中毒表现，解热剂亦无效。有时出现低温，或高热后转为低温，若经物理升温亦无效则预后极差。

（4）水代谢紊乱：多因丘脑下部视上核和室旁核损伤，或垂体柄内视上—垂体束受累致使抗利尿素分泌不足而引起尿崩症，每日尿量达4000～10000ml以上，尿比重低下1.005。

（5）糖代谢紊乱：常与水代谢紊乱同时存在，表现为持续血糖升高，血液渗透压增高，而尿中无酮体出现，病人严重失水，血液浓缩、休克、死亡率极高，即所谓"高渗高糖非酮性昏迷"。

（6）消化系统障碍：由丘脑下部前区至延髓迷走神经背核有一神经束，专营上消化道植物神经管理，其任何一处受损均可引起上消化道病变。故严重脑外伤累及丘脑下部时，易致胃、十二指肠黏膜糜烂、坏死、溃疡及出血。其成因可能是上消化道血管收缩、缺血；或因迷走神经过度兴奋；或与胃泌素分泌亢进、胃酸过高有关。除此之外，这类病人还常出现顽固性呃逆、呕吐及腹胀等症状。

2.辅助检查

近年来通过CT和MRI检查，明显提高了丘脑下部损伤的诊断水平。不过有时对三脑室附近的灶性出血，常因容积效应影响不易在CT图像上显示，故对于丘脑下部仍以MRI为佳。即使只有细小的散在斑点状出血也能够显示，于急性期在T_2加权像上为低信号，在T_1加权像则呈等信号。亚急性和慢性

期 T_1 加权像上出血灶为清晰的高信号，更利于识别。

【鉴别诊断】

与脑干损伤鉴别。

【治疗】

脑下部损伤的治疗与原发性脑干损伤基本相同，只因丘脑下部损伤所引起的神经—

内分泌紊乱和机体代谢障碍较多，故在治疗上更为困难和复杂，必须在严密的观察、颅内压监护、血液生化检测和水电解质平衡的前提下，稳妥细心地治疗和护理，才有度过危境的希望。

二、常见并发症

见后述颅脑损伤并发症。

第八节 外伤性颅内血肿并发症

一、硬膜外血肿

【概述】

硬膜外血肿是位于颅骨内板与硬脑膜之间的血肿，好发于幕上半球凸面，约占外伤性颅内血肿30%。其形成与颅骨损伤有密切关系，骨折或颅骨的短暂变形，撕破位于骨沟的硬脑膜动脉或静脉窦引起出血或骨折的板障出血，90%的硬脑膜外血肿与颅骨线形骨折有关。

【诊断】

1.意识障碍

病人受伤后的意识改变有以下5种类型。①伤后一直清醒；②伤后一直昏迷；③伤后清醒随即昏迷；④伤后昏迷随即清醒；⑤伤后昏迷，有一中间清醒期，随即又昏迷。

中间清醒期是指受伤当时昏迷，数分钟或数小时后意识障碍好转，甚至完全清醒。继而因为硬膜外血肿的形成，脑受压引起再度昏迷。通常认为这种意识状态的变化不仅是硬膜外血

肿的典型，还是其他颅脑血肿的典型表现。但是临床上此类病人的比例不足1/3。病人意识状态的改变取决于原发脑损伤的程度、血肿形成速度和颅内其他损伤的存在。

2.神经系统症状

单纯的硬膜外血肿，早期较少出现神经系统体征，仅在血肿压迫脑功能区时，才表现出相应症状。但如血肿持续增大，引起脑疝时，则可表现出患侧瞳孔散大、对侧肢体瘫痪等典型征象。

3.颅内压增高

随着血肿的体积增大，病人常有头痛、呕吐加剧，出现库欣反应。如颅内压持续增高，则引起脑疝，造成严重后果。

4.辅助检查

（1）脑超声波检查：血肿大多位于一侧大脑半球表面，超声波探查时，中线波移位明显。

（2）颅骨X线摄片:颅骨骨折发生率较高，95%显示颅骨骨折。

（3）脑血管造影：在血肿部位呈示典型的双凸镜形无血管区。

（4）CT扫描：准确率几乎100%，在脑

表面呈双凸镜形密度增高形。

【鉴别诊断】

需与硬膜下血肿呈梭形高密度鉴别。

【治疗】

1. 非手术治疗

对于意识清醒或轻度嗜睡，瞳孔无变化，血肿量幕上<30ml、幕下<10ml，层厚<10mm，中线结构移位<10mm，且病情稳定者可在严密临床观察的前提下予以保守治疗。主要措施是脱水、激素、止血、抗感染以及活血化淤等治疗，应用脱水剂时在早期不宜大剂量，应以能缓解症状为宜，以免颅内压下降过多，导致硬膜外血肿扩大。在保守治疗期间，应密切注意意识、瞳孔及生命体征的变化，并利用CT进行动态观察，一旦出现手术指征应急诊施行手术，清除血肿，以缓解颅内高压。

2. 手术指征

（1）意识障碍程度逐渐加深。

（2）颅内压的监测压力在2.7kPa以上，并呈进行性升高表现。

（3）有局灶性脑损害体征。

（4）在非手术治疗过程中病情恶化者。

（5）儿童硬膜外血肿幕上>20ml、幕下>10ml可考虑手术。

（6）尚无明显意识障碍或颅内压增高症状，但CT检查血肿较大（幕上>30ml、幕下>10ml、颞部>20ml，或血肿虽不大但中线移位>1cm），脑室或脑池受压明显者。

（7）横窦沟微型硬膜外血肿如出现排除其它原因引起的进行性颅内压增高征象，应积极手术。

3. 手术方式

（1）骨瓣开颅术：适用于血肿定位准确的患者，术毕回置骨瓣。术前已有脑疝形成特别是双侧瞳孔散大者可考虑去骨瓣减压及硬膜扩大修补。如颅骨已粉粹，可考虑行骨窗开颅术。

（2）钻孔探查术：在紧急情况下对病情急剧恶化，来不及行诊断性检查时，就应进行钻孔探查术。所有神经外科医生都应熟悉这种操作。第一个钻孔应该在颞区，恰好在颧弓上方，根据神经系统体征定位并制定手术方案：①瞳孔散大侧；②异常运动反应对侧；③颅骨骨折侧。接下来钻孔应该在枕区与额区。探得血肿后按需要延长切口并扩大骨窗。清除血肿，妥善止血。当一侧手术已完成，还应在另一侧重复进行。

（3）钻孔穿刺抽吸术：简便易行，有利于迅速挽救患者生命，用于特急性硬膜外血肿的紧急抢救，可暂时部分缓解颅高压，赢得时间，常用于院前或术前急救。

（4）钻孔置管引流术：也可用于部分急性硬膜外血肿的治疗，做到快速引流血肿，抢救病人。其适应证为病情相对稳定，出血量约20～50ml，经CT明确定位，中线移位达0.5cm以上，无继续出血者。按照CT片所示血肿最厚层面处行锥孔或钻孔，插入吸引针管或小引流管，排出部分血肿后再反复多次注入溶栓药物如尿激酶等并引流，3～6天左右CT复查，血肿消失即可拔除引流管。

二、急性硬膜下血肿

【概述】

硬膜下血肿是指位于硬脑膜与蛛网膜之间的血肿，是颅内血肿最常见者，在闭合性颅脑损伤中占5%～6%，占颅内血肿的

50%～60%。根据硬膜下血肿症状出现的时间可以分为急性（3日以内）、亚急性（3天～3周）和慢性（3周以上）。

急性硬膜下血肿多因减速性损伤所致，对冲性脑挫裂伤合并硬膜下血肿多见。

【诊断】

1. 临床表现

（1）意识障碍：多为原发性昏迷和继发性昏迷相重叠或持续性昏迷逐渐加重。一般无明显的中间清醒期，多因原发性脑损伤较重所致。

（2）瞳孔变化：伤后多出现血肿侧瞳孔散大，如未及时处理，很快对侧瞳孔也会散大。

（3）局灶性症状：多见，主要为偏瘫。

（4）脑疝症状：出现较早，去大脑强直和病理性呼吸。

（5）颅内压增高症状：头痛、呕吐、烦躁不安多见，生命体征也会发生明显的变化。

2. 辅助检查

（1）脑超声波检查：血肿大多位于一侧大脑半球表面，超声波探查时，中线波移位明显。

（2）颅骨X线摄片：颅骨骨折发生率较低，即使发生，多在骨折处的对冲部位。

（3）血管造影：在血肿部位呈示典型的新月形无血管区。

（4）CT扫描：准确率几乎100%，在脑表面呈新月形密度增高区。

【鉴别诊断】

需与硬膜外血肿相鉴别。

【治疗】

应行急诊手术，越快越好，对于CT扫描显示的较少的硬膜下血肿，如神志清楚，瞳孔等大，生命体征平稳时，可行非手术治疗，

应动态观察血肿大小的变化。非手术治疗和手术治疗的原则和方法同前面的脑挫裂伤。

三、慢性硬膜下血肿

【概述】

常有头部轻伤或被忽略的受伤史，症状常在伤后3周以上出现。

【诊断】

1. 临床表现

（1）慢性颅内增高症状如头痛、呕吐和视神经乳头水肿，婴幼儿出现惊厥、呕吐、前囟膨隆和头围增大，至晚期可出现脑疝。

（2）部分病人以精神症状较为突出或以局灶性脑症状为主。

2. 辅助检查

（1）头部X线摄片多显示慢性颅内压增高表现，少数可见血肿钙化征象。幕上血肿者，超声波检查中线波向对侧移位。

（2）脑血管造影、头部CT或核磁共振检查可显示血肿部位和范围。颅骨钻孔探查发现硬脑膜下血婴幼儿患者常有急产或生产困难史。

【鉴别诊断】

1. 慢性硬脑膜下积液

又称硬脑膜下水瘤，多数与外伤有关，与慢性硬膜下血肿极为相似，甚至认为硬膜下水瘤就是引起慢性血肿的原因。鉴别主要靠CT或MRI，否则术前难以区别。

2. 大脑半球占位病变

除血肿外其他尚有脑肿瘤、脑脓肿及肉芽肿等占位病变，均易与慢性硬膜下血肿发生混淆。区别主要在于无头部外伤史及较为

明显的局限性神经功能缺损体征。确诊亦需借助于 CT、MRI 或脑血管造影。

3. 正常颅压脑积水与脑萎缩

这两种病变彼此相仿，又与慢性硬膜下血肿相似，均有智能下降及（或）精神障碍。不过上述两种病变均无颅内压增高表现，且影像学检查都有脑室扩大、脑池加宽及脑实质萎缩，是其重要特征。

【治疗】

1. 手术治疗

颅骨钻孔闭式引流，婴幼儿可做前囟穿刺引流开颅清除血肿　此法损伤较大，只应用于钻孔引流病人不能治愈者，慢性硬膜下血肿为血凝块、引流不通畅者，血肿壁厚、引流后脑不能膨起者。在清除血肿时应将血肿包膜的脏层绝大部分切除。

2. 对症支持治疗

不适宜手术或者不愿手术者，部分病人应用脱水治疗，部分可以治愈。

四、脑内血肿

【概述】

在颅内血肿中占 5% 左右。多由于对冲性脑挫裂伤所致，其次为颅骨凹陷性骨折所致。一般分为浅部血肿和深部血肿。脑内血肿有 60% 左右破入脑室。

【诊断】

1. 临床表现

伤后持续昏迷或昏迷逐渐加深，很少出现中间清醒期或好转期，凹陷性骨折合并脑内血肿者，中间清醒期多见；颅内压增高症状明显，而且发展较快；局灶症状与血肿部位有关。

2. 辅助检查

（1）脑超声波检查：超声波探查时，中线波移位明显。

（2）脑血管造影：显示脑内占位病变的征象。

（3）CT 扫描：显示脑内高密度肿块影，伴血肿周围脑水肿所致的低密度影，脑室变形和中线结构向对侧移位。

【鉴别诊断】

需要区别于脑挫裂伤，蛛网膜下腔出血。同时要区分开外伤性脑内血肿和自发性脑内血肿。

【治疗】

（1）如果血肿较大，出现占位效应，颅内压升高或病灶损害症状者以手术治疗为主，开颅切开皮层清除血肿。

（2）对于血肿较少，病情稳定者，可行非手术治疗，注意观察病情变化和复查头部 CT。

五、脑室内血肿

【概述】

原发性脑室内出血是指出血来自脑室内，外伤时脑室瞬间扩张所形成的负压，使室管膜下静脉破裂出血。继发性脑室内出血是指脑室邻近的脑内血肿破入脑室。出血在脑室系统分部的情况，大多数分部在一侧侧脑室，部分在两侧侧脑室，有的血肿分部在整个脑室系统成为脑室铸型。

【诊断】

（1）临床表现：均有不同程度的意识障碍，多为伤后持续昏迷，如果病人清醒，则有剧烈头痛，频繁呕吐伤后早期出现中枢性高热，呼吸深快，瞳孔变化以及去大脑强直等下丘脑及脑干损伤的表现，少有偏瘫等局灶症状，脑膜刺激征以颈项强直为主。

（2）辅助检查：头颅 CT 检查显示侧脑室或第三、第四脑室有高密度影。脑室外引流时流出陈旧性血液可以证实出血。

【鉴别诊断】

注意与脑干损伤及丘脑下部损伤相鉴别，CT 扫描可以明确病变情况。

【治疗】

（1）一般做双侧脑室外引流。引流出脑室内积存的血液，可缓解脑脊液循环梗阻所致的颅内压升高。

（2）对于单侧脑室内大血肿和并发硬膜下或脑内血肿时，则应手术清除血肿。

（3）对于出血量小者，可以行非手术治疗。

六、颅后窝血肿

【概述】

比较少见，占闭合性颅脑损伤的 0.5%，颅内血肿的 5%，颅后窝血肿中以硬脑膜外血肿最多见，常因枕骨骨折损伤静脉窦或导静脉而致。临床上以亚急性表现者为多，硬脑膜下血肿较少见，小脑内血肿罕见，多因小脑半球挫裂伤所致常，合并硬脑膜下血肿预后不良。多发性血肿以颅后窝血肿同时伴有幕上额颞部对冲性脑挫裂伤硬脑膜下和（或）脑内血肿较多。

【诊断】

1. 多见于枕部着力伤

着力点处皮肤挫裂伤或形成头皮血肿

数小时后可发现枕下部或乳突部皮下淤血（Battle 征）。

2. 急性颅内压增高

头痛剧烈、喷射性呕吐、烦躁不安、Cushing 反应，出现呼吸深慢、脉搏变慢、血压升高等，亚急性及慢性者可有视盘水肿。

3. 意识障碍

伤后意识障碍时间较长，程度可逐渐加重或有中间清醒期后继续昏迷。

4. 局灶性神经系统体征

小脑受累可出现眼球震颤共济失调，伤侧肌张力减低等；脑干受累可出现交叉瘫痪锥体束征去皮质强直等颈项强直，一侧颈肌肿胀强迫头位为其特征性表现。

5. 脑疝征

生命体征紊乱、呼吸骤停可较早发生，瞳孔可两侧大小不等，伴小脑幕切迹疝时可有瞳孔散大、对光反射消失等。

6. 辅助检查

早期诊断有一定困难，可拍摄 X 线额枕前后位（Towne 位）平片，80% 以上可见枕骨骨折和（或）骨缝分离。进一步需行 CT 扫描予以确诊，可显示高密度血肿影像。必要时需行 MRI 检查。

【鉴别诊断】

应与颅后窝肿瘤卒中鉴别。

【治疗】

1. 单侧颅后窝探查术

病人采侧卧位，患侧居上，为防止呼吸骤停，多选用气管内插管全身麻醉。在枕外粗隆至乳突后缘连线中外 1/3 处做纵行切口，切开时应避免损伤枕大神经，但枕动脉往往横过切口中段，需予结扎、剪断。将肌肉自枕骨上分离，牵向侧方暴露骨折线，然后在骨折线附近钻孔探查，确认血肿后扩大骨窗清除血肿。如属幕上下骑跨型硬膜外血肿，即需向幕上扩大骨窗彻底清除；若系硬膜下和（或）小脑内血肿；则应切开硬膜清除血肿和挫碎的脑组织。如果血肿排除后颅内压仍不能满意缓解时，需行枕下减压术。同时，应行脑室穿刺，并考虑到多发性血肿的可能，尤其是幕上额、颞前端的对冲伤部位，不可疏漏。

2. 双侧颅后窝探查术

用于累及双侧的颅后窝血肿，麻醉与体位同上。手术经枕后颈中线切开，上起枕外粗隆，下至颈4棘突。如能严格沿项中线项韧带剖入，则切口出血甚少。将枕下肌肉白骨面向两侧剥离，儿童患者甚易分离，但在成年人常需切断枕肌在项上。下线的附丽缘，始能充分显露颅后窝。先行双侧钻孔，再用咬骨钳咬除两侧枕骨鳞部至适当大小以便探查，或呈Y形切开硬脑膜探查硬膜下和（或）小脑内血肿。若清除血肿后颅内压仍高时，应切除枕骨大孔后缘及环椎后弓，敞开硬脑膜，行枕下减压术。必要时，可行脑室穿刺引流并对疑有多发血肿处探查。

第九节　脊髓损伤并发症

一、脊髓损伤

【概述】

脊髓损伤是指由于外界直接或间接因素导致脊髓损伤，在损害的相应节段出现各种运动、感觉和括约肌功能障碍，肌张力异常及病理反射等的相应改变。

【诊断】

1. 脊髓损伤

在脊髓休克期间表现为受伤平面以下出现弛缓性瘫痪，运动、反射及括约肌功能丧失，有感觉丧失平面及大小便不能控制。2～4周后逐渐演变成痉挛性瘫痪，表现为肌张力增高，腱反射亢进，并出现病理性椎体束征。胸端脊髓损伤表现为截瘫，颈段脊髓损伤则表现为四肢瘫，上颈椎损伤的四肢瘫均为痉挛性瘫痪，下颈椎损伤的四肢瘫由于脊髓颈膨大部位和神经根的毁损，上肢表现为弛缓性瘫痪，下肢仍为痉挛性瘫痪。

（1）脊髓半切征：又名Brown-Sequard征。损伤平面以下同侧肢体的运动及深感觉消失，对侧肢体痛觉和温觉消失。

（2）脊髓前综合征：颈脊髓前方受压严重，有时可引起脊髓前中央动脉闭塞，出现四肢瘫痪，下肢瘫痪重于上肢瘫痪，但下肢和会阴部仍保持位置觉和深感觉，有时甚至还保留有浅感觉。脊髓中央管周围综合征多数发生于颈椎过伸性损伤。颈椎管因颈椎过伸而发生急剧溶剂变化，脊髓受皱褶黄韧带、椎间盘或骨刺的前后挤压，使脊髓中央管周围的传导束受到损伤，表现为损伤平面以下的四肢瘫痪，上肢重于下肢，没有感觉分离，预后差。

2. 脊髓圆锥损伤

正常人脊髓终止于第1腰椎体的下缘，因此第1腰椎骨折可发生脊髓圆锥损伤，表现为会阴部皮肤鞍状感觉缺失，括约肌功能丧失致大小便不能控制和性功能障碍，两下肢的感觉和运动仍保持正常。

3. 马尾神经损伤

马尾神经起自第2腰椎的骶脊髓,一般终止于第1骶椎下缘,马尾神经损伤很少为完全性的。表现为损伤平面以下弛缓性瘫痪,有感觉及运动功能障碍及括约肌功能丧失,肌张力降低,腱反射消失,没有病理性椎体束征。

脊髓损伤后各种功能丧失的程度可以用截瘫指数来表现。"0"代表功能完全正常或接近正常,"1"代表功能部分丧失,"2"代表功能完全丧失或接近完全丧失。一般记录肢体自主运动、感觉及两便的功能情况,相加后即为该病人的截瘫指数。如某病人自主运动完全丧失,而其他两项为部分丧失,则该病人的截瘫指数为2+1+1=4;三种功能完全正常的截瘫指数为0;三种功能完全丧失则截瘫指数为6。从截瘫指数可以大致反映脊髓损伤的程度、发展情况,便于记录,还可比较治疗效果。

【鉴别诊断】

应与髓内占位相鉴别。

【治疗】

1. 物理治疗

主要是改善全身各个关节活动度和残存肌力增强训练,以及平衡协调动作和体位交换及转移动作(如卧位到坐位、翻身、从床到轮椅、从轮椅到厕所马桶等转移动作)。

2. 作业治疗

主要是日常生活动作(如衣、食、住、行的基本技巧)、职业性劳动动作、工艺劳动动作(如编织等),使患者出院后能适应个人生活、家庭生活、社会生活和劳动的需要。另外,作业部门还给患者提供简单的辅助工具,以利家庭生活动作的顺利完成。

3. 心理治疗

针对心理不同阶段(如否认、愤怒、抑郁、反对独立等各个阶段)的改变制定出心理治疗的计划,可以进行个别和集体、家庭、行为等多种方法。

4. 康复工程

可以定做一些必要的支具来练习站立和步行,另外也可配备一些助行器等特殊工具,靠这些工具来补偿功能的不足。

5. 临床康复

用护理和药物等手段,预防各种合并症发生,亦可进行一些治疗性临床处理,减轻症状,促进功能恢复。

6. 文体康复

利用文娱、体育手段使患者进行全身综合训练及轮椅的使用训练(如耐力和技巧训练),并且为进行社会活动做出适应训练。

7. 理疗

利用水疗、光疗、生物反馈等方法有针对性地促进康复。

8. 中医康复

利用祖国传统医学,进行针灸、按摩、电针、中药离子导入等治疗,促进康复。另外,针对合并症治疗,亦可广泛使用中药内服、外用。

9. 营养治疗

制定合理食谱,加强营养发适应康复训练的需要。

二、常见并发症

(一)呼吸衰竭与呼吸道感染

这是颈髓损伤的严重并发症,是导致病人早期死亡的主要原因。临床表现为呼吸困难、肺部感染、肺不张等。应尽早应用有效抗生素及化痰药物治疗,加强护理,必要时气管切开。

（二）泌尿生殖道的感染和结石

由于括约肌功能的丧失，伤员因尿潴留而需长期留置导尿管，容易发生泌尿道的感染，结石男性病人还会发生副睾丸炎。

（三）褥疮

截瘫病人长期卧床，皮肤知觉丧失，骨隆突部位的皮肤由于长时间受压于床褥与骨隆突之间而发生神经营养性改变，皮肤出现坏死，称为褥疮。褥疮最常发生的部位为骶支部、股骨大粗隆、髂嵴和足跟等处。

（四）体温失调

颈椎髓损伤后，自主神经系统功能紊乱，受伤平面以下皮肤不能出汗，对气温的变化丧失了调节和适应能力，常易发生高热，可达40℃以上。

第十节　颅脑损伤常见并发症

一、外伤性脑脊液漏

【概述】

外伤性脑脊液漏是由于开放性颅脑损伤所致。颅底部脑脊液漏可分为鼻漏、耳漏、眼漏三种，前二者多见。

1. 鼻漏

多由于筛板骨折、额窦后壁骨折引起，少数由于蝶窦骨折引起。偶有岩骨骨折，鼓膜未破，脑脊液经耳咽管流入鼻腔。

2. 耳漏

多见于岩骨鼓室盖部骨折所致，硬脑膜裂口可在颅中窝底或颅后窝，前者多见。多伴鼓膜破裂，脑脊液经中耳自外耳道流出。

3. 眼漏

见于眶顶的穿通伤或眶顶粉碎骨折刺破硬脑膜，并伴有眶内及眼睑裂伤者。

【诊断】

首先是确定溢液的性质，脑脊液含糖量较高，故可用"尿糖试纸"测定之。有时漏出液混有血液，生化测定难于确诊，故可采用红细胞计数法，比较漏液与血液的红细胞计数来判定。不过确切的诊断仍需依靠特殊检查方法：颅骨 X 线平片可以了解有无跨过鼻旁窦或岩骨的骨折；CT 扫描有助于发现有无气颅，并可通过窗位调节观察颅底骨折；放射性核素脑池造影，可采用 ^{131}I 标记的人血清白蛋白（HISA）、169Y–DTPA 经腰穿注入蛛网膜下腔行脑池造影，观察漏孔部位，或采用水溶性造影剂（Metrizamide）注入蛛网膜下腔，在透视下调节病人体位，使造影剂进入脑底部脑池，然后行颅底的薄层 CT 扫描以显示漏孔部位。

1. 实验室检查

放射性同位素检查　用 ^{131}I–RISA ^{99m}Tc 等核素进行腰蛛网膜下腔注射，再行 ECT 扫描或 γ－照像，有时可显示出瘘口所在。

2. 辅助检查

（1）颅骨 X 线平片：鼻漏者多可发现额骨、额窦、眶顶、筛板或蝶骨骨折，有时鼻旁窦内可见液平面，耳漏者可见岩骨骨折、乳突气房模糊。

（2）颅脑CT扫描：CT扫描是惟一能显示出脑脊液漏出部位的方法，平扫阳性率可达50%，脑池造影后扫描则可达69%。扫描时应注意不同部位采用不同方法，一般采用额状、冠状扫描及矢状重建，通过三维图像观察以求确诊。

【治疗】

1. 非手术治疗

因颅底骨折而引起的急性脑脊液鼻漏或耳漏，绝大多数可以通过非手术治疗而愈。宜取头高30°卧向患侧，使脑组织沉落在漏孔处，以利贴附。鼻漏与耳漏都不可填塞或冲洗鼻腔与耳道，如需清洁鼻腔或耳道时应嘱伤员不要用力咳嗽、擤鼻涕，保持大便通畅，以防逆行感染或造成颅内积气，不利于破口粘连与愈合。

2. 手术疗法

适应证：需行手术治疗的外伤性脑脊液漏仅占2.4%。

（1）脑脊液漏经4周以上不能自愈。

（2）曾并发脑膜炎者。

（3）颅底骨折线较宽者。

（4）迟发性脑脊液漏或复发者。

（5）并发鼻旁窦炎及张力性气颅或碎骨片及异物嵌入脑内者。

3. 手术方法

手术入路分颅外、颅内两种。颅外入路主要由内眦—鼻旁切口，用肌肉填塞筛窦或经鼻中隔进入填塞蝶窦。颅内入路可根据骨折走行及脑脊液漏口情况而定。鼻漏可采用单侧额瓣或冠状切口，于颅前窝找到破口，严密缝合硬脑膜，或用肌肉填塞及筋膜修补。

（1）脑脊液鼻漏修补术：术前必须认真做好漏孔的定位。确定漏口位置之后，可行患侧或双侧额部骨瓣开颅。首先应通过硬脑膜外探查，按术前疑及的部位将硬膜自额窦后壁、眶顶、蝶嵴或筛板区小心分离。凡漏孔所在处常可见硬脑膜增厚并陷入骨折缝中，应尽量靠近颅骨分离、剔下漏孔，勿使漏口扩大。颅骨破孔处的软组织电灼后推入骨缝内，如为窦壁则推入窦腔，再用骨蜡或医用凝胶封闭颅骨裂口。然后，密切缝合或修补硬脑膜上的破孔。通常多用颞肌筋膜、骨膜或帽状腱膜作为修补片，缝合务求严密完善。若漏口较大或经硬脑膜外有困难时，即可瓣状切开硬脑膜，抬起额叶底部经硬脑膜下直接查寻前窝底的漏口。通常漏孔多位于筛板区、额窦后壁、鞍内或鞍旁，偶尔也可能发生在过度气化的蝶骨大翼部。有漏孔的地方，蛛网膜与脑组织往往突向患处，局部有粘连及胶质增生，有时还可见到炎性肉芽组织，甚至有脓肿形成。在良好隔离的情况下，先将黏附在漏孔处的脑组织分离、抬起，再将漏口部炎性组织刮净，电凝止血。漏孔不大的可以用肌肉片蘸医用胶填堵，其上再用手术区可利用的硬脑膜、脑镰、骨膜、颞肌筋膜或帽状腱膜平铺在漏口上，然后严密缝合或用医用胶贴牢、压紧。

（2）脑脊液耳漏修补术：术前必须查明耳漏的具体部位，由颅中窝骨折累及鼓室盖，使脑脊液直接进入中耳腔经破裂耳鼓膜流至外耳道，属迷路外耳漏；因颅后窝骨折累及迷路，使蛛网膜下腔与中耳腔交通者，属迷路内耳漏。两者手术入路不同。采用颞枕骨瓣开颅可修补颅中窝耳漏，以外耳乳突为中心作颞部弧形皮瓣，骨瓣基底尽量靠近颅中窝。先经硬膜外循岩骨前面探查鼓室盖区有无漏孔。

（3）脑脊液伤口漏（皮漏）：首先应认真

进行非手术治疗，大力控制感染，同时在距伤口漏以外（> 6cm）头皮完好处行脑室穿刺或行侧脑室穿刺持续引流，或经腰穿置管引流脑脊液，调节引流量，以漏口停止溢液为度，不宜过多。伤口漏处如无急性炎症，可剪除皮缘坏死部分，然后全层缝合。若有急性炎症，应清除脓液和腐坏组织，清洁消毒，继续更换敷料，使肉芽组织健康生长。待急性炎症控制后再行次期缝合或于肉芽面上植皮，消灭创面，封闭漏口。

二、外伤后脑积水

【概述】

外伤性脑积水多见于重型脑损伤并伴脑挫裂伤，是造成重型脑损伤昏迷病人高病死率的重要因素之一，及时地行 CT 检查确诊，并采取有效的手术治疗有望挽救病人的生命。

【诊断】

外伤后脑积水因发病急、缓不同，临床表现也有所不同。除原有脑挫裂伤、颅内血肿等临床表现外，另有其他症状。

1. 急性外伤性脑积水

呈进行颅内压增高，脑挫裂伤程度较严重，伤后持久昏迷或曾有一度好转又复恶化，虽经脱水、排除血肿、减压手术及激素等多方治疗，但意识恢复欠佳。病人颅内压持续升高，减压窗脑膨隆，脑脊液蛋白含量增加，颅内又无其他残留或迟发血肿存在，故易误诊为迁延性昏迷或植物人。

2. 慢性外伤性脑积水

慢性者多表现为正常颅压脑积水，自伤后至出现脑积水症状平均为 4.18 个月，一般都不到 1 年。病人主要表现为精神症状、运动（步态）障碍及尿失禁。可出现淡漠、情绪不稳、痴呆、步态不稳、共济失调、下肢僵硬、震颤性麻痹等临床表现，偶尔尚有大小便失禁、癫痫、情感自制力减退等症状。病情发展较缓慢，症状时有波动。测压时腰穿或脑室内压力大都正常，脑脊液蛋白含量升高。眼底检查亦无视盘水肿现象。

凡严重脑外伤病人，经过及时合理的处理之后，病情虽已稳定但意识恢复欠佳或有新的神经受损体征出现时，应及时进行影像学检查，确定有无急性脑积水。另外，脑外伤后长时间出现痴呆、行动障碍、尿失禁者，应行 CT 或 MRI 检查。若发现脑室系统扩大，腰穿为正常压力，应行放射性核素脑脊液成像检查，对脑积水诊断亦有重要价值，根据核素在脑室内滞留的时间有助于估计脑积水的严重程度。

【治疗】

1. 手术治疗

无论是颅内高压脑积水还是正常颅压脑积水，都应采用单向阀门分流管行分流术。但有时急性脑积水的病人，如果在头外伤后早期即施行颅内压监护，并及时排出血性脑脊液，也有可能减少后期脑积水的发生率。在疑有外伤性脑积水时，应早做影像学检查及时明确诊断，尽快施行分流手术，以缓解由脑积水而引起的进行性脑组织萎缩。植入分流装置的方法分脑室—腹腔及脑室—心房两种。因后者不适用于分流脑脊液中含有空气、挫碎组织及血凝块和（或）新近施行脑室外引流的病人，因此外伤后脑积水较常用的是脑室—腹腔分流术。此术适用于梗阻性脑积水、交通性脑积水及正常颅压脑积水。术前首先选择适当长度的分流装置，按病人头顶至右下腹麦氏点的长度再加 50cm，目的在于将分流管末端置入盆腔,以防止大网膜包裹封闭。同时还应测定病人脑脊液的压力,高于 140mmH$_2$O 者选用中等压力的分流装置(55 ～ 85mmH$_2$O);低于 140mmH$_2$O 的采用低压分流装置。因为过度引流可以造成负压综合征,病人常有体位性头疼和烦躁,所以采用低压或中压分流为宜。Chhabra 等(1993年)还特制一种 "Z" 流向脑积水分流装置以避免因体位而引起的过度引流。

2. 手术方法

局麻或全麻下施术,病人仰卧头偏向左侧,右肩稍抬高使颈部侧方伸平。先于右颞后份(外耳道后方及上方各 4cm 处)行颅骨钻孔,用脑针垂直穿刺深入 3 ～ 4cm 即达脑室三角区,证实有脑脊液流出后勿过多排放,随即将分流管的脑室端,按脑针的方向和深度插入脑室,再将单向阀门固定在骨孔稍下方。然后经头皮帽状腱膜下层自耳后直至颈侧皮下做一隧道,并将分流管的腹腔端导入与阀门出口相接,随即缝合头皮切口。分流管远端继续经颈部、胸部皮下潜行至右下腹。然后做阑尾炎麦氏切口,剪开腹膜后用环钳将分流管末端沿盆腔右侧壁小心送入直肠膀胱隐窝或子宫直肠隐窝。术毕如常缝合腹壁切口及分段皮肤切口,不放引流。术后给予抗生素预防感染,每天按压阀门 2 ～ 3 次,以避免单向阀门分流装置发生阻塞。

三、颅骨缺损

【概述】

颅骨缺损大都因开放性颅脑损伤或火器性穿透伤所致,部分病人是由手术减压或有病颅骨切除而残留骨缺损造成。

【诊断】

直径 3cm 以上的缺损,特别是位于额部有碍美观和安全的缺损,常有这样或那样的症状,如头昏、头疼、局部触痛、易激怒、不安等表现;或者病人对缺损区的搏动、膨隆、塌陷存恐惧心理,怕晒太阳、怕震动甚至怕吵闹声,往往有自制力差、注意力不易集中和记忆力下降的表现;或有忧郁、疲倦、寡言及自卑;或因大片颅骨缺失造成病人头颅严重畸形,直接影响颅内压生理性平衡,直立时塌陷、平卧时膨隆,早上凹入、晚上凸出;或因大气压直接通过缺损区作用在脑组织上,久而久之则势必导致局部脑萎缩,加重脑废损症状,同时患侧脑室也逐渐向缺损区扩张膨出或变形。

此外,小儿颅骨缺损可随着脑组织的发育而变大,缺损边缘向外翻,凸出的脑组织也逐渐呈进行性萎缩及囊变,所以小儿更需要完整的颅骨的保证脑的正常发育。

【治疗】

1. 手术治疗

施行颅骨修补成形术,但对手术的时机、方法和选用的材料以及适应证与禁忌证均需认真考虑,特别是病人要求修补颅骨缺损的目的,希望解决什么问题。因为单纯的颅骨成形术对脑外伤后功能性症状神障碍和外伤性癫痫等表现的治疗效果是难以预测的。

2. 手术指征

(1)颅骨缺损大于直径 3cm 者。

(2)缺损部位有碍美观。

(3)引起长期头昏、头痛等症状难以缓解者。

(4)脑膜—脑瘢痕形成伴发癫痫者(需同时行痫灶切除术)。

(5)严重精神负担影响工作与生活者。

对初期清创不彻底、局部已感染、颅内存有病灶及颅内压增高的病人，暂勿施行颅骨成形术。另外，部分全身情况差、神经缺损严重、不能自理生活者，或缺损区头皮菲薄有大片瘢痕者，亦勿急于修补，可外盖局部头盔暂时保护，待条件成熟后再考虑行成形手术。关于修补颅骨的材料，种类甚多，各有利弊。自体骨虽然组织反应小，但需在供骨区和植骨区两处施术，增加病人痛苦且整形效果较差。有人将大骨瓣减压所取下的骨片包埋在腹部皮下，作为日后修补之用，由于需做两处手术，而且骨片常常被吸收变小以致松动下凹，采用异体骨又因冷藏于骨库，增加了污染的机会，异物反应也较大故均已少用。

3. 手术方法

在局麻或全麻下施术，头皮切口呈弧形，皮瓣基蒂部血供应保证充分。分离头皮时勿损伤深面的硬脑膜，以免术后积液。采用覆盖法修补时，骨缺损区周边无需修整，骨衣也不必切开，用稍大于缺损的植片覆盖在缺损区，四周用粗丝线固定在骨衣上即可。但必须使用强度大、质地好、周边薄的材料，才能与颅骨的形态和弧度相吻合。若采用镶嵌法则需沿骨缺损缘切开骨衣并加修整，然后将剪裁合适的植片镶嵌在骨缺损处，周边钻孔用粗丝线固定在骨缘上。应注意在前额部行镶嵌法修补时，勿打开额窦，以免引起感染。术毕，应分层缝合头皮，不放引流，适当加压包扎。

四、外伤后低颅压

【概述】

所谓颅内低压综合征，是指病人侧卧腰穿压力在 7.84kPa 以下所产生的综合性症候群，临床表现与颅内压增高相类似，只因处理方法各异，必须慎加区别。

【诊断】

主要依靠临床特点和腰穿测压来确诊。

1. 临床特点

临床上遇有头伤后出现较重的头昏、头痛、乏力、厌食等症状，与脑损伤的轻重程度不符，特别是具有明显的抬高头位头痛加剧、放低头位疼痛减轻的规律时，即应想到颅内低压的可能。如果腰椎穿刺卧位测压在 80mmH$_2$O 以下时即可明确诊断，若压力低于 40mmH$_2$O 则属重度低颅压，常伴有严重失水及电解质紊乱。

2. 腰穿测压

由于颅内压显著降低，脑体积缩小，颅内静脉扩张并被牵拉，易致渗血或出血，故脑脊液常呈黄色或有不同数量的红细胞出现，蛋白质含量亦稍高，个别病人甚至并发硬膜下血肿。因此，曾有医者提出对颅内低压病人不宜行腰椎穿刺，以免进一步加重脑脊液的流失，建议采用脑室钻孔的方法了解颅内低压的情况，既准确又安全。其实在颅脑影像检查已有较高水平的今天，只要临床特点相符，如果 CT 或 MRI 检查业排除其他可能混淆的病变，即可采用治疗试验加以证实。采取平卧或足高头低位，吸入含 5%CO$_2$ 与 95%O$_2$ 的混合气 5～10 分钟或静脉注射蒸馏水 10～15ml 以观察头痛有无缓解或消失。

【治疗】

可因不同的病因而略有差异，但基本原则相同，常用的治疗方法有：

（1）平卧休息、不睡枕头，必要时采足高头低位。

（2）增加液体摄入量，每日经口服或静滴均匀滴注生理盐水1000ml及5%葡萄糖液约2500～3000ml；给予含5%CO_2的氧气吸入，每小时5～10分钟，可使脑血管扩张、阻力减小促进脑脊液分泌。

（3）静脉注射蒸馏水10～15ml/d，可以反射性刺激脑脊液的生成，但必须注意溶血反应；必要时可静滴0.5%的低渗盐水500～1000ml/d，亦有增加脑脊液之功效。

（4）用0.5%普鲁卡因10ml行左、右侧颈交感神经节交替封闭，每日1次，可使颅内血管扩张；经脑室内注入生理盐水或过滤空气10～15ml或经腰穿鞘内注射15～20ml生理盐水或空气，不仅能直接充填蛛网膜下腔容积，同时有刺激脑脊液分泌的作用，但是有腰椎穿刺后残留穿刺漏液的弊端。

（5）其他有利于改善颅内低压的药物如罂粟碱、麻黄素、肾上腺素、垂体后叶素、咖啡因、毛果芸香碱、新斯的明、右旋硫酸苯异丙胺、乌洛托品及皮质类固醇等亦可适量投给以促其恢复。

（6）此外，对继发性颅内低压的病人，则应针对病因及时处理，如脑脊液漏修补术。

据文献记载Cushing曾发现1例腰穿后9个月，其硬脊膜穿刺孔仍未愈合，经裂孔夹闭后头疼始消失，实为罕见。

五、迁延性昏迷

【概述】

迁延性昏迷是长期意识障碍对外界失去反应的状态。这类病人均属严重的原发性或继发性脑干损伤或过久的脑缺血缺氧之后。由于脑干网状结构中维持醒觉状态的上行激动系受到损害，使外界的兴奋不能顺利地传入活化大脑皮层，或因皮层神经细胞发生广泛的不可逆的变性和坏死，以致丧失大脑皮质的功能。

【诊断】

（1）主要依靠其特有的临床征象，同时应结合伤情、昏迷时间及辅助性检查以便确诊。

（2）这类病人的脑电图检查常为重度异常，可以呈弥漫性的高慢波活动，或呈低波幅8～9Hzα样波，以前额和中央区最为明显，对声、光、疼痛、被动睁眼等刺激均无反应，又称α波昏迷。

（3）CT和MRI检查早期可见整个大脑半球、基底节及小脑白质区的广泛低密度或高信号改变，深部白质较明显，并沿脑回的白质伸延。有时在中脑和脑桥内显示出血、软化灶，但延髓往往完好。最后随着脑萎缩的发展，脑沟和脑池加宽，脑室系统亦有所扩大。

【治疗】

对迁延性昏迷主要在于预防，一旦发生，尚无治疗良策。据国内个别报道，植物状态1～2年甚至长达12年后仍有恢复的病例，堪称奇迹。不过对这类病人不应抱消极态度，应该予以认真治疗、精心护理，以期有所恢复。

1. 加强颅脑外伤初期的处理

尽早采取措施避免发生严重的脑缺血、缺氧，及时排除颅内血肿，控制脑水肿，降低颅内压。防治高热、抽搐，保证气道通畅，在监护病室的条件下，严密监测颅内压和血气值，勿使颅内压超过4kPa（30mmHg），维持血PaO_2在9.3kPa（70mmHg）以上，$PaCO_2$在3.3～4.6kPa（25～35mmHg）。

必要时应给予气管切开、过度换气、降温及巴以妥治疗以保护脑细胞等，务必保持病人内外环境的平衡，防止一切可能发生的合并症，使病情尽快趋于稳定。

2. 及时给予促神经营养和代谢活化剂或苏醒剂

这些药物中有一类属人体内源性的，如三磷酸腺苷（ATP）、辅酶A（Co-A）、细胞色素C（Cytochrome C）、谷氨酸（Glutamic Acid）、谷酰胺（Glutamine）、γ-氨酪酸（GABA）、维生素B$_6$（Pyridoxine）、琥珀酸平醛（SSA）及胞二磷胆碱（CDP-choline），均对脑组织代谢有重要作用，给予其中一种药物即能在脑内转化成其他分子，故可任意选用。给药方法：ATP-20mg加Co-A50u加胰岛素4u/d溶于葡萄糖液中滴注；Cytochrome C15～30mg/d滴注；Aceglulamidum1～3g/d滴注；GABA 1～4g/d滴注；Pyridoxine 50～100mg/d滴注；CDP-choline250～500mg/d滴注。另外，神经生长因子（NGF）对防止脑外伤后神经元死亡亦有明显效果常用量为4ml/d肌注。另一类药物系外源性，具有促进神经元氧化还原的代谢作用，常用的包括：氯酯醒（Meclofenoxine）1～2g/d溶于10%葡萄糖液中滴注；克脑迷（Antiradon）1g/d滴注；脑复康（Piracetam）8～10g/d滴注；都可喜（Duxil）1～2片/d口服；脑复新（Pyritinol）0.1～0.2，3次/d口服；尼莫地平（Nimodipin）20～40mg，3次/d口服；脑活素（Cerebrolysin）10～30ml/d滴注；雅伴（Avan）30mg，3次/d口服；卡兰片（Calan）5mg，3次/d口服；脑脉窦（Xanthinol Nicotinate）0.1～0.2g，3次/d口服；脑益嗪（Cinnarizine）25mg，3次/d饭后口服；七叶皂甙钠（Sod. Aescinate）5～10mg/d滴注。此外，还有人应用抗抑郁药丙咪嗪（Imipraminum）或抗震颤药左旋多巴（L-dopa）亦获一定功效。

3. 其他治疗

为改善脑血液供应和提高氧含量，可行高压氧舱、紫外线辐射和充氧血液输入、颈动脉含氧血或人造氟碳血注入、颈动脉周围封闭等治疗。

为维持营养状况除口服和鼻饲饮食之外，尚需给予静脉营养、乳化脂肪、氨基酸、水解蛋白、维生素、微量元素、血浆、白蛋白、球蛋白等，甚至不定期输血，如果还不能达到基本营养要求，可行胃造瘘进食；为防止关节强直和肌肉萎缩，应有计划地安排推拿、按摩、针灸及理疗；为预防感染、癫痫、失水、便秘、尿潴留及褥疮等并发症的发生，除投给适当的预防性药物外，还要认真做好各项护理工作。需注意，这类病人的死亡几乎均为其他系统并发症所致。

六、外伤性癫痫

【概述】

外伤性癫痫是指继发于颅脑损伤后的癫痫性发作，可发生在伤后的任何时间，甚难预料。早者于伤后即刻出现，晚者可在头伤痊愈后多年始突然发作。

【诊断】

（1）外伤性癫痫均有头部外伤史可查，不论是闭合性或开放性颅脑损伤，伤后不同时期出现的不同类型癫痫发作，特别是脑组织损伤部位与病灶相符合的局部性发作而伤前无癫痫病史的患者，不难确诊。

（2）外伤性癫痫的诊断，除临床表现及

其特点之外，尚需依靠脑电图检查。源于大脑皮质的癫痫波常为高波幅的尖波、棘波、尖慢波或棘慢波综合，位相一般为阴性；病灶深在者，其波形多为尖波或尖慢波综合，波幅较低，位相有时阴性，有时阳性。癫痫灶的定位，除根据波形、波幅及位相判断之外，尚应注意癫痫波出现的同步性。两个以上同步的癫痫波，有时来自同一病灶，呈现双侧同步的阵发性慢波，一般认为中央系统发作或陈旧性癫痫。

（3）此外，脑 CT 或 MRI 扫描亦有助于了解病灶的部位和性质，通常可见局限性或弥漫性脑萎缩、脑胶质增生或囊性病变、脑穿通畸形、蛛网膜囊肿、脑池扩大、脑室受牵扯、骨折片陷入、血肿、脓肿及异物等。

【治疗】

1. 一般治疗

外伤后早期一周以内的短暂的抽搐，多无重要临床意义，此后也不再发作，故无特殊治疗。

2. 药物治疗

对反复发作的早期或中期癫痫则应给予系统的抗菌药物治疗。一般应根据发作类型用药，如大发作和局限性发作，选用抗痫药物的顺序为苯妥英钠、苯巴比妥、卡马西平、扑痫酮或丙戊酸钠；小发作则常用丙戊酸钠、乙琥胺、安定或苯巴比妥；精神运动发作则首选卡马西平，其次为苯妥英钠、苯巴比妥、扑痫酮、丙戊酸钠或安定；肌阵挛发作则宜选用安定、硝基安定或氯硝基安定。

用药原则为使用最小剂量，完全控制发作，又不产生副作用。故剂量应从小开始，逐渐增加到完全控制发作，并根据病人发作的时间，有计划地服药。所选定的药物一旦有效，最好是单一用药，不轻易更换，并行血药浓度监测，维持血药浓度直至完全不发作 2～3 年，再根据情况小心逐步缓慢减药，若达到完全停药后仍无发作，则可视为临床治愈。对少数晚期难治性癫痫经系统的药物治疗无效时，则需行手术治疗，在脑皮质电图监测下将脑瘢痕及癫痫源灶切除，约有半数以上的病人可获得良好效果。

3. 手术治疗

术前应认真进行癫痫源灶定位，因为脑损伤后的瘢痕虽为外伤性癫痫的病因，但引起癫痫发作的却往往是位于病变附近的（偶尔是远离的）痫性放电灶，有时甚至是多源性的。故手术时不仅要切除脑瘢痕组织，同时，还必须切除貌似正常的痫灶，否则癫痫不能控制。

手术宜在局部麻醉或静脉麻醉下施行，以便术中描记皮质电图及电刺激。如果头皮留有较大的瘢痕，手术切口应考虑到头皮到头皮的血运供应及整形修复设计。开颅方法以骨瓣开颅为佳，暴露充分，有利于痫灶的测定。若有颅骨缺损，应先将头皮与硬脑膜的粘连小心锐性分离，环状切开硬脑膜，同样小心分离硬脑膜与脑组织，以免损伤过多的正常脑皮质。然后在皮质脑电图指引下，切除脑瘢痕及癫痫源灶，切除时应注意保护脑重要功能区，将已瘢痕化的胶样组织尽量予以切除，深部到脑室膜为止，应避免穿通脑室。皮质上的癫痫放电灶则宜采用软膜下灰质切除的方法，按皮质脑电图监测的范围，小心沿脑回中线电凝后剪开软脑膜，再用小括勺或吸引器将该脑回的灰质切除，把保留的软脑膜盖回原处。继而再测定皮质脑电图，直到所有痫性放电灶均消失为止。最后，充分止血，完善修复硬脑膜，颅骨缺损应视具体情况同期或择期修补，缝合头皮各层，皮下引流 24 小时。术后继续抗痫药物治疗 2～3 年。

七、脑外伤后综合征

【概述】

脑外伤后综合征是常见的头部外伤后的表现。常在头部受伤 3 个月后，仍然存在或者开始出现的一系列神经精神症状，病人表现为头昏、头痛、疲乏、睡眠障碍、记忆力下降、精力及工作能力的下降、心慌、多汗、性功能下降等。神经系统检查没有阳性的体征。

【诊断】

应根据发病机制、临床表现的变化，并结合辅诊手段做动态分析。

1. 病史询问

询问受伤时间、致伤原因、致伤时情况，了解伤后有无昏迷和近事遗忘、昏迷时程长短，有无中间好转或清醒期，有无呕吐及其次数，有无大小便失禁，有无抽搐、癫痫发作，肢体运动情况，接受过何种处理。伤前有无酗酒、精神失常、癫痫、高血压、心脏病、脑中风等。

2. 神经系统检查

重点检查意识、瞳孔、肢体活动、锥体束征和脑膜刺激征等。

3. 头部检查

头皮伤情况，眼睑、结膜和乳突部有无淤血，耳、鼻、咽部有无出血和脑脊液流出。

4. 生命体征

重点观察呼吸、脉搏和血压变化。

5. 全身检查

有无颅面、胸腹脏器、骨盆、脊柱和四肢损伤。有低血压和休克时更应注意合并伤。

6. 头颅 X 线平片检查

疑有颅骨骨折者应摄正、侧位片。枕部着力伤加摄额枕位（汤氏位）片，凹陷性骨折摄切线位片。疑有视神经损伤摄视神经孔位片，眼眶部骨折摄柯氏位片。

7. 腰穿

了解蛛网膜下腔出血程度及颅内压情况。重型伤颅内高压明显或已出现脑疝征象者禁忌腰穿。

8.CT 扫描

CT 扫描是目前辅助诊断颅脑损伤的重要依据。能显示颅骨骨折、脑挫裂伤、颅内血肿、蛛网膜下腔出血、脑室出血、气颅、脑水肿或脑肿胀、脑池和脑室受压移位变形、中线结构移位等。病情变化时应行 CT 复查。

9.MRI

急性颅脑损伤患者通常不做 MRI 检查。但对病情稳定的弥漫性轴索损伤、大脑半球底部、脑干、局灶性挫裂伤灶和小出血灶、等密度亚急性颅内血肿等，MRI 常优于 CT 扫描。

【治疗】

（1）做好耐心解释工作，使患者相信本病是可以治愈的，解除思想顾虑，树立战胜疾病的信心，配合临床治疗。

（2）对于自觉症状需给予对症治疗，如镇静、镇痛、安眠药物，神经细胞营养剂，以及谷维素、维生素B族等均可选择使用。

（3）调理生活使有规律性。有些病史较长的患者，除适当休息外，也可参加体疗或者适度劳动和工作，有助于恢复。

（4）配合理疗、针灸、中药等综合治疗均有助于病情好转和恢复。

第三章

颅内肿瘤并发症

第一节　胶质瘤并发症

一、胶质瘤

【概述】

神经胶质瘤是发生于神经外胚层的肿瘤。神经外胚层发生的肿瘤有两类，一类由间质细胞形成，称为胶质瘤；另一类由实质细胞形成，称神经元肿瘤。由于从病原学与形态学上还不能将这两类肿瘤完全区别，而起源于间质细胞的胶质瘤又比起源于实质细胞的神经元肿瘤常见得多，所以将神经元肿瘤包括在胶质瘤中，统称为胶质瘤。

脑胶质瘤起源于脑部神经胶质细胞，是最常见的颅内肿瘤，约占所有颅内肿瘤的45%左右。在儿童恶性肿瘤中排第二位，近30年来，原发性恶性脑肿瘤发生率逐年递增，年增长率约为1.2%，中老年人群尤为明显。据文献报道，中国脑胶质瘤年发病率为3～6人/10万人，年死亡人数达3万人。胶质瘤

以男性较多见，特别是多形性胶质母细胞瘤、髓母细胞瘤，男性明显多于女性。各类型神经胶质瘤各有其好发年龄，如星形细胞瘤多见于壮年，多形性胶质母细胞瘤多见于中年，室管膜瘤多见于儿童及青年，髓母细胞瘤大多发生于儿童。各类型神经胶质瘤的好发部位亦不同，如星形细胞瘤多发生在成人大脑半球，在儿童则多发生在小脑；多形性胶质母细胞瘤几乎均发生于大脑半球；室管膜瘤多见于第四脑室；少枝胶质细胞瘤绝大多数发生于大脑半球；髓母细胞瘤几乎均发生于小脑蚓部。

胶质瘤大多缓慢发病，自出现症状至就诊时间一般为数周至数月，少数可达数年。恶性程度高的和后颅窝肿瘤病史较短，较良性的或位于静区的肿瘤病史较长。肿瘤若有出血或囊变，症状会突然加重，甚至有类似脑血管病的发病过程。胶质瘤的临床症状可分两方面，一方面是颅内压增高症状，如头痛、呕吐、视

力减退、复视、精神症状等；另一方面是肿瘤压迫、浸润、破坏脑组织所产生的局灶症状，早期可表现为刺激症状如局限性癫痫，后期表现为神经功能缺失症状如瘫痪。

胶质瘤发生的病因尚未明确，随着分子生物学、细胞生物学和遗传学的不断深入发展，基因与环境的相互作用成为目前肿瘤流行病学研究热点。迄今发现与胶质瘤相关的危险因素有遗传因素、电离辐射、化学因素及病毒感染等。

胶质瘤的分类方法很多，临床工作者往往采用的是分类比较简单的 Kernohan 分类法。各型胶质瘤中，以星形细胞瘤最多，其次为胶质母细胞瘤，其后依次为髓母细胞瘤、室管膜瘤、少枝胶质瘤、松果体瘤、混合性胶质瘤、脉络丛乳头状瘤、未分类胶质瘤及神经元性肿瘤。

目前，组织学分级仍是评估肿瘤生物学行为的主要手段，也是临床选择适当放疗剂量和特定化疗方案的关键参考指标。目前，神经胶质瘤的分类通常采用 WHO 中枢神经系统肿瘤分类（2007 年）和 Kernohan 分类标准。WHO 中枢神经系统肿瘤分级标准目前已被广泛采用，统一了 CNS 肿瘤的分级标准，为世界医疗中心提供了促进病理科医师、神经外科医师及肿瘤科医师交流的互动信息。组织学分级是预测肿瘤生物学行为的一种手段，也是决定治疗选择的重要因素。

WHO2007 年分类中所注明的分级方案是对各种中枢神经系统肿瘤的恶性级别组织学分级。对于第四版分类中新纳入的肿瘤或肿瘤亚型，由于病例数目有限，分级仍然是初步的，有待临床资料的补充和患者的长期随访。中枢神经系统肿瘤的 WHO 分级中，Ⅰ级胶质瘤如毛细胞型星形细胞瘤和室管膜下巨细胞型星形细胞瘤，为增殖能力低，手术可能治愈的肿瘤；Ⅱ级胶质瘤为浸润性肿瘤，增殖活性虽低，但常复发，并具有进展为更高级别的恶性肿瘤倾向，如低级别浸润性星形细胞瘤 3～5 年后可以发展为间变性星形细胞瘤和胶质母细胞瘤，类似的转化也存在于少突胶质细胞瘤和少突星形细胞瘤；Ⅲ级胶质瘤，如间变性星形细胞瘤，具有恶性肿瘤的组织学证据，包括细胞核间变、有丝分裂活跃，多数患者需接受辅助性放疗和（或）化疗；Ⅳ级肿瘤，如胶质母细胞瘤，具有恶性细胞学表现，有丝分裂活跃，有坏死的倾向，肿瘤术前及术后进展快，术后需要进行放疗和化疗等辅助治疗。致死性临床结局，如胶质母细胞瘤、多数胚胎性肿瘤及肉瘤，向周围组织广泛浸润和脑、脊髓播散是一些Ⅳ级肿瘤的典型特点。WHO2007 年胶质瘤组织学分类和分级见表 3-1。

【诊断】

1. 临床表现

胶质瘤病例中 90% 出现颅内压增高的症状，临床表现主要为头痛、恶心、呕吐及视力障碍等。其他还可有癫痫、眩晕、外展神经麻痹及行为和性格改变等。其症状进展与肿瘤的部位、恶性程度、生长速度及患者年龄有关。应该注意Ⅰ级与Ⅱ级胶质瘤生长缓慢，大脑逐渐适应，癫痫小发作、性格改变、记忆与学习障碍等小的症状和体征应尽早进行影像学检查。

（1）头痛

头痛常是早期症状之一，初期常为间歇性、搏动性钝痛或胀痛，以后随着肿瘤增大，头痛加剧，时间延长，可以变成持续性。头痛可以是局限性或全头痛，常发生于清晨或起床后空腹时，白天逐渐缓解，严重时可伴有恶心、呕吐，呕吐后头痛可减轻。任何引

表 3-1　WHO 2007 年胶质瘤组织学分类和分级

肿瘤分类	分级
1. 星形细胞肿瘤	
毛细胞型星形细胞瘤	I
毛细胞黏液型星形细胞瘤	II
室管膜下巨细胞型星形细胞瘤	I
多形性黄色瘤型星形细胞瘤	II
弥漫性星形细胞瘤	II
纤维型	II
肥胖细胞型	II
原浆型	II
间变性星形细胞瘤	III
胶质母细胞瘤	IV
巨细胞型胶质母细胞瘤	IV
胶质肉瘤	IV
大脑胶质瘤病	III
2. 少突胶质细胞肿瘤	
少突胶质细胞瘤	II
间变性少突胶质细胞瘤	III
3. 少突星形细胞肿瘤	
少突—星形细胞瘤	II
间变性少突—星形细胞瘤	III
4. 室管膜肿瘤	
室管膜下室管膜瘤	I
黏液乳头状型室管膜瘤	I
室管膜瘤	II
细胞型	II
乳头状型	II
透明细胞型	II
伸长细胞型	II
间变性室管膜瘤	III
5. 其他神经上皮肿瘤	
星形母细胞瘤	
第三脑室的脊索瘤样胶质瘤	II
血管中心型胶质瘤	I

起颅内压增高的因素，如咳嗽、喷嚏、大便等均可使头痛加重。当肿瘤囊性变、肿瘤内出血或蛛网膜下腔出血时，可使头痛加剧，患者头痛突然加剧、坐卧不安、大声呼痛或两手抱头，甚至叩击头部，伴有喷射性呕吐，继之昏迷，这是畸形颅内压增高危象的先兆信号，必须采取紧急处理措施。

（2）呕吐

呕吐也经常是胶质瘤的首发症状，多发生在清晨空腹时，呕吐前可有或无恶心，且常伴有剧烈的头痛、头晕。有时呈喷射性，多因颅内压增高刺激呕吐中枢引起。后颅窝肿瘤出现呕吐者最常见。第四脑室的肿瘤直接刺激呕吐中枢，也可引起呕吐。小儿颅后窝肿瘤出现呕吐较早且频繁，常为唯一的早期症状，易误诊为胃肠道疾病，故小儿出现频繁呕吐时，应做详细的神经系统检查，以防漏诊。

（3）视乳头水肿

视乳头水肿是颅内压增高的重要客观体征，幕上肿瘤一般肿瘤侧较重，幕下肿瘤则两侧大致相同。额叶底部肿瘤直接压迫同侧视神经引起原发性萎缩，对策因颅压增高引起视乳头水肿。视乳头水肿可在较长时间内不影响视力，随着视乳头水肿的加重，可出现生理盲点扩大和视野向心性缩小及视乳头继发性萎缩。一旦出现阵发性黑蒙，视力将迅速下降，要警惕失明的危险，需及早处理。传统的体格检查同样适用于胶质瘤患者，查体时一定要进行眼底检查以确认有无视乳头水肿。

（4）癫痫

癫痫发作多由于肿瘤的直接刺激或压迫引起，发生率约为30%。一般生长缓慢的低级别胶质瘤如星形细胞瘤和少突胶质瘤以癫痫为首发或主要症状，生长快的恶性胶质母细胞瘤癫痫发生率低。癫痫发生率与肿瘤部位有关，额叶和颞叶发生率最高，约80%；其次是额顶叶、顶叶、颞顶叶、颞枕叶等。

（5）其他症状

由于肿瘤刺激、压迫或破坏周围脑组织或颅神经引起的神经系统定位症状，如额叶胶质瘤可引起运动区损害、书写及运动语言中枢损害等，顶叶肿瘤胶质瘤引起皮质感觉障碍、失用症、失读症和计算力障碍等。颞叶胶质瘤可引起耳鸣和幻听、感觉性或命名性失语、眩晕等。

2. 辅助检查

根据其年龄、性别、发生部位及临床过程等进行诊断，并估计其病理类型。除根据病史及神经系统检查外，还需做一些辅助检查帮助诊断定位及定性。

（1）脑脊液检查

做腰椎穿刺压力大多增高，有的肿瘤如位于脑表面或脑室内者脑脊液蛋白量可增高，白细胞数亦可增多，有的可查见瘤细胞。但颅内压显著增高者，腰椎穿刺有引发脑疝的危险。故一般仅在必要时才做，如需与炎症或出血相鉴别时。压力增高明显者，操作应慎重，勿多放脑脊液。术后给予甘露醇滴注，注意观察。

（2）超声波检查

可帮助定侧及观察有无脑积水。对婴儿可通过前囟进行B型超声扫描，可显示肿瘤影像及其他病理变化。

（3）脑电图检查

神经胶质瘤的脑电图改变，一方面是局限于肿瘤部位脑电波的改变，另一方面是一般的广泛分布的频率和波幅的改变。这些受肿瘤大小、浸润性、脑水肿程度和颅内压增高等的影响，浅在的肿瘤易出现局限异常，而深部肿瘤则较少出现局限改变。在较良性的星形细胞瘤、少枝胶质细胞瘤等主要表现为局限性δ波，有的可见棘波或尖波等癫痫波形。大的多形性胶质母细胞瘤可表现为广泛的δ波，有时只能定侧。

（4）放射性同位素扫描（γ射线脑图）

生长较快血运丰富的肿瘤，其血脑屏障通透性高，同位素吸收率高。如多形性胶质母细胞瘤显示同位素浓集影像，中间可有由于坏死、囊肿形成的低密度区，需根据其形状、多发性等与转移瘤相鉴别。星形细胞瘤等较良性的神经胶质瘤则浓度较低，常略高于周围脑组织，影像欠清晰，有的可为阴性表现。

（5）放射学检查

包括头颅平片、脑室造影、电子计算机断层扫描等。头颅平片可显示颅内压增高征、肿瘤钙化及松果体钙化移位等。脑室造影可显示脑血管移位及肿瘤血管情况等。这些异常改变，在不同部位、不同类型的肿瘤有所不同，可帮助定位，有时甚至可定性。特别是 CT 扫描的诊断价值最大，静脉注射对比剂强化扫描，定位准确率几乎是100%，定性诊断正确率可达90%以上。它可显示肿瘤的部位、范围、形状、脑组织反应情况及脑室受压移位情况等。但仍需结合临床综合考虑，以便明确诊断。

以下为几种胶质瘤的典型 CT 表现。

①星形细胞瘤：CT 表现为境界不清的等密度肿块或边缘清楚的较低密度病灶，瘤周水肿和占位效应较轻。肿瘤无强化或轻微增强，提示该肿瘤没有显著的血脑屏障破坏。肿瘤囊性变和坏死相当少见，约10%～20%的肿瘤有钙化。

②间变星形细胞瘤：间变星形细胞瘤的生物学特性介于低度恶性星形细胞瘤和多行性胶质母细胞瘤之间，该型肿瘤的 CT 表现和低度恶性星形细胞瘤相似，但呈现恶性肿瘤的影像学特征，如境界不清、瘤周水肿、占位效应和强化程度较明显等。89%的间变星形细胞瘤有病灶增强，呈结节状或斑片状强化。鉴别诊断包括孤立性脱髓鞘病变和转移瘤。

③胶质母细胞瘤：胶质母细胞瘤是恶性程度最高的星形细胞瘤，也是成人幕上最常见的原发性肿瘤。在 CT 上表现为混杂密度占位病变，其中高密度区代表肿瘤内出血或

钙化，肿瘤内出血常见于恶性胶质瘤，据此可与低度恶性肿瘤相鉴别。肿瘤边缘不清，形态不规则，一般在就诊时肿瘤较大。肿块中心点位于脑白质深部，大脑半球是最好发部位，通常位于额叶和颈叶。肿瘤有中度到显著的占位效应，系肿瘤本身及明显的瘤周水肿所致。水肿区呈低密度，沿脑白质区分布，在 CT、MRI 甚至是病理切片上不能确定肿瘤的确切边界。增强扫描时肿瘤有显著不均匀性强化，提示血脑屏障有明显破坏。在一组 298 例胶质母细胞瘤的 CT 研究报道中，98%的病灶有明显强化，大多数呈厚壁不均匀性环形强化或结节状强化，中央部为低密度坏死/囊变区。胼胝体和脑皮质常受侵犯，可形成"蝴蝶"状改变。其转移途径多为室管膜下转移及沿蛛网膜下腔种植转移。中枢神经系统外的转移罕见。

④大脑胶质瘤病：大脑胶质瘤病是一种广泛性浸润生长的低度恶性胶质瘤，可发生在儿童和成人。临床表现与病变范围及累及部位有关。其临床和影像学表现同脱髓鞘病变，需行活检以明确诊断。该肿瘤的病理表现为星形瘤细胞在脑白质区内浸润生长，病变范围广，可累及一侧或双侧大脑半球，还可累及脑干、小脑和脊髓。肿瘤细胞位于神经元、血管周围和软脑膜下区，但这些神经组织结构基本完整。大脑胶质瘤病在 CT 上可无异常，或仅有可疑的低密度区。占位效应轻微，邻近脑沟裂闭塞和（或）脑室轻度受压改变。由于肿瘤细胞的侵犯，脑白质和灰质分界不清，肝脏体可扩大。病变区无强化或有轻微的局灶性／斑片状强化。因此，CT 诊断胶质瘤病非常困难，MRI 在发现和显示肿瘤范围方面较 CT 更为敏感。

（6）核磁共振

对脑瘤的诊断较 CT 更为准确，影像更

为清楚，可发现 CT 所不能显示的微小肿瘤。低级别（WHO Ⅰ～Ⅱ 级）星形细胞瘤生长缓慢，血管少，边缘常模糊，部分可为边界清楚的实质性肿块。肿块在 T_1 像上与周围脑组织比呈等、低信号强度，T_2 像呈均匀的高信号强度改变。肿块周围没有或仅有少量脑水肿，强化不明显，肿瘤内极少出血。高级别星形细胞瘤（WHO Ⅲ～Ⅳ 级），生长快，血管占位效应明显，边缘浸润性生长，边界模糊，可越过中线向对侧蔓延。肿瘤内坏死囊变多见，有时可见出血。T_1WI 呈不均匀的低信号，T_2WI 呈不均匀的高信号。增强后边缘呈不规则的明显环状强化。肿块周围有明显较大范围的指状脑白质水肿。少枝胶质细胞瘤生长缓慢，好发于大脑半球靠近灰质的部位。局部表现不均匀的或蜂窝状的 T_1WI 等或低信号，T_2WI 高信号的肿块影，增强后强化不明显。肿瘤内钙化是其特点，CT 上显示清楚的小点状高密度影，MRI 表现为 T_1WI、T_2WI 点状低信号影。肿瘤周围水肿不明显。

正电子发射断层扫描可得到与 CT 相似的图像，并能观察肿瘤的生长代谢情况，鉴别良性与恶性肿瘤。胶质瘤的早期诊断及良恶性鉴别是临床确定治疗方案的依据，并直接影响患者治疗效果和预后。FDG-PET 显像对胶质瘤良恶性鉴别具有重要临床价值。Ⅰ级星形细胞瘤表现为低代谢影像，病灶的放射性浓集程度低于正常脑组织。Ⅱ～Ⅲ 级胶质瘤可表现为高代谢灶，尤其以病灶边缘显著，病灶中心部位可表现为低代谢灶。Ⅲ～Ⅳ 级显像时表现为高代谢灶，肿瘤病灶显示为放射性异常浓集影，甚至可以高于相邻的皮质，当肿瘤内部发生出血、坏死时，相应部位可表现为放射性缺损。因此，可根据胶质瘤病灶对 FDG 的浓聚程度鉴别其良恶性。肿瘤对 FDG 浓聚程度讲得是放、化疗的有效标

志，在肿瘤治疗过程中，应用 FDG-PET 显像进行连续动态观察，根据 FDG 浓聚程度变化判断胶质瘤对治疗反应，用于疗效评价。

胶质瘤的诊断应综合考虑患者的临床症状和体征、影像学检查结果、其他实验室检查结果后才能做出。

【鉴别诊断】

1. 脑寄生虫病

患者多有感染源接触史，虫卵病原学检查及血清补体结合试验可呈阳性结果。

2. 转移瘤

患者多有颅外肿瘤病史，病灶常为多灶性，CT 示肿瘤多近皮质，肿瘤小而水肿重。

3. 脑血管意外

患者年龄较大，多有高血压病史，CT 可见出血灶而水肿相对较轻。

4. 脑脓肿

患者有感染病史，多有脑膜刺激征，CT 表现为低密度影周围呈环形增强。

【治疗】

1. 手术治疗

包括直接开颅手术、开颅活检术或立体定向下活检术、分流术、内镜下三脑室底造瘘术等。手术在当今仍是胶质瘤最常用也是最有效的治疗方法。胶质瘤的手术切除原则是既要尽可能彻底切除肿瘤，缓解颅内压增高和占位效应，改善神经功能，又要尽可能保护脑重要的功能区。胶质瘤手术切除的主要目的是获得精确的病理诊断，为选择合适的后续治疗提供组织学依据；切除肿瘤消除占位，降低颅压；减轻肿瘤引起的神经系统症状和体征；全切或近全切为放疗和化疗等联合治疗创造条件。手术的最终目的是提高患者生存质量和延长生存时间，降低致残率

和死亡率等。胶质瘤手术中有两个难点，一个是肿瘤边界判断，另一个是神经功能保留。目前国际上已有大量证据表明，没有特效治疗之前，尽可能全切肿瘤仍是延长病人生存期的最重要手段。对于术中肿瘤边界的判断，已经应用手术导航系统、术中开放式 MRI、术中 B 超等多种新技术判断肿瘤大小、边界、侵袭范围与皮层中枢的病理解剖等。对于神经功能保留，可采取先进的术中电生理监测，并引入微创技术，最大限度的切除肿瘤，最大限度保留神经功能。

（1）术前检查

手术治疗前除专科影像学检查外，应完善各项常规检查，以了解患者基本生理状况是否能够耐受手术，项目包括：

①血常规、血型。

②尿常规。

③凝血功能。

④肝肾功能、电解质。

⑤感染疾病的筛查（包括乙型肝炎、丙型肝炎、艾滋病、梅毒等）。

⑥心电图。

⑦胸部 X 线平片。

⑧其他：根据病情需要，必要时可行超声心动图、心功能检查、肺功能、激素水平、脑电图、视力视野、神经电生理、心理和智力评分等检查。

（2）直接开颅肿瘤切除术

由于大部分胶质瘤很难通过手术治愈，故手术的目标应是在充分考虑患者安全和功能保留的前提下尽量切除肿瘤，最大程度地降低肿瘤细胞负荷，即最大安全切除原则。

（3）手术切除肿瘤的有利因素

①明确胶质瘤病理性质、分子病理指标的变化，有利于放疗治疗计划的制定。

②手术可减少肿瘤体积、减轻肿瘤的占位效应，缓解颅高压等临床症状，同时达到肿瘤细胞的减容，减少放疗不敏感的肿瘤细胞，以利放疗顺利进行。

③肿瘤体积的缩小可能会缩小放疗照射体积，增强放射治疗效应，减少损伤。

（4）手术适应证

①临床和影像学资料不能获得确切诊断的患者。

②患者有颅高压症状。

③肿瘤伴发癫痫，经检查证实致病灶与肿瘤部位相一致或临近部位。

④为了推迟辅助性治疗及其对儿童的不良反应（尤其是年龄小于 5 岁的患儿）。

⑤出现脑疝征象，预计患者预后可能良好者。

（5）手术禁忌证

①患者一般状况差，无法耐受麻醉和手术者。

②有其他脏器的原发病，且需要特殊处理者。

③肿瘤范围极广泛者。

④肿瘤部位深在或累及重要功能区，术前判断预后不佳者。

⑤家属或患者拒绝手术者。

（6）手术方法

根据肿瘤部位，选择相应手术入路。对于术中肿瘤边界不易辨认、脑深部和功能区附近的病变，术中可选用一些辅助性定位设备或措施，如立体定向、影像导航技术、术中 MRI、B 超、电生理监测等技术。

（7）围手术期处理

1）术前：

①有癫痫者需行抗癫痫治疗。

②脑水肿、颅高压明显者，可予以糖皮质激素和脱水剂。

③术前 30 分钟预防性使用抗生素。

2）术后：

①术前有癫痫者继续行抗癫痫治疗；对于术前无癫痫症状的幕上肿瘤患者，术后可预防性使用抗癫痫药物 3 个月。

②术后维持出入量、电解质平衡的治疗。

③术后降低颅内压治疗，如糖皮质激素、脱水剂等。

④术后早期复查 MRI 或 CT，复查血常规、血生化、肝肾功能、电解质，复查术前所做的相应检查，以利于对照，进行疗效评价。

⑤对于行开颅手术的幕上胶质瘤患者，关颅时可预防性使用抗癫痫药物。

（8）术中活检

根据肿瘤部位，可选择开颅活检和立体定向下活检，前者的漏诊率低。主要适用于：

①肿瘤位于重要功能区或手术难以到达的部位。

②患者一般情况差，难以承受麻醉或手术的患者。

③肿瘤广泛、弥漫，或者根据已有临床和影像学资料不易鉴别的肿瘤，但需明确诊断以利于进一步治疗方案的选择的患者。

④大型肿瘤合并轻微神经功能障碍。

（9）分流术和三脑室底造瘘术适应证

适用于肿瘤位于脑脊液循环通路或临近部位，出现明显脑积水，但又无需或无法行肿瘤切除术的患者。

2. 放射治疗

放疗是脑胶质瘤的重要辅助治疗之一。包括常规放射治疗、非常规分割放疗、精确适形放疗、间质放疗、立体定向放射治疗等。

（1）适应证

①手术未能彻底切除的肿瘤。

②手术切除但恶性程度较高者。

③瘤位置深或位于重要功能区域不适宜

手术切除者。

④单纯活检术后。

⑤不适合手术切除而放疗效果较佳者，如髓母细胞瘤。

⑥胶质瘤术后复发不宜再手术者。

（2）禁忌证

①接受足量照射后短期内复发者。

②伴有严重颅内压增高，且未采取减压措施者。

③恶性胶质瘤外放射治疗的常用剂量为 50～60Gy。可分为局部外放射治疗和全脑外放射治疗。与局部外放射治疗相比，全脑外放射治疗并不能明显延长病人的生存期，而且不良反应较大。

④建议对于恶性胶质瘤（WHO 分类Ⅲ级及以上者），均应行放射治疗；低级别胶质瘤（WHO 分类Ⅱ级及以下者），若患者年龄＞40 岁和（或）存在 1p/19q 杂合性缺失，建议行放疗；若年龄≤40 岁，且不存在 1p/19q 杂合性缺失，不建议积极放疗。

（3）放射治疗靶区

1）低级别胶质瘤：

①肿瘤范围确定（GTV）：参考术前术后 MRI 影像，T_2 加权相显示的高信号区为大体肿瘤范围。

②亚临床灶范围确定（CTV）：一般原则为，病理分化为Ⅰ级者，CTV 在 GTV 外放 1.0cm。病理分化为Ⅱ级者，CTV 在 GTV 外放 1.5cm。

2）恶性胶质瘤：

①肿瘤范围确定（GTV）：参考术前术后 MRI 影像，T_1 增强加权相显示的高信号区为大体肿瘤范围，Flair 相对确认术后肿瘤残存有帮助。

②临床靶区范围确定（CTV）一般原则：CTV1 在 GTV 外放 1.5～2.0cm；CTV2

在 GTV 外放 2.5～3.0cm。

（4）放射治疗技术

推荐使用三维适形或者调强技术，常规分割技术，1.8～2.0Gy/次。

（5）剂量

①低级别胶质瘤：推荐剂量为 50～54Gy。

②恶性胶质瘤：推荐剂量，GTV 为 60～64Gy，CTV_1 为 60Gy，CTV_2 为 4Gy。

（6）并发症

术后放疗后复发的胶质瘤，如果放疗后无进展生存期超过 2 年、放疗靶区外新出现肿瘤或者复发肿瘤体积较小者可以考虑再次进行立体定向放射治疗。多项回顾性研究显示，复发间变星形细胞瘤患者放疗挽救后，中位生存时间为 14～16 个月，复发胶质母细胞瘤患者中位生存时间为 7～9 个月。放疗的副作用主要是颅内压增高（发生率 14%）和放射性坏死（发生率 12%）。尽管复发高级别胶质瘤采用立体定向放疗是姑息性治疗，但能改善生存，尤其是局灶性复发者。

3. 化疗

化疗是脑胶质瘤的重要辅助治疗手段之一，有利于治疗术后与放疗后的微小侵袭灶，延长胶质瘤的复发期。胶质瘤的化疗历史比较短，但其与手术和放疗一起构成了恶性胶质瘤综合治疗的体系。化疗具有手术和放疗不具备的优势：①手术与放疗只是局部治疗，化疗是全脑治疗，可以消灭手术和放疗后残存的肿瘤细胞；②不适合再次手术和放疗的病例可选择化疗。

一般Ⅲ级和Ⅳ级高级别的恶性胶质瘤术后应尽早进行化疗。Ⅱ级胶质瘤需要根据分子病理 1p 和 19q 是否存在杂和性缺失、患者年龄及 KPS 评分等来选择是否化疗。1p、19q

联合缺失的少突胶质瘤患者对 PCV 化疗方案（甲基苄肼＋长春新碱＋洛莫司汀）比较敏感。

（1）适应证

①手术或放疗后的辅助治疗。

②无法手术的胶质瘤患者。

③反复复发的患者。

④对化疗敏感的某些胶质瘤。

（2）禁忌证

①严重颅内压增高者。

②一般情况差，不能耐受化疗者。

③估计生存期在 2 个月内者。

④建议在病理（"分子病理"）检查结果的指导下进行个体化化疗。推荐一线用药：嘧啶亚硝脲（ACNU）；二线用药：替莫唑胺（TMZ）；三线用药：铂类药物。

4. 联合治疗

以上两种或两种以上治疗方法的联合应用。

5. 其他

另外，可选择的治疗包括基因治疗、免疫治疗、靶向治疗等。阿瓦斯汀（贝伐单抗，Bevacizumab）是首个靶向血管内皮生长因子（VEGF）的单抗型血管生成抑制剂，2004 年美国 FDA 批准用于治疗直肠癌。目前，NCCN 颅脑肿瘤治疗指南推荐贝伐单抗用于治疗复发的间变胶质瘤和胶质母细胞瘤。泰欣生（尼妥珠单抗，Nimotuzumab）是古巴率先研制的人源化抗人表皮生长因子受体（EGFR）单克隆抗体，目前正在进行大规模临床试验，用于治疗鼻咽癌、头颈部肿瘤、神经胶质瘤、结直肠癌、胰腺癌、非小细胞肺癌等实体瘤，对胶质瘤有疗效尚待临床研究结果证实。此类抗体药物价格比较昂贵，大多国人难以接受。应该走出药越贵疗效越好的误区，抗体药物应该根据胶质瘤标本相应的分

子标志进行选择，VEGF 表达高，才可以选用
阿瓦斯汀，否则无效。

二、外放疗并发症

非全脑性常规分割放疗 54Gy 后脑组织
发生坏死的可能性小于 1%，超过 60Gy 后随
着剂量的加大，脑组织坏死的发生率明显增
大。高剂量适形放疗 90Gy 后 11% 的病例发
生放疗性坏死反应。

（一）急性反应

【病因】

不常见，主要与放疗所致的水肿反应有关。

【诊断】

放疗后 24～48 小时内出现头痛、呕吐、
意识状态下降等症状，CT 或 MRI 可显示放
射部位消肿改变，严重者可出现中线结构移
位，支持诊断。

【鉴别诊断】

应与原发胶质瘤占位效应及局部水肿
鉴别。

【治疗】

使用皮质类激素后症状可很快缓解。

（二）亚急性反应

【病因】

发生在放疗完成后数周至数月内，主要
为放疗前已有神经症状或体征的加重。

【诊断】

CT 或 MRI 可显示短暂的脱髓鞘。

【鉴别诊断】

应与胶质瘤术后迟发性水肿鉴别。

【治疗】

通常症状较易好转。

（三）慢性反应

【病因】

发生在放疗完成后数月至数年。

【诊断】

主要为智力或下丘脑及垂体功能障碍。

影像学检查可显示弥散性脑组织损伤或
坏死（但目前尚不能明确区分脑坏死、肿瘤
坏死或复发）。

【鉴别诊断】

应与肿瘤复发、脑坏死、肿瘤坏死相鉴别。
CT 或 MRI 增强扫描可与之鉴别。

【治疗】

无特别有效治疗方法，可予以对症治疗。

三、立体定向放射外科（SRS）及 插植放疗并发症

【病因】

急性反应不常见且较轻，对病灶直
径＞3cm 的病例行 SRS 治疗，发生急性反应
的可能性较大；晚期反应（治疗后 1 个月以后）
主要为因靶区内脑组织坏死或颅神经损伤所
致的头痛、呕吐或象限盲视等症。

【诊断】

CT 检查可表现为增强影及水肿区扩大。

【鉴别诊断】

慢性反应应与肿瘤复发、肿瘤坏死相鉴别。

【治疗】

（1）大多数行 SRS 或插植放疗的患者需较长期服用皮质类激素以减轻由于肿瘤周围水肿造成的治疗反应。

（2）生存期超过 1 年曾行 SRS 或插植放疗的病例，分别有 38% 及 54% 的病例需行再次手术以控制因治疗后脑组织坏死或肿瘤复发造成的症状。

四、α-INF 治疗并发症

可能发生情绪及意识方面的并发症，包括情绪消沉、易疲劳及记忆障碍、反应迟钝等，治疗持续时间长、剂量大（每日剂量 $> 107U/m^2$ 为高剂量）及治疗前曾行放疗或已有神经精神方面的异常者，较易发生此类并发症。α-INF 治疗与放疗同时进行，约 28% 的病例发生严重的疲劳反应。

第二节　脑膜瘤并发症

一、脑膜瘤

【概述】

脑膜瘤是起源于脑膜及脑膜间隙的衍生物（derivative）。它们可能来自硬膜成纤维细胞和软脑膜细胞，但大部分来自蛛网膜细胞，也可以发生在任何含有蛛网膜成分的地方，如脑室内脑膜瘤来自于脑室内的脉络丛组织。脑膜瘤的人群发生率为 1／50000，占同期原发脑肿瘤的 19.2%，仅次于胶质瘤（占 40.49%），居第 2 位。其中女性多于男性，为 2：1。颅内良性肿瘤平均年龄 59±15 岁，发病的高峰年龄在 45 岁。脑膜瘤在儿童中少见。16 岁以下患儿不及 1.3%，而且男孩多发。小的无症状的脑膜瘤常在老年人的尸检材料中发现。近年来随着 CT 技术的发展，脑膜瘤的发生率明显增高，尤其在老年病人。许多无症状的脑膜瘤多为偶然发现。多发脑膜瘤偶尔可见。有时可见同时合并神经纤维瘤（病），也可以合并胶质瘤、垂体瘤、动脉瘤，但罕见。文献中也有家族史的报告。

脑膜瘤呈球形生长，与脑组织边界清楚。瘤体剖面呈致密的灰色或暗红色的组织，有时瘤内含砂粒体。瘤内坏死可见于恶性脑膜瘤。脑膜瘤有时可使其临近的颅骨受侵而增厚或变薄。肿瘤大小可由直径 1cm 直至 10cm 以上。瘤体多为球形、锥形、扁平形或哑铃形。常见的脑膜瘤有以下各型。

1. 内皮型（Meningotheliomatous, Endo-theliomatous）

是最常见的类型。多见于大脑镰、蝶骨嵴和嗅沟。肿瘤由蛛网膜上皮细胞组成。细胞的大小形状变异很大，有的细胞很小呈梭形，排列紧密；有的细胞则很大，胞核圆形，染色质细而少，可有 1～2 个核仁，胞浆丰富均匀。瘤细胞呈向心性排列成团状或呈条索状，瘤细胞之间血管很少，无胶原纤维。

2. 成纤维型（Fibroblastic）

由纤维母细胞和胶原纤维组成，瘤细胞成纵行排列，偶呈栅栏状。细胞间有大量粗大的胶原纤维，常见砂粒小体。

3. 血管型（Angiomataus）

瘤内有丰富的血管及许多血窦，血管外壁或间质中的蛛网膜上皮细胞呈条索状排列，胶原纤维很少。肿瘤生长快时，血管内皮细胞较多，分化不成熟，常可导致血管管腔变小闭塞。血管周围常有类似血管内皮的多角形细胞。

4. 砂粒型（Psammomatous）

瘤内含有大量砂粒体，细胞排列成漩涡状，血管内皮肿胀，玻璃样变后钙化。

5. 混合型或移行型（Mixed, Transitional）

此型脑膜瘤中含上述四型成分，但不能肯定以哪种成分为主时，可称为混合型脑膜瘤。

6. 恶性脑膜瘤（Malignant meningioma）

有些脑膜瘤的生长特性、细胞形态具有恶性肿瘤的特点，而且可以发生转移。这类肿瘤开始可能属良性，以后出现恶性特点，特别是对一些多次复发的脑膜瘤应想到恶性变的可能。恶性脑膜瘤生长较快，向周围组织内生长，瘤细胞常有核分裂像，易恶变为肉瘤。在上述的良性脑膜瘤中，以血管型脑膜瘤最常发生恶变。另外，恶性脑膜瘤可发生颅外转移，多向肺转移，也可以经脑脊液在颅内种植。

7. 脑膜肉瘤（Meningeal sareoma）

肿瘤从一开始就是恶性的，具有肉瘤的形态特点，临床较少见，多见于10岁以下儿童。病情发展快，术后迅速复发，可见远处转移。肿瘤位于脑组织中，有浸润、形状不规则、边界不清、质地软、易碎，瘤内常有坏死、出血及囊变。瘤细胞有三种类型，即纤维型、梭状细胞型、多形细胞型，其中以纤维型恶性程度最高。

另外，有些医者将脑膜的黑色素瘤也归于脑膜瘤。

【诊断】

1. 临床表现

（1）脑膜瘤属良性肿瘤，生长慢，病程长。有报告认为，脑膜瘤出现早期症状平均2.5年，少数病人可长达6年之久。Firsching等人观察17例脑膜瘤长达21个月，发现肿瘤的平均年增长体积3.6%，仅2例增长速度为18%和21%。

（2）局灶性症状，因肿瘤呈膨胀性生长，病人往往以头疼和癫痫为首发症状。根据肿瘤部位不同，还可以出现视力、视野、嗅觉或听觉障碍及肢体运动障碍等。在老年病人，尤以癫痫发作为首发症状多见。

（3）颅内压增高症状多不明显，尤其在高龄病人。在CT检查日益普及的情况下，许多患者仅有轻微的头痛，甚至经CT扫描偶然发现为脑膜瘤。因肿瘤生长缓慢，所以肿瘤往往长得很大，而临床症状还不严重。有时病人眼底视乳头水肿已很严重，甚至出现继发视神经萎缩，而头痛并不剧烈，没有呕吐。值得注意的是哑区的肿瘤长得很大，而脑组织已无法代偿时，病人才出现颅内压增高的表现，病情会突然恶化，甚至会在短期内出现脑疝。

（4）脑膜瘤对颅骨的影响：临近颅骨的脑膜瘤常可造成骨质的变化。可表现为骨板受压变薄，或骨板被破坏，甚至穿破骨板侵蚀至帽状腱膜下，头皮局部可见隆起。也可使骨内板增厚，增厚的颅骨内可含肿瘤组织。

2. 辅助检查

（1）脑电图：因脑膜瘤生长缓慢，并呈局限性膨胀性生长，一般无明显慢波。但当其生长相当大时，因脑组织被压，引起脑水肿，此时可呈现慢波。脑膜瘤反映在脑电图上多为局限性异常Q波，慢波为主，背景脑电图的改变较轻微。脑膜瘤的血管越丰富，s

波出现越明显。

（2）头颅平片：由于脑膜瘤解剖上与颅骨的密切关系，以及共同的供血途径，极易引起颅骨的各种改变，头颅平片的定位征出现率可达30%～60%。颅内压增高症在没有CT诊断的情况下可达70%以上。主要表现有：

1）局限性骨质改变：可出现内板增厚，骨板弥漫增生，外板骨质增生呈针状放射。一般认为，肿瘤细胞到达硬膜后，通过血管途径进入颅骨，引起周围或骨细胞的增生反应。无论有无肿瘤细胞侵入，颅骨增生部位都提示为肿瘤的中心位置。脑膜瘤引起局部骨板变薄和破坏的发生率为10%左右。

2）颅板的血管压迹增多：可见脑膜动脉沟增粗扭曲，最常见于脑膜中动脉沟。局部颅板板障静脉异常增多。

（3）脑血管造影：各种类型的脑膜瘤都是富于血管结构的。在CT临床应用以前，脑血管造影是诊断脑膜瘤的传统的重要手段。特别是近年来开展的数字减影技术（Digital Substract Angiography，DSA）和超选择血管造影，对证实肿瘤的血管结构、肿瘤富于血管程度、主要脑血管的移位、以及肿瘤与大的硬膜窦的关系、窦的开放程度（决定术中是否可以结扎）都提供了必不可少的详细资料。同时，造影技术也为术前栓塞提供了条件。对颅底和凸面脑膜瘤术前栓塞供应动脉，减少术中出血提供了帮助。约一半左右的脑膜瘤脑血管造影可显示肿瘤染色。通常脑膜瘤在脑血管造影像上的表现如下：

1）脑膜血管一般表现粗细均匀，排列整齐的小动脉网，动脉管腔纤细，轮廓清楚呈包绕状。

2）肿瘤同时接受来自颈外、颈内动脉或椎动脉系统的双重供血。位于前颅窝的脑膜瘤可接受眼动脉、筛动脉和大脑前动脉分支供血。位于中颅窝的脑膜瘤可接受脑膜中动脉、咽升动脉供血。后颅窝脑膜瘤可由枕动脉、椎动脉脑膜前支、脑膜后动脉供血。

3）肿瘤的循环速度比脑血流速度慢，造影剂常在肿瘤中滞留。在造影的静脉期，甚至窦期仍可见肿瘤染色，即迟发染色（Delayed Blush）。

4）脑膜瘤周围脑血管呈包绕状移位。

上述特点在脑膜瘤的脑血管造影中可同时出现，亦可能部分出现。

（4）CT头颅扫描：在CT出现以前，根据病人的临床表现，再辅以头颅平片和脑血管造影，对脑膜瘤即可做出确诊。CT的出现，使脑膜瘤的定位以及定性诊断水平大大提高。典型的脑膜瘤，在未增强的CT扫描中，呈现孤立的等密度或高密度占位病变。其密度均匀一致，边缘清晰，瘤内可见钙化。增强后可见肿瘤明显增强，尽管一部分肿瘤在脑血管造影中并非显示富于血管。这是因为对比剂从脑膜瘤四周的毛细血管直接进入脑组织内，二者间无血脑屏障。约15%脑膜瘤伴有不典型的坏死、囊变或瘤内出血。观察脑膜瘤在CT的表现，要注意肿瘤与邻近组织如颅骨、小脑幕、矢状窦的关系，因此行冠状及侧位的重建是很重要的。肿瘤四周的脑水肿对判断肿瘤的生长速度是有帮助的。肿瘤生长缓慢，水肿可能很轻，甚至没有水肿，富于血管的脑膜瘤周围水肿多较广泛。偶尔脑膜瘤四周合并大片水肿，需与恶性脑膜瘤或脑转移癌相鉴别。脑膜瘤引起周围水肿的原因尚不十分清楚，可能与脑膜瘤病人的正常血脑屏障遭到破坏以及脑膜瘤组织分泌出某种物质有关。最近有人研究认为，幕上脑膜瘤周围的水肿与肿瘤的前列腺素水平或肿瘤孕酮受体释放作用有关。

（5）磁共振扫描：对同一病人，最好同时进行CT和MRI的对比分析，方可得到较正确的定性诊断。这是因为脑膜瘤在这两种图像中有相类似的表现和特点，而且不经加强的 MRI 会使 10% 的脑膜瘤无法诊断。

某些脑膜瘤 MRI 发现不了：①小的无症状的脑膜瘤不合并水肿和占位效应，尤其是在靠近顶部者；②多发脑膜瘤中小的肿瘤易被遗漏；③复发脑膜瘤。经过注射（Gadolinium，DTPA）造影剂，上述缺点可以得以克服。

膜瘤的诊断基础：①形态学，即肿瘤的外形、部位以及其占位效应；②肿瘤在 CT 的密度及 MRI 的信号强度，及其增强后的表现；③其他发现，如颅骨受累、钙化，血管扩张受压，确认供血动脉和引流静脉。在颅底、鞍区和蝶骨嵴脑膜瘤，或与颅外沟通的脑膜瘤 MRI 的图像较 CT 清晰。

另外，在显示肿瘤与重要血管的毗邻关系方面 MRI 优于 CT。典型的脑膜瘤 CT 的表现为等密度或稍高密度区。在 MRI，T_1 像上 60% 肿瘤与灰质信号相同，30% 为低于灰质的低信号。在 T_2 像上，50% 为等信号或高信号，40% 为中度高信号，也可能为混杂信号。肿瘤边界清楚，圆形或类圆形，多数边缘有一条低信号边，呈弧形或环形。经静脉增强后呈均匀状，明显强化。

【鉴别诊断】

需同脑膜瘤鉴别的肿瘤因部位而异，幕上脑膜瘤应与胶质瘤、转移瘤鉴别，鞍区脑膜瘤应与垂体瘤鉴别，桥小脑角脑膜瘤应与听神经瘤鉴别。

1. 鞍结节脑膜瘤的鉴别诊断

（1）垂体腺瘤：通常以垂体内分泌障碍为主，70% 以上病人出现内分泌障碍，50% 以上病人以此为首发症状。视神经受压初期以视野缺损为主，视力改变不明显。颅

骨 X 片约 97% 病人出现蝶鞍扩大、变形或骨质破坏。

（2）颅咽管瘤：年龄多较轻，尿崩症和肥胖等丘脑下部受累症状明显，66%～74% 病人鞍上和（或）鞍内有钙化，特别是蛋壳样钙化对确定诊断更有价值。

（3）视交叉部蛛网膜炎：视力减退缓慢，常有症状缓解期，视野改变很不规则，蝶鞍正常，鞍结节附近无骨质增生及破坏，CT 扫描鞍区无团块状影。

（4）球后视神经炎：发病急，常为双眼视力丧失，进展较快，多为向心性视野缩小，非手术治疗效果明显。蝶鞍无扩大，无内分泌障碍，CT 扫描无鞍区占位表现。

（5）异位松果体瘤：发病年龄以 7～20 岁多见，多以尿崩症为首发症状，并伴有其他内分泌异常（70% 左右），视神经可有原发性萎缩，肿瘤钙化不常见。

2. 桥小脑角脑膜瘤的鉴别诊断

（1）听神经鞘瘤：症状与桥小脑角脑膜瘤相似，一般听神经鞘瘤症状多自听神经开始，内听道有扩大、破坏。听神经鞘瘤多见于男性，而脑膜瘤以女性为多。若无听神经症状或损害岩骨尖破坏，伴有附近钙化，则首先考虑脑膜瘤。听神经鞘瘤的 CT 及 MRI 检查则表现为圆形或分叶状的低密度灶，边界清楚，少数呈略高密度，内听道多呈锥形或漏斗形扩大，第四脑室受压变形并向对侧移位或闭锁，导水管、第三脑室、侧脑室扩大。增强后多有明显强化囊变或坏死部分有大小不等的低密度区。MRI 检查表现为长 T_1、长 T_2 信号。

（2）脑桥小脑角胆脂瘤：多表现三叉神经痛或桥小脑角综合征。年龄较轻，病程较长，脑神经多有损害。X 线片示少数桥小脑角胆脂瘤可见岩骨尖或岩骨嵴破坏，内听道口不扩

大；CT 的典型表现为低密度，影注射造影剂一般不强化；MRI 表现在 T_1 加权像信号更低，在 T_2 加权像上信号更高，且内部信号不均匀。由于胆脂瘤为匍匐样生长，对邻位结构是包绕而不是推移，不发生异常对比增强。

（3）原发性三叉神经痛：症状为局限性的三叉神经分布区的阵发性剧烈疼痛，一般无异常体征，X 线片、CT 及 MRI 无异常发现。

（4）脑蛛网膜炎：有感染史，病程波动，除局限症状外常有一些较弥散的体征。脑脊液有炎症改变，抗炎治疗有一定效果。

【治疗】

1. 手术切除

与其他颅内肿瘤一样，手术切除脑膜瘤是最有效的治疗手段。随着显微手术技术的发展，手术器械如双极电凝（bipolar）、超声吸引器（Cuvitro ultrasonic dissector）以及激光（laser）的不断改进和普及，脑膜瘤的手术效果不断提高，使大多数病人得以治愈。

（1）手术前准备

1）影像学资料应尽量齐全，除一般的 CT 脑扫描外，还应对颅底脑膜瘤做增强 MRI，以利于术前对肿瘤与周围组织的毗邻关系有所了解，对术后可能发生的神经系统功能损害有所估计。血运丰富的脑膜瘤，脑血管造影也是必不可少的，可了解肿瘤的供应动脉，对术中可能遇见的主要血管做到心中有数，防止损伤。造影还可确定主要静脉窦是否闭塞，决定术中为彻底切除肿瘤，能否结扎或切除。

2）对病人一般状态及主要脏器功能有充分了解，尤其是老年病人，尽量减少术中和术后的合并症发生。

3）有癫痫发作的病人，要在术前服用抗癫痫药，以有效地控制癫痫发作。有些医者认为，术前一周每天给以地塞米松 10 ～ 15 mg，对切除脑膜瘤、减轻术后反应是非常有帮助的。

（2）麻醉

1）均采用气管内插管全身麻醉，控制呼吸，使动脉的 PCO_2 控制在 3.33 ～ 4kPa（25 ～ 30 mmHg）以下，这对降低颅内压是极为有效的。

2）对于富于血管的脑膜瘤，可采用过度换气的办法，降低静脉压，使术中失血减少。在术中降低病人血压时，应注意病人平时的血压水平，对于既往有高血压的老年病人应慎重。术中降温会造成病人术后较多的合并症，目前已不普遍使用。

（3）手术原则

1）体位：根据肿瘤的部位，侧卧位、仰卧位、俯卧位都是常使用的体位。为了减少术中出血，上述各体位头部应略抬高。坐位用于切除后颅窝的脑膜瘤，其优点是暴露好，出血少，但易发生气栓。如使用带头架的可控手术床，术中病人头与手术床连为一体，且可根据术中视野需要活动床的角度，使手术者操作能得心应手。

2）切口：早年多主张脑膜瘤的切口应大一些，以利于暴露肿瘤。近年，影像学的进展，使肿瘤的定位十分精确，因此切口设计的关键是，应使肿瘤恰位于骨窗的中心，周边包绕肿瘤就可以了，过多的暴露脑膜瘤四周的正常脑组织是不必要的。

3）翻骨瓣：钻孔后以铣刀或线锯锯开颅骨后，骨瓣翻向连接肌肉一侧，翻转时需先彻底剥离骨瓣内板与肿瘤的粘连。另外，对凸面的脑膜瘤，翻骨瓣后将其取下，关颅时再固定复位，不失为一好办法。这种开颅方法可省去与肌肉相连的骨瓣出血不止的麻烦。

4）硬脑膜切口：可采用"U"形或"+"形切口。如硬脑膜已被肿瘤侵蚀，应切除被破坏的硬膜，关颅时以人工硬膜或帽状腱膜修补。硬脑膜的切口不可超出肿瘤边界过大，以防脑膨出。

5）手术显微镜的应用：手术显微镜下分离肿瘤，使操作更细致，能最大限度地保护脑组织及重要的神经血管。术中止血确切，操作准确。对于体积较大的肿瘤，单纯的沿肿瘤四周分离，有时较困难。一味地追求完整全切，会造成对瘤四周脑组织过多的牵拉损伤，因此，应先在瘤内反复分块切除，待瘤体缩小后再四周分离。此时使用超声吸引是十分有益的，使用得当可以省时，减少不必要的牵拉。

术中应用激光可以根除深部的脑膜瘤。特别是在显微手术中使用激光，其优点包括：①减少对脑组织的牵拉；②可以气化残存在硬膜上的瘤组织；③可以切除暴露困难部位的肿瘤；④提高手术的准确性；⑤减少手术的出血；⑥术前栓塞供应动脉或术中结扎供应肿瘤的血管。

对于富于血运的肿瘤术前脑血管造影时可将供应肿瘤的颈外动脉系统的分支栓塞，或术中先行颈外动脉颅外段结扎然后再开颅切除肿瘤，这样做可减少术中出血。以双极电凝止血，电凝点应尽量靠近肿瘤侧。在电灼动脉前，一定要辨认该动脉是否确实是穿入肿瘤的供应动脉，抑或只是被肿瘤挤压移了正常位置的动脉。对前者可以结扎，对后者应分离后保护，不能轻易结扎。

6）对受肿瘤侵蚀的硬脑膜、颅骨应一并切除，以防术后复发。经造影证实已闭塞的硬膜窦也可以切除。以筋膜或人工材料修补硬脑膜和颅骨。为了防止术后硬膜外血肿，这通常是硬膜上静脉渗血造成的，

可以在骨瓣上钻2～4对小孔，以丝线悬吊硬膜并固定在每对小孔中，从而使硬膜紧贴颅骨内板，不留残腔，对防止术后血肿有一定作用。

7）肿瘤切除：全切肿瘤是最理想的。在大脑凸面、矢状窦的1/3、部分小脑幕、嗅沟脑膜瘤全切是可以的。对矢状窦后部、蝶骨嵴内侧及斜坡脑膜瘤全切是有一定困难的。目前，是否能将海绵窦内、与脑干和后组颅神经有密切关系的肿瘤全切除及手术入路仍存在争议。

（4）术后处理

1）脑膜瘤术后的病人最好放入"强化监护病房"（Intensive CareUnit，简称ICU）。ICU是70年代兴起的，对抢救危重病人发挥极有效的作用。ICU是医院内的一个特殊病房。这一病房集中了需要抢救和观察病人所需的专业人员和多种专门设备。在ICU工作的医生护士必须经过专门训练，对病人的观察及各种抢救措施的施行都能精通。而且因护士的配备多，由1～2名护士护理1名病人或1名护士最多护理2名病人，因此对病情的变化和处理非常及时、细致。ICU具备心电、呼吸以及颅压各种监护装置，有除颤、人工呼吸机以及各种插管等抢救设备，所以对病人的治疗及抢救是高质量的。在这样的环境下，脑膜瘤术后会平稳地度过危险期，而后再转入普通病房。一旦出现术后合并症如术后血肿、呼吸功能障碍都能得到必要的及时治疗。

2）控制颅内压：脑膜瘤切除术后都会出现不同程度的脑水肿。术后给予甘露醇和激素对于消除脑水肿是必需的。

3）抗癫痫治疗：对术前有癫痫发作的病人，术后应及时给予抗癫痫药。因手术当日禁食，因此一般不能按原剂量服用抗癫痫

药。这需要在术后麻醉清醒前选用鲁米那钠肌注，直至病人能口服为止。术后1天内出现癫痫大发作，会增加术后血肿机会和脑水肿的程度。

4）脑脊液耳、鼻漏：前颅窝底或中颅窝脑膜瘤术中彻底切除肿瘤，往往会造成颅腔与副鼻窦相通，术后脑脊液鼻漏或耳漏，继发气颅和颅内感染。如有发生，需给予抗生素。不能自行停止的脑脊液鼻（耳）漏，需二期手术行硬脑膜修补术。

5）手术死亡率：文献报告差异较大，颅内脑膜瘤的手术死亡率为7%～14.3%。手术死亡率不仅取决于病人年龄、术前状态、术后血肿，更主要取决于肿瘤位置。因此，术前的判断和估计尤为重要。

6）空气栓塞：近硬膜窦的脑膜的切除过程中会因窦破裂发生空气被吸入情况。空气进入血液后，经心脏排向肺动脉，细小气泡可被溶解，粗大气泡则栓塞肺动脉，并可经肺随血流分散到全身。为防止发生，尽量缩短处理静脉破口暴露时间。

2. 放射治疗

良性脑膜瘤全切效果极佳，但因其生长位置，约有17%～50%的脑膜瘤做不到全切。另外，还有少数恶性脑膜瘤也无法全切。上述两种情况需在手术切除后放疗。恶性脑膜瘤和血管外皮型脑膜瘤对放疗敏感，效果是肯定的。而一般良性肿瘤放疗是否有效仍有不同意见。手术未能彻底切除的脑膜瘤术后辅以放疗，对延长肿瘤的复发时间是有效的。放射治疗适用于恶性脑膜瘤切除后、未能全切的脑膜瘤，以及术后复发再手术困难者或无法手术切除的肿瘤。

伽玛刀是一个具有201个 ^{60}Co放射源，可同时集中在一个靶点上照射的放疗仪。它可使靶点在短时间内获得大剂量伽玛射线，

从而达到破坏瘤细胞的作用，适用于直径小于3 cm的脑膜病。1968年首先在瑞典使用，用于治疗小的听神经瘤。1976年用于小的脑膜瘤。伽玛刀与放疗一样，对抑制肿瘤生长，延长复发时间有效，但因病例尚少，其结果尚在观察中。X刀（等中心直线加速器）可于颅底及后颅窝的脑膜瘤，直径一般不宜大于3.0cm。将同位素放入肿瘤中。称为组织内放疗（Interstitialirradiation），是当前立体定向的一个新发展，但疗效尚待观察。

3. 其他治疗

激素治疗对减慢肿瘤的生长是否有效尚不能肯定，可能对复发的脑膜瘤不失为一个有希望的方法，尚待进一步研究。另外，随着分子生物学的深入发展，基因治疗脑膜瘤可望获得成功。

处理复发脑膜瘤首选方法仍是手术切除。根据病人的症状和体征以及CT分析，可决定再次手术。再手术危险不仅仅取决病人年龄，还要考虑病人一般状态以及肿瘤的部位。二次手术也并不一定能得到根治，如复发的蝶骨嵴脑膜瘤，复发时如肿瘤已长入海绵窦，再次手术的困难会很多。但对复发的矢状窦旁脑膜瘤，肿瘤如侵犯并阻塞上矢状窦，二次手术即可将受侵的矢状窦一并切除，这样二次手术效果可能优于第一次。

二、大脑凸面脑膜瘤并发症

（一）脑水肿

【病因】

脑水肿多出现于术后2～3天，5～7天达高峰，一般与手术中脑组织暴露时间过长、

牵拉脑组织过度、脑血管损伤、静脉回流不畅等有关。

【诊断】

术后 CT 或 MRI 可见低密度或高信号水肿影，可伴有中线结构移位。

【鉴别诊断】

需与术后脑内血肿鉴别。

【治疗】

（1）术中应仔细操作，术后脱水降颅压等常规处理即可。

（2）部分患者术前即已有大片脑水肿区域术后仍需脱水处理。

（二）术后脑内血肿

【病因】

原因可能是术中止血不彻底，也可能是动脉自发性破裂出血。

【诊断】

术后 CT 见颅内高密度影，可伴有中线结构移位。

【鉴别诊断】

出现突然头痛呕吐肢体活动障碍、昏迷后应及时复查 CT。

【治疗】

（1）关颅前仔细止血，增加胸腔压力，检查瘤槽创面和放置合适的引流管，可有效防止该并发症。

（2）若发现术后出血较多，患者出现明显的压迫或失血症状，应立即再次手术清除

血肿防止脑疝。

（三）肢体偏瘫、偏盲、失语等功能障碍

【病因】

多为术中损伤功能区所致。

【诊断】

术后出现神经功能缺失症状，术后影像学检查见功能区结构异常可明确诊断。

【鉴别诊断】

应与原发病灶导致神经功能缺失症状鉴别。

【治疗】

手术时仔细操作是关键。治疗时应用神经营养药物，可改善少数患者切除肿瘤后因受压脑组织血流过度、灌注水肿等原因发生一过性功能丧失。

（四）脑膜炎

【病因】

脑膜炎多发生于手术后1周左右。

【诊断】

患者多持续高热，有颈部抵抗感，脑脊液白细胞增多，中性粒细胞比例增高，但脑脊液细菌培养可为阴性。

【鉴别诊断】

应与血性脑脊液刺激引起脑膜刺激症状鉴别，多无高热，中性粒细胞明显增高等表现。

【治疗】

预防脑膜炎的发生是关键,因此尽量缩短手术时间、减少肿瘤残余、术后预防性应用抗生素、拔除引流管后预防性进行腰椎穿刺都是关键。

一旦确诊为脑膜炎后应早期足量应用抗生素、多次腰椎穿刺引流脑脊液,也可以腰椎穿刺置管引流,必要时进行抗生素鞘内注射。

(五) 其他

如患者术前合并心肝肺、肾等功能障碍,术后可能会出现器官功能衰竭。

三、鞍结节脑膜瘤并发症

(一) 视神经、视交叉损伤

【病因】

这是鞍结节脑膜瘤最常见并发症。除直接损伤外,供应视路的血管损伤也是术后视力减退甚至失明的原因。

【诊断】

术后出现视力下降、视野缺损,术中损伤视神经管及视神经,结合影像学检查可辅助诊断。

【鉴别诊断】

应与垂体卒中致视力下降鉴别,如果术前视力突然出现下降或失明,多由垂体卒中所致,术后有复明的希望。

【治疗】

预防关键是手术应在显微镜下操作,注意仔细辨认视神经、颈内动脉及动眼神经等,并注意保护。

(二) 颈内动脉及其分支损伤

【病因】

多由术中操作不当引起,多见于颈内动脉穿支损伤。

【诊断】

术中损伤穿支血管导致出血,可以引起局部血供下降脑缺血,致神经功能缺失症状,如偏瘫、失语,严重时可引发癫痫症状。

【鉴别诊断】

若术中无明显血管损伤,可能与术后颅内压增高,血压升高引起的自发性血管破裂出血相关。

【治疗】

(1) 在直视下操作。
(2) 疑为脑血管痉挛及脑梗死情况时,及早应用罂粟碱、尼莫地平,可以起到预防及治疗作用。

(三) 动眼神经损伤

【病因】

如肿瘤与动眼神经相邻,分离牵拉该神经经常使病人在术后出现暂时的动眼神经麻痹。

【诊断】

术后出现一侧瞳孔散大,眼睑下垂,间接对光放射消失。

【鉴别诊断】

应与视神经损伤致瞳孔改变鉴别,多为直接、间接对光反射均消失。

【治疗】

术中细致操作，避免牵拉或损伤动眼神经，使用双极电凝止血时，应尽量远离神经。

（四）垂体柄及丘脑下部损伤

【病因】

多因手术损伤垂体柄及丘脑下部引起。

【诊断】

术中是否损伤垂体柄及丘脑下部的一个有效判断方法是：观测术中尿量变化。第15分钟检测一次尿量、尿比量及其颜色。如果每15分钟的尿量达到50ml以上，尿的颜色变清，比重在1.010以下，说明垂体柄或丘脑下部已经受到了较重的牵拉或者损伤。

【鉴别诊断】

在垂体柄损伤引起的尿崩症及低钠血症中，应注意鉴别脑性盐耗综合征以及抗利尿激素分泌异常综合征。前者由于心房利钠肽大量释放，竞争抑制肾小管上的ADH受体，抑制肾小管对钠、水的重吸收，使钠、水大量排除，造成低血容量性低血钠，缺钠同时缺水，缺钠重于缺水；形成以血钠低、尿钠高、血容量低、血氮质潴留为特征的综合征。后者由于垂体后叶大量释放ADH，增加了肾小管对水分的重吸收，使水的排泄发生障碍，血液稀释血容量增加，从而引起低钠血症。

【治疗】

术后出现暂时或永久性尿崩或其他内分泌紊乱，酌情给予垂体后叶素、长效尿崩停及其他激素等。

（五）癫痫发作

【病因】

发生癫痫的原因与手术操作有关，如未缝合硬脑膜，应用明胶海绵等止血材料，以及出血等因素。术中行脑室引流或脑室腹腔分流术后的病人，其术后癫痫的发生率也较高。另外，术后酸中毒和低钠血症也可诱发癫痫。术后几个月发生的迟发性癫痫则与幕上脑出血、脑膜炎和脑积水有关。

【诊断】

术后出现抽搐症状，意识状态下降，结合影像学检查可诊断。

【鉴别诊断】

主要与原发性癫痫或者术前已经出现的癫痫相鉴别。

【治疗】

（1）术前有癫痫病史的病人，术后应继续进行搞癫痫药物治疗。

（2）麻醉药物可抑制癫痫的发生，但因手术当日禁食，病人已"漏"服抗癫痫药，术中应静点抗癫痫药物，术后继续给予适量的抗癫痫药以维持有效血药浓渡。

（3）对潜在癫痫的病人，术前一周也应开始抗癫痫药物的预防性治疗。常用的抗癫痫药物如苯妥英钠、卡马西平和丙戊酸钠（德巴金）都能很好的预防癫痫发作。

（4）预防术后发作，应从术前及术中开始应用此类药物，术后才能达到足够的血药浓度。由于苯妥英钠副作用效多，肝损害副作用大，所以预防术后癫痫的首选药物为卡马西平。应用抗癫药物时尽量避免不必要的更换和两种药物的同时使用。如需更换药物时，两种药物应同时服用数日。

（5）术前无癫痫发作者，术后预防性使用抗癫痫药3～6个月。术前已有癫痫发作者，术后应使用抗癫痫药物至少1～2年，若无癫痫发作可逐渐停药，尽量避免突然停药。用药期间定期进行血药浓度、肝功能和血常规检查。如服药期间出现癫痫发作，应首先检查血药浓度是否在有效范围，若未达到中毒剂量仍可适当增加服用剂量，否则需要更换药物。

（6）术后维持水电解质平衡，预防高热和感染，术中精细操作，尽量减少破坏脑组织，可减少术后癫痫的发生。

四、桥小脑角脑膜瘤并发症

（一）脑膜炎

【病因】

颅后窝肿瘤术后比其他部位的肿瘤手术后更容易发生脑膜炎，多发生在术后1周左右。

【诊断】

患者多持续高热，颈部有抵抗感，脑脊液中白细胞增多，尤其是中性分叶核细胞增多明显，但反复细菌培养呈阴性。老年人可能症状与体征都不如青壮年者明显，但是一旦恶化，预后很差。因此对于颅后窝开颅手术的患者，尤其是脑桥小脑角区脑膜瘤的患者，早期多次、缓慢适量的腰椎穿刺释放脑脊液，有利于促进脑脊液循环的恢复，减少脑膜炎的发生。

【鉴别诊断】

应与无菌性脑膜炎相鉴别。无菌性脑膜炎一般发生在术后3～7天，由于临床表现和脑脊液的改变与感染性脑膜炎极其相似，而颅内感染会造成严重的后果，因此发病早期仍应给予抗生素治疗，并尽早行腰穿留取脑脊液进行常规、生化检查，细菌培养连续3次。即使培养阴性仍有漏诊的可能，应静脉使用抗生素治疗。

【治疗】

（1）应尽量缩短手术操作时间，健康搜索减少肿瘤残余。手术结束后，反复冲洗术腔，手术后预防性应用抗生素等，都是预防脑膜炎的关键。

（2）脑膜炎一旦发生，则需要积极处理，更换有效的抗生素，多次腰椎穿刺释放脑脊液，也可以腰椎穿刺置管引流，必要时可行庆大霉素鞘内注射。

（二）后组脑神经损伤

【病因】

若患者后组脑神经受牵拉、钳夹或手术后粘连，则术后患者易发生饮水呛咳、声音嘶哑、咳嗽反射减弱等，此时患者易发生吸入性肺炎，术后有意识障碍的患者更容易发生。

【诊断】

主要依靠临床表现明确诊断。

（1）舌咽、迷走神经瘫痪：可引起延髓麻痹，表现为构音障碍和吞咽困难。构音障碍可为声音嘶哑，出现鼻音、言语不清，甚至完全失音。吞咽困难可为吞咽障碍，时有呛咳，重者完全不能吞咽。检查可发现一侧或双侧软腭不能上提，一侧者可见悬雍垂向健侧移动。咽部感觉和咽反射迟钝或丧失等。

（2）副神经瘫痪：因胸锁乳突肌瘫痪，肌张力低、肌萎缩，转头困难。一侧副神经瘫痪表现为头不能转向健侧，斜方肌瘫痪，肌张力低，肌萎缩，并不能耸肩。

（3）舌下神经瘫痪：伸舌向患侧歪侧，

舌肌萎缩，舌肌纤维震颤等。

（4）舌咽神经痛。

【鉴别诊断】

应与中枢性（假性）延髓麻痹(central bulabar paralysis) 又称上运动神经无性或核性延髓麻痹鉴别，系双侧皮质延髓束受损引起。可见于脑动脉硬化、多发性脑梗塞、脑炎等。临床表现主要为讲话言语不清，吞咽困难较轻，是由于舌不能把食物动至咽部引起。咽反射仍存在，下颌反射、掌颏反射等脑干反射可亢进；可伴有锥体束征及强哭、强笑。

【治疗】

（1）此并发症一旦出现可预防性行置胃管鼻饲、静脉输液保证患者的能量及保持水电解质平衡，给予营养神经药物治疗，促进患者神经功能的恢复。

（2）平时护理时应注意多翻身、拍背等促进痰液排出。

（3）一旦发生吸入性肺炎应尽量吸出进入气管内的食物，雾化稀释痰液必要时气管切开，更换有效的抗生素。

（三）脑干损伤

【病因】

若切除肿瘤过程中过度牵拉脑干，电灼过多的脑干供血动脉或直接电灼脑干，则易导致偏瘫，甚至出现呼吸循环功能紊乱。

【诊断】

颅脑 CT、MRI 扫描：脑干损伤表现为脑干肿大，有点片状密度增高区、脚间池、桥池、四叠体池及第四脑室受压或闭塞。脑干听觉诱发电位（BAEP）为脑干听觉通路上的电生理活动，经大脑皮质传导至头皮的远声电位。它所反映的电生理活动一般不受其他外在病变的干扰，可以较准确地反映脑干损伤的平面及程度。

【鉴别诊断】

应与颅内压增高引起的继发性脑干损伤鉴别。多由术后脑水肿引起急性颅内压增高，脑干受压所致，可与之鉴别。

【治疗】

此并发症应以预防为主，若一旦发生应采取针对性治疗。

（1）呼吸循环紊乱的患者多预后不良。若仅为一过性脑干水肿，则功能有可能恢复；若发生梗死则较难恢复。

（2）针对脑干损伤无有效的治疗措施。水肿应使用脱水药，有时高压氧可以促进功能恢复，针灸也有一定的效果。

（3）脑干损伤所致肢体瘫痪，保守治疗过程中应注意预防静脉血栓形成，尤其是下肢深静脉血栓形成。此并发症也应以预防为主，手术后应对瘫痪的肢体进行针对性治疗，如被动活动、按摩、理疗、针灸、抗凝等。

（四）三叉神经、面神经损伤

【病因】

常发生营养不良性角膜溃疡或暴露性角膜炎。此并发症的发生与手术操作有很大关系，一般发生在手术后半年左右。

【诊断】

患者因长期眼睑不能闭合或角膜反射减弱，导致角膜炎甚至角膜溃疡的发生。

【鉴别诊断】

应与三叉神经肿瘤引起的肿瘤压迫症状

相鉴别。

【治疗】

治疗的关键在于预防。

（1）术后患者出现角膜反射减弱或周围性面瘫时应及时处理，防止或延缓角膜炎及角膜溃疡的发生。

（2）患者应长期应用氯霉素眼药水或红霉素眼药膏，保持角膜的营养，必要时可将眼睑缝合。

（五）脑水肿

【病因】

脑膜瘤术后易发生脑水肿，脑桥小脑角脑膜瘤也例外。脑水肿多出现于术后 2～3 天，5～7 天达高峰，一般与手术中脑组织暴露时间过长，牵拉脑组织过度、脑血管损伤、静脉回流不畅等有关。

【诊断】

术后 CT 或 MRI 可见低密度或高信号水肿影，可伴有中线结构移位。

【鉴别诊断】

与术后脑内血肿鉴别。

【治疗】

一旦发生应给予减轻脑水肿的药物。

（六）肿瘤复发

【病因】

多因手术未完全切除肿瘤，或未处理好肿瘤的基底及受肿瘤侵蚀的颅骨所致。

【诊断】

诊断主要依靠影像学检查，复发的时间不等，临床症状加重。

【鉴别诊断】

应与术中肿瘤切除不全，肿瘤残留相鉴别。

【治疗】

（1）对于肿瘤未完全切除的患者，应进行放射治疗或内放射治疗。

（2）一旦肿瘤复发，仍应手术治疗。

（七）其他器官病变

若患者手术前合并心脏、肺或其他全身系统疾病，术后可能发生多器官功能衰竭。

此并发症的治疗关键在于预防，手术前充分估计患者耐受手术的能力，术前充分准备后方可进行手术。

第三节　垂体腺瘤并发症

一、垂体腺瘤

【概述】

垂体腺瘤是颅内最常见的肿瘤，其发病率占颅内肿瘤的第三位，仅次于胶质瘤和脑膜瘤。垂体腺瘤是内分泌系统肿瘤，是生长缓慢的良性肿瘤。但近年来对复发性垂体腺瘤的研究认为垂体腺瘤生物学行为有 1/3 肿瘤具有侵袭性，侵犯海绵窦和周围骨质及硬脑膜，这就造成了复发和转移。垂体腺瘤术后复发率为 10%～36%，实际操作中垂体腺瘤难以达到真正的全切除，术后残余是复发的首要因素。垂体腺瘤多发生于青壮年，小儿及老人少见。男、女发病率大致相等。

近几十年来，由于诊断性电镜及免疫细胞学技术的发展，将垂体内分泌激素的测定及激素功能的临床表现结合起来，将垂体腺瘤分为有分泌功能性腺瘤和无分泌功能性腺瘤两类。这种分类是以超微结构鉴别特点为主要依据，鉴别出肿瘤是来自哪一型垂体细胞。

随着显微外科的进步，内分泌检测技术、电镜等组织学、影像学的高科技应用，极大发展了垂体腺瘤的早期诊断和外科治疗技术。国内外学者为便于临床应用，将垂体腺瘤从外科临床角度进行了分级。

1.I 级（微腺瘤）

Ia：蝶鞍大小正常，鞍结节角 110°，肿瘤直径 2～5mm。CT 检查难以发现；MRI 冠状位可能看到间接征象。

Ib：蝶鞍大小正常，鞍结节角 < 110°，鞍底有局限性轻微骨质变薄，鞍底倾斜或双边。CT 增强冠扫可以发现，肿瘤直径 < 10mm。

2.II 级（鞍内型）

肿瘤位于鞍内或轻度向鞍上生长。蝶鞍扩大。鞍结节角 < 90°，鞍底改变明显。肿瘤直径 > 10mm。临床常有头痛症状。无视力视野改变。CT 及 MRI 可见肿瘤。

3.III 级

肿瘤直径 > 20mm，蝶鞍扩大，鞍底有局限性侵蚀，鞍结节角 < 90°。CT 及 MRI 可见肿瘤向鞍上生长，进入视交叉池，临床上有或无视力视野障碍。

4.IV 级

肿瘤直径达 40mm。蝶鞍明显扩大脱钙、破坏，蝶鞍角 < 90°。CT、MRI 见肿瘤向鞍上方向生长或向蝶鞍内生长。可见第三脑室前下部抬高。临床有明显视力、视野障碍。

5.V 级

肿瘤直径 > 40mm，肿瘤向鞍上、额叶、鞍旁、海绵窦、颞叶及蝶窦鞍外方向生长。第三脑室前部抬高，甚至形成脑积水。临床上有明显视力视野障碍或脑叶受损、颅内压增高症状。

综上所述将 I～II 级定为局限型，III 级为侵蚀型，IV 级为弥漫侵蚀型，V 级为巨型腺瘤。国内也有根据肿瘤大小分为微腺瘤（相当于 I 级）、大腺瘤（相当于 II～III 级）和巨大腺瘤（相当于 IV～V 级）三种。

【诊断】

1. 不同类型垂体腺瘤的临床表现

（1）生长激素细胞腺瘤

1）肢端肥大症，腺瘤分泌过多的 GH，GH 通过生长介素（Somatomedin，SM）作用于含有 GH 受体的各种细胞来促进生长影响全身组织代谢，使其增生。

① GH 腺瘤发生在儿童骨骼闭合以前表现为巨人症，在成人则表现为肢端肥大症。

②因皮下脂肪、结缔组织增生致眶、额、颧、鼻、耳、唇、舌肥大隆突。齿列稀疏，皮肤黑而粗糙、松垂，多汗、多油脂，原理尚不清楚。女性失去第二性征特点，其面容酷似男性。腕横韧带增生，压迫正中神经可产生腕管综合征。

③心脏肥大，甚至血管壁增厚、血压增高导致心力衰竭；舌、咽、软腭、悬雍垂、声带肥厚可导致鼾声和呼吸暂停综合征。

④脊柱、骨骼关节、软骨增生可导致椎管狭窄、神经疼痛，甚至产生脊髓压迫症。

2）内分泌代谢紊乱

①性腺功能障碍：早期男性性欲亢进，晚期减退、无欲、阳萎。女性月经紊乱、闭经。两性均可不育。

②上腺皮质功能障碍：早期，有功能亢进，

女性病人毛发增多、阴蒂、阴唇肥大。晚期，乏力、虚弱，提示肾上腺皮质功能减退。

③代谢紊乱：35%病例并发糖尿病，这是由于 GH 过多使肝三酸甘油脂酶和脂蛋白酶活性降低，影响葡萄糖对胰岛素的反应，具有葡萄糖的不耐受性。早期多食，体重增加，晚期体重减轻。尚有多饮、多尿，甚至出现糖尿病性酮症酸中毒等一系列并发症。

④甲状腺功能障碍：甲状腺机能减退和机能亢进，如多汗，突眼性甲状腺肿也有报道。

⑤血磷增高，有报道半数病人有血碱性磷酸酶增高。

⑥约有 1/3 病例伴有高泌乳素血症，有溢乳、闭经。可能为 GH-PRL 混合性腺瘤或下丘脑功能失调所致。

⑦头痛：约 87%肢端肥大症病例出现头痛，且较严重，其机理可能与生长激素增加，使脑肿胀的代谢增加。但也有报告头痛与生长激素水平无关。

（2）泌乳素腺瘤

1）多见于青年期（20～30岁）女性，女多于男（约5：1）。典型的临床表现为闭经—溢乳—不孕三联征（Forbis-Albright 综合征）。

2）病程较长，多为微腺瘤，晚期肿瘤可以引起头痛、视力视野障碍，有性功减退、乏力困倦、肥胖等垂功低下表现。男性则表现为性欲减退、阳痿、生殖器萎缩、少精不育。

3）PRL 值增高，且不被 L-多巴所抑制。正常女性 PRL < 30μg/L。如 PRL 值 > 200μg/L 以上，则 PRL 腺瘤诊断无疑。但值得注意的是，PRL 值受许多药物如避孕药、中枢神经系统抑制药物、创伤、肿瘤等多种因素影响，应努力排除。

（3）促肾上腺皮质激素细胞腺瘤（ACTH 腺瘤、Cushing 病）

1）多见于青壮年。女性为主。瘤体很小，

病程数月至 10 余年不等。

2）典型的"向心性肥胖"、多血质、"满月脸"、"水牛背"，但四肢瘦小。这是由于糖皮质激素能刺激食欲。体重增加，而脂肪分布异常。

3）蛋白质代谢紊乱致全身蛋白质消耗。病人腹部、鼠蹊部、腋部可见到紫红色条纹，这是由于糖皮质激素抑制胶原合成使皮肤、真皮处成胶原纤维断裂，皮下血管暴露的结果。脊椎、颅骨骨质疏松。病人有腰背酸痛及病理性骨折。可影响儿童骨骼生长。

4）皮肤色素沉着增加，类似 Addi-sonian 士兵的色素沉着，常在膝肘和指间关节的伸面明显。

5）高血压存在于各类型的 Cushing 综合征病人中，它的存在与否不能作为垂体源性 Cushing 氏病与其他 Cushing 氏综合征的鉴别依据。

6）多毛症常见于各型的 Cushing 综合征。这是由于 ACTH 刺激肾上腺皮质产生雄性激素增加的结果，所以女性病人常表现为男性型毛发分布特征。如胡须增多、四肢汗毛增多等。

7）过多的 ACTH 致监皮质醇增加，出现低血钾、低氯、高血钠、表现无力，严重者可出现低钾性碱中毒，需紧急处理。

8）糖代谢紊乱可致糖尿病，表现为血糖增高和多饮、多尿。

9）性腺功能障碍，高皮质醇血征可抑制垂体促性腺激素的分泌，导致女性闭经、不孕及男性化（血睾酮升高）。男性血睾酮减低而出现睾丸萎缩、性欲减退、阳痿。儿童则生长发育障碍。

（4）Neson 综合征

其概念就是表现为 Cushing 综合征病人做双侧肾上腺全切除前，没有或没有发现垂体 ACTH 腺瘤，双侧肾上腺全切除后，约 10% ～ 30% 病例于 1 ～ 16 年发现垂体腺瘤。Horky 调查一组 66 例 Cushing 氏综合征病人，结果发现：病人 20 岁之前行肾上腺切除发生 Nelson 综合征的可能性为 100%；20 ～ 39 岁切除，可能性为 34.7%；而 40 岁以上则不会发生 Nelson 综合征。目前认为双侧肾上腺全切除后，丘脑下部 CRH（促皮质释放激素）缺少皮质醇的负反馈抑制，导致 CRH 长期刺激垂体而引起垂体腺瘤，分泌大量的 ACTH 及 β-MSH（β-黑色素细胞刺激素），使病人全身皮肤粘膜色素沉着。Nelson 氏综合征患者的血 ACTH 值增高（50 ～ 200ng/L），小剂量及大剂量地塞米松抑制试验不抑制。血 ACTH > 1000ηg/L 有明确诊断价值。该肿瘤特点为富于侵袭性，除破坏蝶鞍，向鞍外扩展外，可产生颅神经麻痹，少数向远离鞍区的蛛网膜下腔椎管等处转移，甚至转移到颅外颈淋巴结、肝等处。

（5）促性腺激素细胞腺瘤

包括 FSH、LH 腺瘤。起病缓慢，多见于男性，早期多无性欲改变，缺少特异性症状，早期诊断困难。晚期以性功减退、生殖器官萎缩等为主要临床表现。

（6）促甲状腺激素细胞腺瘤（TSH 腺瘤）

甚为罕见，呈侵袭性生长。临床表现类似无分泌功能性嫌色性细胞腺瘤，所不同的是有甲状腺肿大等功能亢进的症状。

（7）无分泌功能的嫌色性细胞腺瘤

占垂体腺瘤的 20% ～ 35%。是生长缓慢，而且很大的肿瘤，常见于青壮年。早期为轻度内分泌症状，如性欲减退等容易被忽视，待肿瘤很大时压迫视神经、视交叉出现视力障碍时方才发现。女性月经紊乱、闭经、不孕，男性阳萎、性欲减退。肿瘤常向鞍上、鞍旁、额叶、颞叶内生长，甚至突向第三脑室压迫室间孔出现脑积水等颅内压增高征。晚期出现无力倦怠、面色黄白等垂功低下表现。TSH 分泌不足，基础代谢率降低。肾上腺皮质激素分泌减少，出现血压降低、血糖下降、各种激素缺乏，形成垂体恶液质。此时，肿瘤多已损坏丘脑下部，可以产生昏迷、低血压、低血糖、低体温、低血钠等垂功危象。

2. 垂体腺瘤的内分泌检查

垂体腺瘤是内分泌系统肿瘤，它的内分泌变化反应在下丘脑—垂体—靶腺轴上，临床上要测定垂体的功能和靶腺的功能，要测定出有分泌功能垂体腺瘤的功能状况，综合分析内分泌检查结果，结合临床及其他检查结果才能正确判断病变的部位和性质。测定垂体及靶腺激素水平及垂体功能动态试验，有助于了解下丘脑—垂体—靶腺的功能，对诊断有重要意义。目前常用的检查项目如下。

（1）泌乳素（PRL）

垂体泌乳素细胞分泌泌乳素。正常 PRL 值，女性为 20 ～ 30μg/L，男性为 20μg/L。如 PRL ≥ 200μg/L，诊断 PRL 腺瘤无疑。如果 PRL < 100μg/L 不能轻易的诊断 PRL 腺瘤，因为 PRL 受很多因素的影响，如下丘脑、垂体柄的创伤、肿瘤、炎症、出血及抗高血压药物、镇静镇痛药物等均可抑制泌乳素的抑制因子（PIF），使泌乳素值上升。因此一次测定不够准确，要多次、多时点的检查，并且要进一步做功能动态试验来弥补影响因素所致的欠缺。PRL 腺瘤的功能试验包括：

1）兴奋试验：有 TRH、氯丙嗪、灭吐灵、L- 色氨酸、精氨酸、舒必利、胰岛素诱发低血糖、高渗盐水等试验。较常用的为 TRH 和灭吐灵试验。

2）抑制试验：有多巴胺、L- 多巴、水负荷、低渗盐水、氯苯甲异喹、溴隐亭试验。常用的为 L-多巴和氯苯钾异喹试验。

（2）生长激素（GH）

生长激素由垂体 GH 细胞分泌。受下丘脑调节。GH 基础值 ≤ 5μg/L。GH 腺瘤的 GH 值 ≥ 10μg /L 即可诊断。在 GH 的刺激下，肝脏产生生长介素 -C（Somatomedin-C），因此测定生长介素 C，可以间接判定 GH 的分泌状况，可以协助 GH 腺瘤的诊断及预后的判定。GH 腺瘤的功能试验有：

1）兴奋试验：有低血糖、L-多巴、TRH、LHRH、胰升血糖素及精氨酸试验。

2）抑制试验：葡萄糖试验是较常用的方法。

（3）促肾上腺皮质激素（ACTH）

ACTH 腺瘤绝大多数都为 2～4mm 的微腺瘤。在影像学上常常很难确定，因此内分泌检查对 ACTH 腺瘤的诊断具有更重要的价值。垂体 ACTH 细胞分泌 ACTH，有下丘脑—垂体—肾上腺轴调节。正常血浆 ACTH 值为 10～80ng/L。（上午 8～10 时平均值为 22pg/ml，晚 10～11 时为 9.6pg/ml）。正常血浆皮质醇（血 F）为 20～30μg%，尿游离皮质醇（UFC）为 20～80μg/24h。ACTH 的分泌微量且不稳定，又受节律变化及内外环境因素的影响，因此所测数值可以有较大的波动。应多次、多时点测定，视其值的趋势较为可靠。ACTH 腺瘤有约 50% 病例 ACTH 值明显增高，同时伴有血浆皮质醇中度升高，如能选择性导管采集双侧岩下窦、颈内静脉、下腔静脉血测定 ACTH 值，对定性定侧具有更高的价值。ACTH 腺瘤的功能试验：

1）兴奋试验：有低血糖、甲吡酮、赖氨酸 -8- 血管加压素（LVP）试验。LVP 试验常用。

2）抑制试验：地塞米松试验较常用。

（4）甲状腺刺激素（TSH）

垂体 TSH 细胞分泌 TSH，血浆正常 TSH 值为 5～10μυ/ml（1～5 μg/L）。TSH 增高见于垂体 TSH 腺瘤、下丘脑性甲亢、原发性甲低、甲状腺炎和甲状腺肿瘤等。TSH 减低可见于垂体肿瘤、炎症和脓肿。TRH 兴奋试验（甲状腺刺激素释放因子兴奋试验）是应用 TSH-5～10 单位肌肉注射后测定甲状腺素或甲状腺吸碘率，以便了解垂体前叶功能。如测量结果增高说明垂体功能减低。促甲状腺刺激素瘤（TSH 瘤）病人给予 TRH 后对 TRH 无反应，几乎或根本没有 TSH 改变。

（5）促性腺激素（FSH、LH）

垂体前叶 FSH 细胞和 LH 细胞分泌 FSH 和 LH。FSH 正常值为 120μg/L，LH 为 40μg/L。垂体 FSH/LH 腺瘤时，FSH/LH 水平增高。垂体功能低下时 FSH/LH 低，需同时测定睾丸素和雌激素及其他激素协助诊断。功能试验包括 LHRH 兴奋试验和氯底酚鞍（Clomiphene）兴奋试验，前者较多用。

（6）黑色素刺激素（MSH）

正常人血浆 MSH 水平为 20～110pg/ml。MSH 增高可见于垂体功能低下病人及增生型皮质醇增多症。肾上腺皮脂腺瘤所致皮质醇增多症中 MSH 减低。

3. 垂体腺瘤的放射学检查

（1）蝶鞍 X 线侧位相及蝶鞍断层

在 CT 问世以前，只能用此检查方法间接推断垂体腺瘤的存在与否。X 线侧位相只能对垂体大腺瘤的诊断有所帮助。正常蝶鞍前后径为 7～16mm，深径 7～14mm，宽径 9～19mm，体积为 346～1337mm³。如果是微腺瘤，则蝶鞍正常（如 ACTH 腺瘤）。随着肿瘤的增大，可以相继出现鞍低倾斜、双边、鞍底骨质侵蚀变薄，后床突鞍背骨质吸收、竖起后移破坏，前床突上抬。鞍隔角＜1100，蝶鞍扩大。有些文献指出正常蝶鞍形态变异很大，蝶鞍轮廓的轻微变化不一定有病理意义，需要做薄层多层断层扫描。蝶鞍平片还可以帮助了解蝶鞍的变化情况，为选择术式提供条件。

（2）CT扫描

用高分辨力多层面CT扫描能直接显示垂体本身的形象和肿瘤大小。快速注入对比剂的冠状薄层CT扫描可显示垂体、漏斗、海绵窦及其内容物、视交叉、下视丘、鞍上蛛网膜下腔和第三脑室隐窝。

正常垂体的CT表现为均匀一致的与脑等密度的影像，均匀一致性增强。在冠状位上呈一上缘扁平或凹入的碟形。从垂体表面至鞍底的正常高度，成年男性为2～5mm，女性为2～7mm。如上缘凸起，漏斗移位，垂体高度增高，应高度警惕垂体腺瘤的诊断。

垂体腺瘤的低密度，提示为坏死或囊变。如垂体增强后出现局限性低密度区，除此以外垂体腺瘤外，还有可能为囊肿、脓肿、上皮样囊肿、颅咽管瘤囊变部分及梗塞、转移灶等。

鞍内肿瘤的CT鉴别诊断有颅咽管瘤、动脉瘤、脑膜瘤、转移瘤，可通过DSA、MRI及MR的水成像等鉴别。

（3）MRI磁共振成像

1）微腺瘤的MR表现：由于目前MRI的空间分辨率的限制，3mm以下的垂体微腺瘤如ACTH腺瘤直接呈像的敏感度与CT相差无几，因此需行冠状面薄层T_1加权扫描。间接征象比直接征象具敏感性，优于CT。

①间接征象：鞍隔向上不对称膨出，垂体柄偏移，鞍底倾斜。垂体柄偏移及鞍底倾斜以T_1加权像显示清晰。由于颈内动脉的容

积效应的影响，一般不单独以矢状位T_1加权像诊断微腺瘤，还要做横断面薄层T_1加权扫描。

②直接征象：绝大多数微腺瘤在T_1加权像上呈低信号，T_2加权像表现为高信号，质子密度加权像为等信号。目前不主张做Gd-DTPA来显示微腺瘤。

2）大腺瘤的MR表现：肿瘤直径大于10mm的腺瘤，T_1加权像可见肿瘤内有较低的信号即等信号，T_2加权数像呈等信号或较高信号。注入Gd-DTPA后5min，肿瘤即呈明显增强。当肿瘤发生囊变或坏死时，T_1加数像可见肿瘤内有更低的信号，而T_2加数像为更高的信号。如有肿瘤出血，在亚急性期T_1、T_2均显高信号。

3）巨大腺瘤的MR表现：

①肿瘤向鞍上发展：占据视交叉池，肿瘤的信号与视交叉池的脑脊液信号形成鲜明的对比，呈现清晰的肿瘤上缘。在冠状位上，鞍隔平面的肿瘤可呈葫芦形的向内面凹。当肿瘤直径＞40mm时的巨大腺瘤，第三脑室下部受压，侧脑室前角受压，肿瘤呈多环轮廓。侵袭性垂体腺瘤可长进额叶，也可以长进颞叶、海绵窦、筛窦、蝶窦、脚间池和桥池之中。

②肿瘤向鞍旁发展：侵入鞍旁海绵窦的垂体腺瘤MRI检查是诊断的主要手段，其表现为海绵窦内充满肿瘤信号，颈内动脉向上或向下移位，并被肿瘤信号包绕。肿瘤向下发展，可见蝶窦内肿瘤信号。

4）动态增强MRI：对临床疑诊微腺瘤，而MR平扫难以定论的病例，在动态扫描序列开始的最初10秒钟内经静脉注射Gd-DTPA（0.05～0.1mmol/kg），用自旋回波（SE）T_1加强冠状位动态扫描序列，参数为TR250毫秒，TE15毫秒，1次激励，矩阵128×256，层厚3mm，扫描野210mm×210mm，连续6

次采集资料，每次采集时间为35秒，总时间为210秒。

5）垂体腺瘤的影像鉴别：

①微腺瘤的鉴别像：正常女性垂体高径大于男性，特别是生理发育期，生育期妇女垂体高度可高达 $10 \sim 12mm$。主要注意观察垂体的影像信号是否均匀一致，特别是增强后垂体信号是否均匀一致增强，而垂体腺瘤常常两侧不对称的增强。正常垂体柄居中无移位，垂体中间部囊肿及 Rathke 裂残留，平扫酷似微腺瘤，表现为略长 T_1 和略长 T_2 信号。可做 Gd-DTPA 增强扫描，前者不增强，后者显著增强。

②大垂体瘤与脑膜瘤在 MR 上的信号强度及对比增强特点颇为相似。要借助脑膜瘤的以下几个特点相区别：①蝶鞍不大；②蝶鞍、鞍结节、前床突骨质增生或破坏性改变；③肿瘤内有流空信号；④结合临床资料进行鉴别。

（4）血管造影

特别是数字减影血管造影（DSA）可以了解肿瘤的供血情况、肿瘤与周围的血管关系及与动脉瘤的鉴别。国内外均有多例报道经蝶垂体腺瘤切除术后并发严重脑蛛网膜下腔出血，经术前后血管造影及尸检证实，经蝶刮除肿瘤后，肿瘤"囊壁"塌陷，致使肿瘤供血血管断裂发生出血。

【鉴别诊断】

垂体腺瘤自鞍内生长，逐渐向鞍外、鞍上、鞍旁及脑叶内生长，并出现了许多相应的临床症状。这与原发于这些部位或累及这些部位的其他病变所产生的临床表现容易混淆，甚至在影像学上也需一番功夫还难以确定下来，这就需要有丰富的基础知识、临床经验、科学的分析推理判断，才能得出正确的诊断。

1. 颅咽管瘤

属先天性颅内肿瘤，又称鞍上囊肿、Rathke 囊肿、垂体管瘤（hypophyseal duct tumors）和釉质细胞瘤（ameloblastoma），是儿童最常见的鞍区肿瘤之一。60% 发病于 15 岁以下青春期前的儿童，也发病于青壮年。临床长表现发育停滞、矮小或侏儒等内分泌功能低下表现，1/3 病例有尿崩症。肿瘤有鞍内型、鞍内鞍上型、鞍上型和第三脑室型。从肿瘤的部位及内分泌症状极易与垂体腺瘤相混同。但是颅咽管瘤的尿崩症及影像上的鞍上蛋壳样钙化及囊性改变为其主要特点。如果做增强 CT 或 MRI 时可见囊性肿瘤为环形囊壁增强，水成像的 MRI 可见囊液或液平。成人颅咽管瘤多为实质性，难与垂体瘤相鉴别。

2. 脑膜瘤

生长于鞍区的颅底脑膜瘤如鞍内、鞍隔、鞍结节、鞍旁、海绵窦或蝶骨嵴内 1/3 脑膜瘤要与垂体腺瘤相鉴别。脑膜瘤多出现骨质改变，多无内分泌症状，CT 扫描多为均匀的高密度影像。MRI 的 T_1 像呈等或稍低信号，T_2 为等信号或为稍高信号（垂体腺瘤多为 T_1 低信号，T_2 高信号），其内可有流空现象。脑血管造影可有肿瘤染色。

3. 鞍上生殖细胞瘤（suprasellar germinoma）

发生率为 0.5%～2%，也称异位松果体瘤（ectopic pinealoma），是多发于儿童及青春期女性、有高恶性度的肿瘤，可同时见于鞍上和松果体区。由于鞍上生殖细胞瘤起源于第三脑室底部和垂体柄，压迫视丘下部和视交叉及其邻近结构而出现尿崩症、视力视野障碍和垂体前叶功能障碍，所以难与垂体腺瘤鉴别。但 CT 扫描蝶鞍及垂体正常。

MRI 可见松果体区同时存在一与鞍上信号相同的肿瘤是本病的主要特点，放射治疗效果最佳。由于生殖细胞瘤容易脱落到脑脊液中，脊髓转移的发生率 4% ～ 13%，因此脑脊液瘤细胞检查是诊断本病的可靠手段。血清中的 HCG 和 AFP 也有一定参考价值。

4. 脊索瘤

脊索瘤是生长于颅底斜坡部的颅内外局部先天性肿瘤，是较少见的肿瘤。临床表现为多发性颅神经损害症状，没有内分泌症状。肿瘤分为斜坡型、鞍旁型和鞍内型。特别是鞍内型要与垂体腺瘤相鉴别。最显著的 X 线改变为颅底骨质的溶骨性破坏。

5. 鞍内动脉瘤

特别需要鉴别的是颈内动脉眼动脉段动脉瘤或大脑前动脉、前交通动脉的动脉瘤。在临床上，它们常压迫视神经、视交叉或视束而产生类似垂体腺瘤或侵袭性垂体腺瘤所产生的视野缺损。颈内动脉眼动脉段动脉瘤在临床上的视交叉下型常自颈内动脉的内侧壁呈水平方向深入蝶鞍，引起视力障碍及视野缺损，伴有垂体功能障碍，有时可以破坏鞍底深入蝶窦，临床上与垂体腺瘤难以区别。CT 扫描可见鞍区部有密度较高的圆形块物，增强后可见圆形块物四周边界光整，瘤内的层状血栓密度增高，瘤中心流动的血液呈低密度，形成一个不同的同心环状图像，即"靶环征"为其特点。有时可见供血动脉进入该圆块。磁共振扫描，颅内动脉瘤由于存在流空效应，在 MRI 上往往呈圆形或椭圆形的血流信号，境界清楚。如果动脉瘤腔全为血栓占据，则血栓呈长 T_1、长 T_2 信号。若有残留管腔则残留部分均为低信号。动脉瘤内较新鲜血栓可以发生显著异常对比增强，而陈旧性血栓由于机化，不会发生异常对比增强。颅内动脉瘤的权威诊断是 DSA 的连续造影。

6. 垂体脓肿

多自邻近感染病灶如副鼻窦炎和原因不明的隐源性感染所致。临床病理和临床表现不具有脑脓肿的特点，但可以有垂体瘤的某些症状。CT 扫描鞍区可见一边缘模糊的低密度，增强扫描低密度区不发生强化，周围可以有环状强化。MRI 表现为边界不清的长 T_1、长 T_2 信号。随着包膜脓壁的形成，T_1 像则显示边界清楚、信号均匀的低信号或等信号，T_2 像则显示高信号。增强 MRI 时则有脓壁的异常对比增强。其 CT 和 MRI 的表现与脓肿的病理过程相对应。

7. 空蝶鞍综合征

常由于先天因素或后天结果造成蝶鞍内相对空虚，被蛛网膜下腔充填，可以产生类似垂体腺瘤的特征。但在 CT 扫描上很容易鉴别，空蝶鞍 CT 表现为鞍内低密度不增强。MRI 像 T_1 低信号、T_2 高信号，与脑脊液相同。

8. 表皮样囊肿

表皮样囊肿是可以生长在鞍内鞍旁的胆脂瘤，其临床症状与垂体腺瘤相似。CT 表现囊肿为低密度影像，注射造影剂不强化。x 线片可见肿瘤部位的骨质破坏。

9. 垂体窝囊肿

临床报道较少，但在病理解剖中 Skanklin 报道占 13%，Megrath 报告为 33%，临床分为四类：

（1）小囊肿：位于垂体前后叶之间，称中间部囊肿。与下腔不通，其内含清亮液体。

（2）Rathke 氏裂隙囊肿：腔内含有结晶的黄色液体或黏液。

（3）蛛网膜囊肿：位于垂体的外侧部和底部含清亮液体与下腔有交通。

（4）其他囊肿：包括囊虫性囊肿及手术

后囊肿。这些囊肿也可以产生头痛或内分泌紊乱症状。要通过临床检查、CT、MRI的鉴别来确定诊断。Baskin 对所有病例几乎都采用经蝶手术行囊肿引流，大多数预后良好。

【治疗】

垂体腺瘤的治疗方法有手术治疗、放射治疗（包括 X-刀、伽玛刀治疗）、立体定向同位素内照射治疗和药物治疗。但目前首选治疗为手术治疗，术后辅以放射治疗及药物治疗。

1. 手术治疗

有经颅、经蝶窦入路的手术方法。

（1）经颅手术

适用于晚期巨大的向鞍旁、鞍上、脑叶、三脑室发展的侵袭性垂体腺瘤，甚至是引起脑积水、颅内压增高者。其手术入路有经额下、额蝶窦、颞叶及翼点等术式，分别适于不同方向生长、经蝶难以达到的部位的肿瘤，是一个比较传统的历史悠久的手术方式。国内外专家已积累了丰富的临床经验，但由于肿瘤巨大，受侵部位的要害，也常产生下丘脑的损伤、垂体危象、视神经损害及血管痉挛缺血脑水肿等严重并发症，应引以为戒。

（2）蝶垂体腺瘤切除术

随着显微外科、神经内分泌学、神经放射学及病理学的发展，20 世纪 60 年代国外 Guiot、Hardy 先后开展经蝶窦入路切除垂体腺瘤获得成功。目前，国内外已普遍开展，并被逐渐列为手术治疗垂体腺瘤的首选术式。现在除对早期微腺瘤采取此术式外，也应用到向鞍上发展的大腺瘤和巨大腺瘤，均取得良好的治疗效果。目前，经蝶入路有经口鼻蝶窦、经鼻蝶窦（单侧鼻孔）经筛蝶窦、上颌窦蝶窦及经鼻内窥镜蝶窦等多种术式，

各有其优缺点，但其总的发展趋势是向微侵袭外科方向发展。

1）经蝶垂体腺瘤切除的适应证：

①各种类型的分泌功能性垂体微腺瘤，如 PRL 腺瘤、GH 腺瘤、ACTH 腺瘤等。

②向鞍上、蝶窦内生长的各种大腺瘤和部分巨大腺瘤。

③视交叉前位的垂体腺瘤。

④年老体弱不能耐受开颅手术者。

⑤X-刀、伽玛刀治疗后肿瘤坏死囊变扩大，引起视力障碍者。

⑥经服用溴隐停无效者。

⑦没有视力损害的垂体腺瘤突发瘤卒中者。

2）蝶垂体腺瘤切除术的禁忌证：

①侵袭性巨大垂体腺瘤。

②有鼻部感染、蝶窦炎鼻中隔手术者。

③有鼻息肉、咽部肿物及鼻出血鼻闭者。

④有凝血机制障碍者。

⑤甲壳型蝶窦入路困难者。

3）术前准备：

①有关内分泌学的实验室检查及试验。

②视力视野眼底检查。

③常规蝶鞍断层 X 线摄影，了解蝶窦发育情况及类型。

④常规增强 CT 或 MRI 检查，了解肿瘤大小、生长方向。

⑤对侵袭性肿瘤应做血管造影。

⑥术前 3 天鼻腔、口腔抗感染准备，如抗生素液滴鼻、口腔含漱、刷牙、治疗龋齿，术前一天剪鼻毛，请耳鼻科会诊。

⑦术前 3 天应用抗生素，应用皮质醇或（和）甲状腺等激素，校正垂功低下。

⑧对合并糖尿病的 GH 腺瘤，要予药物治疗，使血糖尿糖接近正常值。

⑨术前常规脏器功能检查，如心电、胸

部正侧位 X 线平片、生化学检验、血尿常规、尿糖、血糖、血型、出凝血时等。

术者必须具有精巧的手术技能，防止脑脊液漏的发生及脑瘤包膜供血血管的断裂。其他常见并发症如尿崩症、中隔穿孔、颅内感染等，只要严格遵守操作规程，充分地术前准备和术后处理、凭借术者的经验是可以避免的，即使发生，也会很快治愈。尿崩症经治疗不超过 1 周即可治愈。

4) 手术方法和注意事项：目前多采用 Hardy 术式，其手术步骤如下：

①全身麻醉气管内插管。

②仰卧头低右倾各 15°。咽腔纱布绷带填塞，防止渗血溢入气道。

③采唇龈切口黏膜下浸润，利于黏膜分离止血。

④自鼻底剥离粘膜，将中隔粘膜分向两侧，防止黏膜破裂，否则出血较多影响术野清晰。

⑤切除鼻中隔和筛骨垂直板、部分犁骨嵴。

⑥置入鼻窥器，显露蝶窦前嵴及鸡胸样的窦前壁。

⑦凿开或钻开窦前壁，去除窦间隔及窦黏膜，显露窦后壁即蝶鞍底。

⑧严格在中线（必要时用 C 型臂 X 线定位）凿开鞍底，可见鞍底硬膜。防止偏前损伤前颅窝底筛板部，偏后损伤斜坡。

⑨穿刺切开鞍底硬脑膜（预防鞍内动脉瘤）遇有海绵间窦出血用明胶海绵压迫止血。

⑩切除肿瘤，因肿瘤性质绝大多数较软，易于刮除和低压吸除，防止牵拉钳咬或刀切，如刮匙向外提取时遇阻力，不能强拉，防止突入到鞍内的颈内动脉损伤。

为防止肿瘤"被膜"或鞍隔过早塌陷入鞍内影响周围肿瘤的切除，应按先周边后中心的切除顺序，切除时注意避免两侧颈内动脉、海绵窦及鞍上脑组织视神经和血管的损伤。

目前，国内外许多医师应用内窥镜辅助切除肿瘤，提高了肿瘤的全切除率和安全度。选择蝶窦发育较好，鞍底下沉，特别是伴有鞍底骨质破坏者，是内窥镜经鼻蝶窦切除垂体腺瘤的最佳适应证。对垂体微腺瘤特别是 ACTH 腺瘤，由于体积小、瘤组织硬韧、纤维化，常术中出血较多，影响术野清晰度，不宜采用内窥镜手术，对侵袭性巨大腺瘤也不宜采用。加强负压吸引装置的压力调控也能避免副损伤和脑脊液漏，对质地硬韧粘连明显的肿瘤很难彻底切除，不能强求。病程长久的巨大肿瘤"被膜"塌陷后，可能发生肿瘤"被膜"供血血管断裂，造成蛛网膜下腔出血，如何避免此情发生，笔者也深感困惑。清理瘤床彻底止血，然后用自体脂肪填塞脑脊液漏口和鞍内，用生物蛋白胶喷洒，窦腔也可如法处理。拔除鼻窥器，鼻腔用外被胶皮套的碘纺凡士林纱条填塞，使两侧中隔黏膜对合，用 3 / 0 肠线缝合切口，术毕。

5) 术后处理：

①注意观察鼻咽部渗血，鼻腔活动性出血，防止误吸，按全麻术后常规护理。

②密切观察意识血压脉搏及瞳孔、视力、呼吸等生命体征和神经系统变化，遇有意识障碍、病理反射、脑膜刺激征等应警惕颅内出血、血肿形成。这是经蝶垂体瘤切除术最可怕的并发症。

③术后注意观察体温，出入量及尿比重测定，注意尿崩症的护理。

④注意垂体功能低下，适当补充激素。

⑤防止颅内及伤口感染。

⑥术后 3 ～ 4 天拔除鼻腔填塞物。

⑦注意脑脊液漏的发生，平卧休息，防止剧烈咳嗽和喷嚏，必要时可以行鼻漏修补术。

6）对经蝶手术的估计：

①经蝶垂体腺瘤切除术的有效率，随肿瘤的增大而逐渐下降，而复发率则逐渐增高。影响疗效的因素有肿瘤的大小、病理类型、质地软硬程度、侵袭与否及手术方式等多种因素。例如肿瘤巨大，呈侵袭性生长，或质地硬韧等，就很难得到根治。同时向蝶窦方向生长的腺瘤若采经颅切除，或向海绵窦三脑室底部、脑叶方向生长的垂体腺瘤采经蝶手术切除，都很难做到全切或次全切除，因而其疗效也可想而知。其复发原因大多为有肿瘤残留所致。

②20世纪初经颅垂体腺瘤手术死亡率为10%以上。垂体腺瘤手术效果良好率在60%～90%。但复发率较高，国外资料在7%～35%，单纯肿瘤切除复发率可达50%，PRL腺瘤5年复发率可达40%，ACTH腺瘤复发率为10%。Marguth报道经蝶手术复发率为5%，经颅手术复发率为30%。一般将术后6个月作为判断疗效及复发的时间界限。

③经蝶手术切除垂体瘤最可怕的并发症是严重的蛛网膜下腔出血、脚间窝血肿或脑室内出血，它是死亡的最危险因素。造成这个并发症的最根本条件是视交叉池的破裂，因此要求术者必须具有精巧的手术技能，防止脑脊液漏的发生及肿瘤包膜供血血管的断裂。其他常见并发症如尿崩症、中隔穿孔、颅内感染等，只要严格遵守操作规程，充分地术前和术后处理、凭借术者的经验是可以避免的，即使发生也可很快治愈。

2. 放射治疗

关于垂体腺瘤的放射治疗是一种辅助治疗，它只能使某些临床症状好转，还不能达到根治的目的。大多数学者主张无分泌功能的大腺瘤术后辅以放疗对巩固疗效、延缓复发、改善视力视野具有很好的疗效，特别是对肿瘤未能全切的大腺瘤、侵袭性肿瘤均应术后放疗。但是放疗也可产生许多并发症，如放射性脑坏死、肿瘤坏死囊变、出血致视力障碍加重、视神经损害、空蝶鞍综合征等，也应当引起重视。国内有医院主张肿瘤全切除者、术后有严重视力视野障碍者，可到术后6个月待视力视野恢复到最佳水平时再考虑是否放疗。Sheline报道单纯放疗可达到肿瘤控制率为71%，手术后放疗的控制率可达75%。内分泌功能低下症状大多不能改善。有分泌功能性腺瘤的放疗疗效不如无分泌功能性腺瘤。有人主张PRL腺瘤（多数无视神经压迫）术后不需放疗，放疗对降低PRL不够理想。同样对GH腺瘤，降低GH也是困难，有效反应缓慢，需5～10年GH水平才能下降至较理想水平。放疗总剂量为45Gy为宜，每次1.8Gy，每周5次。直线加速器优于钴60治疗机。Cushing认为垂体放疗剂量以4500～5000Gy疗效最好，低于4500Gy效果较差，超过5000Gy并不能加强放疗疗效，并易出现放射损伤。采用产生β射线的同位素金198、钇90和磷32植入垂体内行内照射，女性PRL腺瘤的PRL下降达60%。

X-刀、伽玛刀治疗：Backlund等最初以治疗库兴氏病为主，经2～15年随访有82%治愈。目前应用伽玛刀治疗垂体腺瘤日趋增多。

伽玛刀治疗垂体腺瘤的适应证：①垂体腺瘤距视神经的距离为2～5mm者，有很多学者认为伽玛刀可做为垂体腺瘤的首选治疗方法；②垂体腺瘤术后残留或复发者；③年老体衰不适外科手术治疗者。

Bergen 的资料显示 PRL 瘤伽玛刀治疗后，内分泌症状改善，其中药物治疗耐药者，伽玛刀治疗后对药物敏感，激素水平降至正常。伽玛刀治疗垂体腺瘤有多组报告，有效率 74%～100%。有人报告，由于肿瘤内分泌功能不同，活跃程度不同及腺瘤的分化程度不同，可能使其对伽玛刀治疗的敏感性不同，各类肿瘤伽玛刀治疗后疗效为 ACTH 腺瘤、TSH 腺瘤＞PRL 腺瘤＞HGH 腺瘤＞GnH 腺瘤＞Non-F（无功能性腺瘤）。但有人报告不同类型的垂体腺瘤对 X-刀治疗的射线敏感性不同，泌乳素型和生长激素型垂体腺瘤对射线比较敏感。在 X-刀治疗后 3～6 个月内血清的泌乳素和生长激素水平有明显下降。而 ACTH 型和其他型垂体腺瘤对射线则不敏感，这正和垂体腺瘤对伽玛刀的敏感性相反，仍有待今后进一步观察和探讨。垂体功能低下是立体定向放射外科治疗后的一个并发症，其发生率在 10%～33%左右。

3. 药物治疗

在传统上，药物治疗和放疗一样，适用于没有完全切除的、在技术上不能手术的病例。这些病例是切不下来的坚固的和复发的肿瘤。作用于丘脑下部和垂体水平的多巴胺（DA）增效剂加强 DA 作用。如溴隐停、Lisuride（0.4～0.8mg/d，以后减至 0.05mg/d）、Pergolide 以及长效生长激素释放抑制因子药物，如 SMS201-995（Octreotide）可以调节垂体激素的活动、抑制催乳素、促生长激素和促肾上腺皮质激素分泌的亢进。溴隐停可以使 66%～90%的 PRL 瘤的泌乳素正常化，恢复排卵和生殖功能。溴隐停的作用是暂时的，停用 6 个月后 90%的病人激素水平重新升高，因此

必须终生用药。对巨大腺瘤应用溴隐停偶见瘤出血。从具体疗效而论，大的或微小泌乳素瘤，往往术后仍需溴隐停治疗，因为术后小的 PRL 瘤恢复正常者约 60%～80%，而大腺瘤的恢复 25%～40%。生长激素瘤溴隐停疗效较差，需大剂量长程方能见效。如 7.5mg/d 仅少数有效，＞10mg/d 以上约近半数有效，5mg/6H（20mg/d）才有 80%见效，可增至 70mg/d，疗程数月，最大效应见于 8～12 周，停药后仍有复发。

其他药物对 GH 瘤的作用，如赛庚啶、甲地孕酮、雌激素、生长抑素等，其药效尚在观察研究中。ACTH 腺瘤的药物治疗有：①赛庚啶 24mg/d（4mgQ4H PO），少数病例有效；②溴隐停可以抑制 ACTH 分泌，但长期疗效不肯定；③ Na-Valproate、GABA 转氨酶抑制剂可抑制 CRH 刺激 ACTH 分泌，用于治疗 Nelson 综合征；④作用于 ACTH 合成的药物有 mitotane、甲吡酮、氨基岛眠能、酮康唑、Ru486、Etomidate、Cyanoketone 及 Lrilostane；⑤也有试用利血平者。

垂体腺瘤有 1/3 病人不宜马上手术，可用药物暂时治疗，促使肿瘤缩小改善视力功能。有 1/4 病人可用药物作为外科治疗的补充，如妊娠期病人，用药物治疗控制肿瘤生长，以便分娩后再行手术切除。这种药物是否会导致畸胎形成，妊娠期间垂体腺瘤会发生什么变化？有人观察接受溴隐停治疗的妇女所生的 1000 个新生儿中，胎儿畸形发生率与正常妊娠所生者没有显著差异。可是这种药物的确可以穿过胎盘屏障，影响中枢（黑质纹状体和结节漏斗）以及外周（肾和血管）的多巴胺受体，所以可能抑制神经元内多巴胺或去甲肾上腺素的合成或释放，因此，他们不主张妊娠期间继续使用，一旦证

明怀孕就应立即停药。他们认为微小催乳素腺瘤病人的妊娠是安全的，但现有资料不能预言Ⅲ级、Ⅳ级病人的妊娠是否会促使肿瘤长大、易发生瘤卒中或其他中枢神经系统损害。Landolt 氏等报告溴隐停治疗可以导致纤维化增多，而使手术治愈的可能性减少。氨基岛眠能（Aminoglutethinide, AG）主要是阻断肾上腺激素合成，也阻断甲状腺和卵巢激素的合成，是一个短期抑制剂，治疗过的病人可以产生甲状腺机能减退及倦睡、皮疹、头晕、恶心和抑郁等副作用。赛庚啶（Cyproheptadine, periactin）主要抑制5-羟色胺分泌，它作用于下丘脑中枢以抑制 ACTH 分泌所必须的物质（可能是 CRH）的产生。这种药物的应用，可刺激食欲，使体重、睡眠增加，以及口鼻咽干而使病情复杂化。Krieger 认为在已经治疗的 100 例中其缓解率为 30%～50%，停药后几乎所有病人又复发。

二、常见并发症

（一）脑脊液鼻漏

【病因】

术后最常见的并发症之一，多见于垂体微腺瘤。经蝶手术脑脊液鼻漏发生率高，为2%～23%；经颅手术发生率约为2%，二者需要手术治疗率约1%。

【诊断】

经蝶手术切降除鞍内较大的微腺瘤及其周围的垂体组织后，或者大腺瘤侵入鞍上，肿瘤切除后鞍上的蛛网膜下腔陷入鞍内，容易撕裂蛛网膜而发生脑脊液漏。

【鉴别诊断】

脑脊液漏注意鉴别额窦、筛窦损伤，多为骨蜡密封不严导致。

【治疗】

（1）如果有脑脊液漏发生，则术后应当取半卧位，当效果不理想时也可腰穿置管引流脑脊液。

（2）早期采取半卧位后保守治愈。

（3）术中注意鞍底硬膜切开勿超过额底硬膜与鞍隔的交界面，搔刮鞍隔下方肿瘤时，应尽量轻柔。

（二）尿崩症

【病因】

几乎均见于垂体微腺瘤，多于术后 2 小时发生。尿崩症的发生可能与术中机械性搔刮损伤垂体下动脉、垂体后叶甚至垂体柄有关。

【诊断】

尿崩症状大多为短暂性的。尿崩的恢复被认为与垂体柄的损伤程度和垂体门脉系统的恢复重建有直接关系。垂体柄损伤小者，尿崩恢复快而完全。

【鉴别诊断】

对于垂体微腺瘤及术中操作估计可能引起尿崩者，术后应当常规监测尿量、颜色及出入量。

【治疗】

对于病情不重的患者给予弥凝口服。对于口服困难或效果不满意者，可以给予尿崩停肌注，根据尿量调整应用剂量。同时通过口服或胃管补充液体维持水的平衡。应用期间注意尿量及颜色的变化，监测血液离子情况。

（三）水钠紊乱

【病因】

多见于低钠血症，常与尿崩症同时存在。

1. ADH 分泌调节紊乱

术后因垂体柄或垂体后叶损伤，抗利尿激素释放减少，出现尿崩，尿钠排泄增加而补充不足致低血钠。临床表现为低钠血症、低尿钠。

2. 脑性盐耗综合征（CSWS）

鞍区手术损伤视前区、下丘脑内侧区及隔区等，引起血中 ANP（心房利钠多肽）等利钠肽水平升高。临床表现为低钠血症、高尿钠。

3. 皮质激素分泌异常

尤其见于 Cushing 病垂体术后。

4. 医源性

补液、脱水不当等医源性原因。

【诊断】

一般认为抗利尿激素分泌异常综合征（SIADH）和脑性盐耗综合征是垂体肿瘤术后水钠紊乱的两个主要原因。临床表现类似，容易混淆，但治疗原则不同，甚至相反。

【鉴别诊断】

应注意鉴别脑性盐耗综合征以及抗利尿激素分泌异常综合征。前者由于心房利钠肽大量释放，竞争抑制肾小管上的 ADH 受体，抑制肾小管对钠、水的重吸收，使钠、水大量排除，造成低血容量性低血钠，缺钠同时缺水，缺钠重于缺水；形成以血钠低、尿钠高、血容量低、血氮质潴留为特征的综合征。后者由于垂体后叶大量释放 ADH，增加了肾小管对水分的重吸收，使水的排泄发生障碍，血液稀释血容量增加，从而引起低钠血症。

【治疗】

（1）如果有尿崩症首先应减少尿量，控制尿崩，同时补液，适当补盐，注意补钾。

（2）SIADH 引起者治疗应限水、利尿、适当补盐。

（3）CSWS 引起者治疗上需大量补盐、补液，同时减少尿量，不需限水。

（4）皮质激素分泌异常引起者需要将激素水平调整至正常。对于高钠血症应限制钠入量，甚至禁钠，也可以鼻饲白开水以缓解高血钠。

（四）垂体低功

【病因】

手术前垂体微腺瘤在早期可以出现内分泌功能亢进，随着肿瘤的长大，正常垂体组织受压迫、侵蚀。即使是无功能腺瘤，也会产生内分泌功能减退，其中以性腺功能障碍最早出现、最常见，其次是甲状腺和肾上腺功能减退的症状。

【诊断】

（1）患者可以表现为精神萎靡不振，厌食，无欲状。

（2）实验室检查，血皮质醇激素可能并不低，但是应用激素替代治疗后患者症状明显改善。

【鉴别诊断】

应鉴别术前、术后不同时期出现的垂体功能低下。

【治疗】

（1）术后常规化验垂体激素系列，有皮质醇及甲状腺激素低于正常的患者需要给予激素替代治疗。

（2）定期检查激素水平，随时调整用药。

（3）术前有垂体功能低下者应当给予皮质醇激素治疗。

（五）术后发生视力、视野改变较术前加重

【病因】

可能由于手术操作损伤视神经、术腔有急性出血或残余垂体瘤卒中压迫视交叉。

【诊断】

术后出现视力下降、视野缺操作，术中损伤视神经管及视神经，结合影像学检查可辅助诊断。

【鉴别诊断】

应与垂体卒中致视力下降鉴别。如果术前视力突然出现下降或失明，多由垂体卒中所致，术后有复明的希望。

【治疗】

如果有血肿压迫，可以急诊行手术治疗。

（六）昏迷、中枢性高热

【病因】

在经鼻蝶垂体瘤切除手术后比较少见，多系术中下丘脑严重损伤或损伤穿通支所致，也可能是术腔有急性出血引起。

【诊断】

CT 或 MRI 可见脑干或下丘脑出血改变。

【鉴别诊断】

与颅内压增高、中线结构移位，脑疝形成导致昏迷、高热鉴别。

【治疗】

（1）应当给予物理降温、抗感染、补充水和电解质、维持酸碱平衡等治疗。

（2）如果出现呼吸困难，给予气管切开，保持呼吸道通畅。

第四节　颅咽管瘤并发症

一、颅咽管瘤

【概述】

颅咽管瘤亦称垂体管瘤，是一种良性先天性肿瘤，从胚胎期颅咽管的残余组织发生。颅咽管瘤发病率约占颅内肿瘤的 4%。但在儿童却是最常见的先天性肿瘤，占鞍区肿瘤的第一位。本病可以发生在任何年龄，但 70% 是发生在 15 岁以下的儿童和少

年，女性稍多于男性。

有关颅咽管瘤的组织发生，目前有两种学说普遍被人们接受。①先天性剩余学说：这是被人们比较广泛接受的组织发生学说。Erdheim 最早观察到正常垂体的结节部有残存的鳞状上皮细胞，认为颅咽管瘤起源于这些残余的上皮细胞。在胚胎时期的第 2 周，原始的口腔顶向上突起形成一个深的盲袋，称为 Rathke 袋，随着进一步发育，Rathke 袋的下方变窄而呈细管状，即称之为颅咽管或垂体管。在正常情况下，胚胎 7～8 周颅咽管即逐渐消失，在发育过程中常有上皮细胞小巢遗留，即成为颅咽管瘤的组织来源。②鳞状上皮化生学说：1955 年 Luse 和 Kernohan 观察了 1364 例尸检的垂体腺，结果发现仅 24% 有鳞状上皮细胞巢，其出现率随年龄的增长而增高，20 岁以下者鳞状上皮细胞巢出现率很低。因此，他们认为鳞状上皮细胞巢是垂体细胞化生的产物，而不是胚胎残留。另外，还有人观察到垂体腺细胞和鳞状上皮细胞的混合，并且见到二者之间有过度，这一发现也支持化生学说。

【诊断】

1. 临床表现

（1）颅内压增高症状，一般是因肿瘤向鞍上发展累及第三脑室前半部，闭塞室间孔导致脑积水所致。

（2）视力视野障碍，肿瘤位于鞍上压迫视神经、视交叉、视束所致。

（3）垂体功能低下，肿瘤压迫垂体前叶导致生长激素及促性腺激素分泌不足所表现的生长发育障碍，成人可有性功能减退、闭经等。

（4）下丘脑损害的表现：肿瘤向鞍上发展下丘脑受压可表现为体温偏低、嗜睡、尿崩症及肥胖性生殖无能综合征。

2. 辅助检查

（1）颅骨 X 线片

80%～90% 的病人头颅 X 线平片有异常改变。儿童头颅平片有异常改变的占 94%，成人占 60%。主要异常表现为以下三个方面。

1）肿瘤钙化：颅咽管瘤的钙化有各种形态，为颅咽管瘤的显著特征，鞍上型和鞍内型肿瘤均有钙化，而其他鞍部病变极少出现钙化（钙化发生率多在 1% 以下）。钙化在儿童中比成人中常见，儿童颅咽管瘤钙化发生率 70%～85%，2 岁以下者占 20%，2 岁以上儿童钙化者占 80%，15 岁以上者占 50%，成人约 35% 左右。儿童鞍内钙化时，应高度考虑为颅咽管瘤。钙化灶可大可小，可分散，也可集中在一起，有时可呈弯曲细线状。钙化常出现在中线区，偶尔较大的病变可以只限于周围部分钙化。60%～81% 的病人出现肿瘤钙化斑，呈单个或散在状，亦可融合成蛋壳状。

2）蝶鞍改变：儿童患者因 TSH 和 GH 缺乏，骨 X 线片可显示骨龄减小。绝大多数颅咽管瘤位于蝶鞍的上部，可向下压迫蝶鞍，故在头颅平片上可发现蝶鞍变扁平，床突受损。少数颅咽管瘤位于鞍内，在头颅平片上可见蝶鞍扩大。实际上任何类型的蝶鞍改变都可以见于颅咽管瘤，可以是典型的鞍上肿瘤改变，也可以是鞍内肿瘤的改变。35% 病人蝶鞍呈盆形或球形扩大或破坏，后床突及鞍背可削尖、脱钙、消失。蝶鞍有明显的改变时，常提示有巨大的病变，反之则不一定。

3）颅内压增高征象：60% 的患者在头颅 X 线平片上可见颅内压增高的征象，表现为鞍背脱钙、颅骨内板脑回压迹明显、颅底变平等，小儿可有颅骨骨缝分离等。

（2）CT 扫描

颅脑 CT 扫描显示为鞍区肿瘤改变，非增强扫描者实质性肿瘤表现为高密度或等密度影像，钙化斑为高密度，囊性者因瘤内含胆固醇而呈低密度像，CT 值为 $-40 \sim 10Hu$，囊壁为等密度。病变边界清楚，呈圆形、卵圆形或分叶状，两侧侧脑室扩大。强化扫描时约 2/3 的病例可有不同程度的增强，CT 值增加 $12 \sim 14Hu$，囊性颅咽管瘤呈环状强化或多环状强化而中心低密度区无强化，少数颅咽管瘤不强化。一般具有钙化、囊腔及强化后增强三项表现的鞍区肿瘤。

3. 实验室检查

普通实验室检查无特殊。内分泌功能检查多数病人可出现糖耐量曲线低平或下降延迟，血 T_3、T_4、FSH、LH、GH 等各种激素下降。少数表现为腺垂体功能亢进，大多数表现为程度不等的腺垂体及相应靶腺功能减退。

（1）生长激素（GH）测定和 GH 兴奋试验，颅咽管瘤患儿血清 GH 值降低，且对胰岛素低血糖、精氨酸、左旋多巴等兴奋试验，无明显升高反应，占 66.7%。

（2）促性腺激素（GnH）尿促性素（FSH）、黄体生成素（LH）测定和 GnH 兴奋试验，颅咽管瘤患者血清 FSH、LH 水平降低。

（3）泌乳素（PRL）测定，患者血清 PRL 水平可升高，此可能由于肿瘤阻断泌乳素释放抑制激素（PIH）进入垂体，使 PRL 分泌和释放增加，可致溢乳、闭经，占 50%。

（4）促腺上腺皮质激素 ACTH、促甲状腺激素 TSH 测定，当肿瘤严重压迫垂体组织而萎缩时，患者血清 ACTH、TSH 均降低。

（5）抗利尿激素（ADH）测定，颅咽管瘤患者血清 ADH 常降低。

（6）腰椎穿刺有颅内压增高者，可出现腰穿测压升高，脑脊液化验多无明显变化。

任何年龄的病人如出现高颅压、神经眼科症状及下丘脑—垂体功能紊乱均应考虑颅咽管瘤的可能。根据好发部位、临床表现及辅助检查诊断颅咽管瘤并不困难。凡青少年、儿童出现内分泌功能障碍，如发育矮小、多饮多尿、肥胖、生殖器发育不良等，均应首先考虑本病。若有鞍上或鞍内钙化斑，更有助于诊断。若成人出现性功能障碍或头痛、视力视野障碍，也应考虑本病。少数临床表现不典型者、临床症状轻微者诊断不易，关键是要提高对本病的警惕性。通过实验室检查，CT 和 MRI 对诊断具有重要的意义，对疑似病例应及时做此种检查，以免延误诊断。

【鉴别诊断】

以高颅压为主要表现的颅咽管瘤需与其他颅内占位性病变鉴别；以视力、视野改变的需与其他鞍部病变如垂体腺瘤、视神经胶质瘤、鞍区脑膜瘤、颈内动脉瘤及胚组织瘤等相鉴别，因为药物治疗这些鞍部病变亦可损及视交叉、视神经及视束而引起类似症状；以腺垂体功能减退为主要表现的需与其他引起腺垂体功能减退的疾病相鉴别。

1. 垂体腺瘤

应首先与垂体腺瘤相鉴别，因为两者均可出现内分泌及视力障碍，临床表现相似，有时实质性颅咽管瘤鞍内型在 CT 上也难以与垂体腺瘤相区别。垂体腺瘤多见于 $20 \sim 50$ 岁成人，以视力、视野障碍为主要表现，多为双颞侧偏盲，眼底几乎均为原发性视神经乳头萎缩。垂体前叶功能低下为主，而无生长发育迟缓，一般不产生颅内压增高。蝶鞍多呈球形扩大而无钙化。CT 扫描表现为等密度或略高密度肿块，强化扫描可见均匀增强。

2. 鞍结节脑膜瘤

除了垂体腺瘤及颅咽管瘤，鞍区肿瘤即属鞍结节脑膜瘤常见，居第三位。25～50 岁为高发年龄。早期一般无内分泌障碍，可有视力障碍及头痛。晚期可出现视野障碍及眼底原发性视神经乳头萎缩。蝶鞍改变不明显，有的可见鞍结节增生或破坏，钙化少见。CT 扫描呈略高或等密度肿块，肿瘤呈均匀明显强化。

3. 鞍区生殖细胞瘤（即异位松果体瘤）

为鞍区肿瘤第四位，70% 病人年龄分布在 7～20 岁。多有内分泌障碍，但以尿崩症为突出症状，可伴有性早熟，亦可有视力、视野改变，蝶鞍正常。

4. 视交叉胶质瘤

多发生在 7～20 岁，内分泌症状少见，多以视力改变为主，表现为单眼突出、视力障碍、头痛等。视神经孔多扩大，无钙化。CT 扫描为低密度肿块，一般无强化或轻度强化。

5. 鞍区表皮样囊肿

很少见，绝大多数发病年龄在 23～37 岁，以视力、视野障碍为主要表现，一般无内分泌障碍，颅内压增高症状也很少发生。蝶鞍正常、无钙化，CT 扫描示鞍区低密度病灶，CT 值多为负值，不强化。

6. 脊索瘤

多发生在 35 岁左右，以多条脑神经损伤为主要表现，常有钙化，蝶鞍部及斜坡部有明显骨质破坏。CT 显示为不规则略高密度肿块，其中有钙化点，多数不发生强化，少数

可有均匀轻度强化。

7. 鞍区动脉瘤

罕见，多见于中年人，以突然发病、头痛、动眼神经麻痹为特征，蝶鞍一般无改变，脑血管造影可确诊。术中穿刺为鲜血，肿物不塌陷。

8. 第三脑室前部胶质瘤

多发生于成年人，一般无内分泌症状，以颅内压增高为主要表现。蝶鞍一般无改变，肿瘤很少有钙化，CT 扫描可以鉴别。

9. 视交叉蛛网膜炎

多见于成人，以视力、视野改变为主要表现，视野改变一般无规律，呈不规则变化，视野缩小，一般无内分泌障碍及颅内压增高。蝶鞍正常，CT 扫描无鞍区占位性病变。

10. 原发性空蝶鞍

很少见，中年发病，以视力、视野障碍、头痛为主要表现，有时出现内分泌症状，临床上有时很难与颅咽管瘤相鉴别，CT 扫描显示鞍内为空腔。

11. 鞍区蛛网膜囊肿

罕见，以小儿多见，亦可见于成人，主要症状为脑积水引起的颅内高压，可有视力、视野改变，少数病人有内分泌症状。蝶鞍扩大或双鞍底，CT 扫描见脑脊液密度的圆形低密度区。

颅咽管瘤与上述诸疾病的鉴别主要依靠以下二点：一是上述诸疾病除引起与颅咽管瘤类似的表现外，还有其他不符合颅咽管瘤的表现；二是上述诸疾病和颅咽管瘤在影像学上表现不同。一般来说，通过 CT 和 MRI 检查，结合临床表现，绝大多数病例可得明确诊断。极少数病例可能需要依赖手术标本的病理检查才能确诊。

【治疗】

1.手术治疗

外科手术为颅咽管瘤的首选治疗方法。手术治疗的目的是通过切除肿瘤达到解除肿瘤对视神经交叉及其他神经组织的压迫，解除颅内压增高，对下丘脑—垂体功能障碍则较难恢复。对于实质性肿瘤，手术可切除瘤体；对于囊性肿瘤，手术可放去囊液，从而缓解肿瘤的压迫症状。由于颅咽管瘤为良性肿瘤，除部分与视交叉、灰结节、垂体柄、下丘脑、第三脑室底等某处粘连外，大多数与周围组织结构有胶质反应边界或蛛网膜分界，因此原则上应力争做到肿瘤全切除，尤其对儿童患者，以防止复发。小的颅咽管瘤特别是鞍内型肿瘤多采取经蝶术式，大瘤宜采取经颅术式。一般来说，成功的手术可有效缓解视交叉受压引起的视力、视野改变以及高颅压引起的头痛等症状，还能使腺垂体功能得到恢复。不过，很多鞍上型颅咽管瘤与周围脑组织（特别是下丘脑）紧密相连，增加了手术的难度，对这些病人并不强求完全切除肿瘤，可采取部分切除，但其缺点是术后复发率很高。根据肿瘤生长部位、大小、形状、钙化程度、囊肿部分的位置，以及与周围组织的关系和容易接近脑脊液通路等因素，手术需选择不同的入路或方式，并各自有其优缺点。

（1）额底入路：可暴露的主要结构有视神经、视交叉、颈内动脉、大脑前动脉、垂体柄等。适用于视交叉后置型，鞍内向鞍上生长较大肿瘤，或鞍上视交叉前上生长的脑室外型肿瘤。该入路又可进一步分为几种不同的术式：如通过视交叉下术式，或若为视交叉前置，切除鞍结节及蝶骨平板到达视神经之间术式或打开终板术式，以及从颈内动脉与视神经或视束之间到达肿瘤术式。

（2）翼点入路：与颞底入路近似，但路径最短，可直达鞍上区。可暴露同侧颈内动脉、大脑前动脉、视神经及视束、视交叉下及后方、垂体柄、第三脑室底、大脑脚间窝以及上斜坡等处，适用于鞍内向鞍上一侧生长或鞍上视交叉下及视交叉后脚间池的脑室外型肿瘤。该入路目前应用最为广泛，是手术切除颅咽管瘤的主要方法。

（3）终板入路：通过单侧额下入路、翼点入路和双额纵裂入路均可到达视交叉后并打开终板，暴露扩展至第三脑室外的肿瘤。故该入路适用于视交叉前置型，鞍上视交叉后生长的脑室内外型肿瘤。

（4）经胼胝体或侧脑室入路：若肿瘤长入第三脑室，可经胼胝体入路（侧脑室扩大不显著者）或经侧脑室入路（室间孔阻塞引起脑积水者）。

通过下列几种方式可进入第三脑室并暴露肿瘤：①分离单侧穹隆；②分离室间孔旁的一处静脉；③经脉络丛下进入；④分离大脑内静脉。

（5）经蝶入路：完全位于鞍内或鞍内向鞍上轻度生长或向蝶窦生长的肿瘤，可采用经蝶入路。

为全部切除肿瘤，有时手术要分期进行，如先经颅切除鞍上部分肿瘤，再择期经蝶切除鞍内部分肿瘤，或为切除巨大肿瘤而采取两种以上入路的联合入路。一般说来，在手术入路选择中，中轴外入路或单侧入路比经中轴入路或双侧入路更可取。为达到肿瘤所在部位，应尽可能避免切除有功能的组织。手术应采用显微技术，注意区分和保护蛛网膜的层次及界面，这样有利于安全地切除肿瘤。暴露肿瘤后通常先行肿瘤穿刺抽取囊液，创造手术分离肿瘤的空间，并使包膜与蛛网膜分离，再行肿瘤包膜内切除，待瘤体缩小后依次电凝和分离肿瘤供应血管。术中注意保护供应视交叉及视束的位于正中隆起周围的吻合血管，肿瘤后部及向上长至第三脑室的肿瘤部分几乎没有大的动脉供血，粘连也不紧密，但在分离基底动脉及大脑后动脉处的肿瘤时要十分小心，因为这里的粘连通常较为紧密。钙化往往位于肿瘤底部，特别常在视交叉及视神经下方，需先行粉碎后再行切除。有时这部分肿瘤钙化与神经、血管、垂体柄等粘连紧密，切除困难。长向第三脑室底部的肿瘤常使局部形成胶质反应层，分离囊壁应在此层内进行，若第三脑室已变薄而呈一层胶质层（含神经核团的较厚部分已向上方推移），该层可以打开。术野内见到的肿瘤包膜均应尽可能分块切除，但粘连较紧者，不强求切除，以免损伤下丘脑等重要神经组织和血管。手术要求打通脑脊液循环，难以畅通者应行分流术。

2. 伽玛刀治疗

伽玛刀治疗颅咽管瘤目前技术很成熟，因为伽玛刀治疗的精确性，所以很少会伤害到肿瘤周边的正常组织。对于有囊性变的肿瘤，可以在伽玛刀治疗后对囊液进行穿刺。

3. 中医治疗

抗瘤正脑系列的配伍应用，适用于未行手术或手术部分切除，术后复发，X-刀、伽玛刀、放化疗后患者用药3个月左右可消除症状，使瘤体缩小或消失，手术用药可消除残瘤，预防复发，临床应用多年来疗效确切。

二、常见并发症

（一）中枢性高热

【病因】

患者高热持续不退，呈昏迷状态，预后较差，通常予以对症处理。原因可能是：

（1）颅咽管瘤切除时下丘脑功能受损，引起体温调节功能障碍而致高热。

（2）囊性肿瘤内的囊液刺激脑膜及下丘脑产生无菌性脑膜炎。

（3）手术所致血性脑脊液刺激引起发热。

【诊断】

体温持续在38在℃以上，高热不退，药物治疗效果差。

【鉴别诊断】

术后严密观察热型及持续时间，区别中枢性高热与肺部、泌尿系感染所致高热。

【治疗】

（1）发热患者慎用冬眠药物，以防引起意识障碍。

（2）术后给予头枕冰袋、冰帽或全身冰毯，持续肛温监测，体温迅速控制在38.5℃以下。

（二）意识障碍

【病因】

主要是丘脑下部受损或颅内压增高引起。

（1）术后血块阻塞导水管致脑积水。

（2）手术止血不彻底引起硬膜下血肿或硬膜外血肿。

（3）手术刺激或电解质紊乱引起继发性脑水肿。

【诊断】

术后意识不清，反射减退，对外界刺激反应差。

【鉴别诊断】

应严密观察患者神志及瞳孔的变化，尤其术后72h内要观察患者有无恶心、呕吐及伤口张力增加、颈强直等症状，保持引流管畅通，注意观察引流液颜色及量。

【治疗】

对有意识障碍者，采用Glasgow昏迷计分法评价意识程度，及时发现、及时正确处理。

（三）尿崩症

【病因】

在肿瘤全切除或根治性次全切除的病人几乎不可避免地发生该并发症，为手术时损伤垂体柄所致。

【诊断】

术中是否损伤垂体柄及丘脑下部的一个有效判断方法是观测术中尿量变化。每15分钟检测一次尿量、尿比重及其颜色。如果每15分钟的尿量达到50ml以上，尿的颜色变清，比重在1.010以下，说明垂体柄或丘脑下部已经受到了较重的牵拉或者损伤。

【鉴别诊断】

垂体柄受损后，ADH的释放是三时相的。最初，垂体柄受损后ADH释放减少致尿崩；之后神经垂体轴突末梢变性释放出超生理量的ADH，这一释放过程常见于垂体柄损伤后48～96小时，如果此时给予患者长效（油剂）抗利尿制剂（通常给短效后叶加压素），就可能导致内源性的ADH释放而引起肾功能下降；当变性的神经末梢释放的激素耗竭后，将再次发生尿崩。一般尿崩症持续数天至2周可恢复，但亦有少数可为永久性尿崩症。

垂体柄损伤引起的尿崩症及低钠血症中，应注意鉴别脑性盐耗综合征以及抗利尿激素分泌异常综合征。前者由于心房利钠肽大量释放，竞争抑制肾小管上的ADH受体，抑制肾小管对钠、水的重吸收，使钠、水大量排除，造成低血容量性低血钠，缺钠同时缺水，缺钠重于缺水；形成以血钠低、尿钠高、血容量低、血氮质潴留为特征的综合征。后者由于垂体后叶大量释放ADH，增加了肾小管对水分的重吸收，使水的排泄发生障碍，血液稀释血容量增加，从而引起低钠血症。

【治疗】

（1）重点观察患者多饮、多尿、烦渴等表现及尿量、尿比重，记录24h出入量，根据出入液量补充液体。尿量＜5000ml/d，可不用药物。神志清醒者嘱多饮水；神志恍惚者，术后2～3h给予留置胃管，补充水分及营养。尿量＞5000ml/d，尿比重＜1.005，用垂体后叶素5U皮下注射，1次/d，或尿崩停0.3ml，1次/d，肌注。尿崩轻者通常先给氢氯噻嗪（双氢克尿塞）、卡马西平口服治疗，严重者可应用短效后叶加压素，其间要注意控制入液量，以防止水中毒（此时病人可有水肿、抽搐等发生）。

（2）定期测血清钠、钾、氯、二氧化

碳结合率，及酸碱度和血尿素氮等。术后3～5天每12小时测电解质1次。若电解质丢失，可按正常补充；若引起钠滞留（血钠升高及渗透压增高），应限制钠盐摄入；低钠、低氯患者应补充氯化钠以防脑水肿；为防止低血钾给予口服氯化钾，尿量1000ml补氯化钾1g。此外，需维持钾、钙、糖在正常水平。

（四）循环衰竭

【病因】

术前患者有明显垂体功能减退者，术后易产生急性肾上腺皮质衰竭现象，病人呈休克状态。

【诊断】

实验室检查显示肾上腺皮质激素水平明显减低，严重时可伴有垂体卒中。

【鉴别诊断】

应与脑性盐耗综合征严重失水、失钠所致低血容量休克鉴别。

【治疗】

术前应予补充激素，术后有衰竭现象者给予大剂量肾上腺皮质激素。这不仅可以减少危象，也可减少下丘脑反应及脑水肿，对中枢性高热的预防亦有积极作用。

但为减少诸如感染、消化道出血等并发症，应在术后4天逐渐减少用量，一般用维持量2周后逐步停止（垂体功能障碍明显者除外）。

（五）癫痫

【病因】

因手术创伤和下丘脑牵拉受损，在麻醉清醒后发生癫痫。

【诊断】

术后出现抽搐症状、意识状态下降，结合影像学检查可诊断。

【鉴别诊断】

主要与原发性癫痫或者术前已经出现的癫痫相鉴别。

【治疗】

（1）术前口服苯妥因钠0.1g，3次/d；术毕肌注安定10mg或苯巴比妥0.1g以预防。

（2）术后监测脑电图或观察患者有无口角抽动、眼睑震颤、手指抽动等迹象，如发现异常，在抽搐前即及时用药。

（3）癫痫发作时重复用药，同时保持呼吸道通畅，给予氧气吸入，防止脑组织缺氧。

（六）消化道出血

【病因】

因丘脑下部受损后反射性引起胃黏膜糜烂、溃疡致上消化道出血及大量应用皮质激素后所致。

【诊断】

病人可有黑便、呕血，甚至急性胃穿孔等。

【鉴别诊断】

应鉴别上、下消化道出血，前者主要表现为呕鲜红样血或咖啡渣样胃液，后者主要表现为黑便，少见血便。

【治疗】

（1）术后应用甲氰咪呱，严密观察血压、

脉搏及大便颜色。

（2）留置胃管者，观察胃内食物的消化情况及胃液颜色。

（3）突发呕血、黑便、脉率快，经输血、冰盐水洗胃，胃内注入 1000IU 凝血酶，1 次 /4h，并应用奥美拉唑、甲氰咪呱等，给予输血，应用止血剂、H_2 受体阻断药等，并禁食、行胃肠减压、停用激素等。

（4）必要时手术治疗，使出血得到及时控制。

（七）无菌性脑膜炎

【病因】

系肿瘤囊内容物在术中溢出刺激脑膜所致。

【诊断】

（1）无菌性脑膜炎的脑脊液多有异常改变，通常表现为轻度细胞和（或）蛋白增多，糖和氯化物一般正常。早期脑脊液炎性细胞中可以中性粒细胞为主，以后则以淋巴细胞为主。蛋白质定量多在 1g/L 以下。在疾病极期可有轻度颅压增高。

（2）脑电图检查常见弥漫性波增多，个别可见痫样放电，随病情好转脑电图异常也逐渐恢复，在并发癫痫的病例仍可见到痫样放电。

【鉴别诊断】

需与脑脓肿相鉴别。一般脑脓肿起病较缓慢，有时有限局症状，脑脊液压力增高明显，细胞数正常或稍增加，蛋白略高。当脑脓肿向蛛网膜下腔或脑室破裂时，可引起典型化脑。头颅 B 超、CT、核磁共振等检查，有助

进一步确诊。

【治疗】

（1）术中应尽可能多地切除肿瘤，用生理盐水反复冲洗囊腔。

（2）术后可多次腰穿排放脑脊液，激素的应用对缓解发热等症状亦有帮助。

（八）视力障碍

【病因】

术中损伤视路及其供应的血管可致视力障碍，尤其是视交叉前置型的肿瘤发生率较高，应予注意。

【诊断】

术后出现视力下降、视野缺损，术中损伤视神经管及视神经，结合影像学检查可辅助诊断。

【鉴别诊断】

应与垂体卒中致视力下降鉴别。如果术前视力突然出现下降或失明，多由垂体卒中所致，术后有复明的希望。

【治疗】

预防关键是手术应在显微镜下操作，并注意仔细辨认视神经、颈内动脉及动眼神经等，并注意保护。

（九）垂体功能低下

【病因】

手术前会产生内分泌功能减退，以甲状腺和肾上腺功能减退的症状为主。

【诊断】

患儿生长迟缓、身材矮小、性发育不全等。

【鉴别诊断】

应与侏儒症导致的身材矮小鉴别。

【治疗】

（1）术前有垂体功能减退者，一般较难

恢复。

（2）给予甲状腺激素等药物，并加强锻炼，可能会有某些程度的恢复，但把握不大。

（十）其他颅咽管瘤

瘤囊内放射性核素内照射治疗后并发症各家报道可综合为：损伤视神经交叉、视束、下丘脑、放射性脑组织坏死、血管栓塞，以及放疗诱发肿瘤等。极少数肿瘤复发或死亡。

第五节　听神经瘤并发症

一、听神经瘤

【概述】

听神经瘤是指起源于听神经鞘的肿瘤，是颅内神经瘤最多见的一种，占颅内肿瘤的7%～12%，占桥小脑角肿瘤的80%～95%。多见于成年人，20岁以下者少见，性别无明显差异，左、右发生率相仿，偶见双侧性。临床以桥小脑角综合征和颅内压增高征为主要表现。良性肿瘤，早诊断、早治疗效好；肿瘤较大合并颅内高压者手术是唯一出路。

在病理学方面肿瘤多数来源于听神经的前庭部分，3/4起源于上前庭神经，少数来自耳蜗部分。前庭神经内听道部分（外侧部）长约10mm，脑桥小脑角部分（内侧部）15mm，总长度约25mm，其神经胶质髓鞘和Schwann细胞髓鞘之间存在分界带，此分界带恰在内耳孔区。肿瘤常常发生在内听道，是由于其起源于Schwann细胞。约3/4的肿瘤发生在外侧部，仅有1/4发生在内侧部。随着肿瘤

的生长、增大，肿瘤可引起内听道扩大，突向小脑脑桥角部充填于小脑脑桥角内。肿瘤大多数为单侧性，少数为双侧性；如伴神经纤维瘤病时则正相反。

肿瘤的主要血供来自小脑前下动脉，此血管在接近肿瘤处分出一支进入肿瘤包膜，并分成若干小枝进入肿瘤组织。其他由基底动脉分出的脑桥动脉、小脑上动脉小脑后下动脉的分支至肿瘤。小听神经鞘瘤时与其密切相关的血管则为小脑前下动脉。与小脑相接触的表面亦接受来自小脑表面的动脉供血。其静脉回流主要通过岩静脉进入岩上窦听神经。

【诊断】

1.临床表现

早期为耳部症状，肿瘤体积小时，出现一侧耳鸣、听力减退及眩晕，少数患者时间稍长后出现耳聋。耳鸣可伴有发作性眩晕或恶心、呕吐。中期为面部症状，肿瘤继续增大时，压迫同侧的面神经和三叉神经，出现面肌抽搐及泪腺分泌减少，或有轻度周围性面瘫。三叉神经损害表现为面部麻

木、痛触觉减退、角膜反射减弱、颞肌和咀嚼肌力差或肌萎缩。晚期为小脑桥脑角综合征及后组颅神经症状，肿瘤体积大时，压迫脑干、小脑及后组颅神经，引起交叉性偏瘫及偏身感觉障碍，小脑性共济失调、步态不稳、发音困难、声音嘶哑、吞咽困难、进食呛咳等。发生脑脊液循环梗阻则有头痛、呕吐、视力减退、视乳头水肿或继发性视神经萎缩。

2. 辅助检查

（1）听力检查

有4种听力检查方法可区别听力障碍是来自传导系统、耳蜗或听神经的障碍听力测验。第Ⅰ型属正常或中耳疾病；第Ⅱ型为耳蜗听力丧失；第Ⅲ型和第Ⅳ型为听神经病变音衰退阈试验。如果音调消退超过30dB为听神经障碍，短增强敏感试验积分在60%～100%为耳蜗病变，双耳交替音量平衡试验有增补现象的属耳蜗病变，无增补现象的属中耳或听神经病变。

（2）前庭神经功能检查

听神经瘤多起源于听神经的前庭部分，早期采用冷热水试验几乎都能发现病侧前庭神经功能损害现象，反应完全消失或部分消失。这是诊断听神经瘤的常用方法。但由于从前庭核发出的纤维经脑桥交叉至对侧时，位于较浅部容易受大型小脑脑桥角肿瘤的压迫，健侧的前庭功能也有10%左右病人可以受损。

（3）神经放射学诊断

1）X线片：主要变化为骨质吸收以致内听道扩大岩骨断层片异常的指标，一侧内听道宽度较对侧大2mm以上；内听道后壁缩距3mm以上；内听道内侧端凹缘骨质轮廓消失或模糊不清；在筛极水平镰状嵴移位至内听道高度的中点以下。

2）脑血管造影：基底动脉向斜坡靠拢；小脑前中央静脉向后移；桥、中脑前静脉向斜坡靠拢；脉络点向后移；病变较大时还可见小脑前下动脉被来自内听道的肿块推移，基底动脉及桥、中脑前静脉均向后移；基底动脉可移向对侧；肿瘤着色。

3）CT及MRI检查：目前听神经鞘瘤诊断的标准是Gd-DTDA增强的MRI，特别是当肿瘤很小（<1cm）或在内听道内，CT扫描阴性又高度怀疑肿瘤存在时，应该进行GD-DTPA增强的MRI。CT与MRI两种检查有相辅相成的作用，如CT发现有病侧内听道扩大时，增强CT可发现肿瘤对于估计中颅窝入路时颞骨的气化程度及高颈静脉球与后半规管及底的距离有帮助。如果病人已做了CT而肿瘤较大，MRI可提供对脑干压迫的范围，四脑室是否通畅、脑积水是否存在的情况。对可疑听神经鞘瘤或CT检查难于确定时，全序列的MRI可做出鉴别诊断。但也要注意Gd-DTPA的假阳性，这与内听道内神经的炎症或蛛网膜炎有关；任何小的接近底部的增强病变，应该在6月后做MRI复查，以评估其生长情况。

（4）脑干听觉诱发电位或脑干电反应听力测定

为一种无创伤性电生理检查，阳性所见为V波延迟或缺失，约95%以上的听神经鞘瘤有此表现，现已广泛用于本瘤的检查。

【鉴别诊断】

（1）听神经瘤早期出现眩晕应与内耳眩晕、前庭神经元炎、迷路炎及各种药物性前庭神经损害相鉴别。前者有进行性耳聋并伴面神经功能障碍。

（2）耳聋应与内耳硬化症、药物性耳聋相鉴别。听神经瘤都有前庭神经功能障碍。

（3）与脑桥小脑角其他肿瘤相鉴别：

①上皮样囊肿：首发症状多为三叉神经根刺激症状，听力下降多不明显，前庭功能多属正常。CT、MRI 可协助鉴别。

②脑膜瘤：耳鸣与听力下降不明显，内耳道不扩大。

③脑干或小脑半球胶质瘤：病程短、脑干或小脑症状出现的较早，早期出现锥体束征。

④转移瘤：起病急，病程短，其他部位可能找到原发癌。

⑤星形细胞瘤：第三脑室上方的星形细胞瘤常表现为鞍上实性肿块，一般不伸延到鞍内，钙化率较颅咽管瘤低。但与鞍上实质型的颅咽管瘤有时较难鉴别。

⑥脑膜瘤：脑膜瘤有 10% 发生在鞍上，平扫呈均匀稍高密度，可有钙化，囊变少见，肿瘤常位鞍上偏前的位置，鞍结节骨质增生。

⑦垂体瘤：可突向鞍上，常引起蝶鞍扩大，鞍底下陷，海绵窦受累，且因出血、坏死发生囊性变，但钙化罕见。

⑧动脉瘤：巨大动脉瘤壁上可有钙化，增强扫描时瘤壁因有机化组织而强化，但动脉瘤腔内有血液的地方强化非常显著，与颅内动脉强化一致，偶尔强化均匀的动脉与实质型的颅咽管瘤鉴别较为困难，要仔细分析瘤体与大脑动脉环诸血管的关系。不能区分时，要行 MRI 检查或脑血管造影。

【治疗】

1. 听神经瘤的治疗目标

（1）安全地全切除肿瘤：全切率 > 99%，死亡率 < 1%。

（2）无严重神经系统后遗症，如术后昏迷、偏瘫、球麻痹等。

（3）面神经功能保存率在小听神经瘤 > 95%、大型听神经瘤 > 60%。

（4）对有实用听力者争取保存听力。1995 年美国耳鼻咽喉—头颈外科协会（AAO-HNS）发布了听神经瘤的听力分级标准，目前被广泛应用于听神经瘤术前和术后听力的评判。通常认为实用听力是指纯音听力好于 50dB、言语分辨率大于 50%，即 Class A+B。

2. 听神经瘤的治疗策略

（1）手术切除：为目前公认的首选治疗方法。

（2）观察：适用于年龄大于 70 岁的内听道内听神经瘤，且有条件接受定期 MRI 检查者。观察的第一年需每半年进行一次 MRI 检查，以后可改为每年一次，若有肿瘤明显增长，则立即行手术治疗。

（3）立体定向放射治疗：适用于有外科手术禁忌证、并且肿瘤小于 2cm 者。

3. 听神经手术

听神经瘤的手术有三种入路：

（1）单侧枕下入路：为最常用和传统的入路。优点为显露好，可以保留听力和面神经功能。缺点为手术损伤大，必须暴露并牵拉小脑，手术时间较长。

（2）经迷路入路：常规用于小肿瘤伴听力完全丧失的病人。其优点为手术完全在硬脑膜外，很少对小脑和脑干造成骚扰，危险性小。主要缺点是造成听力的永久性丧失。可用于老年患者。

（3）中颅窝入路：手术在耳上硬脑膜外操作，适用于小肿瘤。优点为可保留听力，主要缺点为易牵拉颞叶。

4. 手术操作的注意事项

（1）单侧枕下入路：枕部骨窗应暴露横窦及乙状窦，向下应尽量显露至颈静脉球。

如果不是巨大肿瘤可以不暴露枕大孔。先放出枕大池和颈静脉球周围池的脑脊液可使小脑回缩,一般情况下不用脱水剂和腰穿继续引流。脑压板的作用是保护小脑而不是牵拉小脑,体位得当即可避免牵拉小脑。手术第一步是游离第Ⅸ、第Ⅹ、第Ⅺ颅神经以及第Ⅴ颅神经,确定小脑前下动脉及其分支,并从肿瘤壁上将其分离。在显微镜下辨认前庭神经的残留部分。第二步是确定准备切开肿瘤包膜的部位没有面神经走行。也可通过面神经刺激的方法来寻找,这对初学者是一种极好的方法。然后打开包膜做囊内切除。超声吸引(CUSA)器可大大加快肿瘤切除的速度,激光气化的效果也相当满意,但较 CUSA 慢。囊内切除时最重要的是保留包膜的完整性,以免损伤尚未鉴别出的神经和血管,一般保留包膜 1～2mm 厚。第三步即根据肿瘤与脑干和颅神经的粘连情况决定由内向外还是由外向内分离肿瘤。如果颅神经很容易辨认分离则可以在暴露内听道之前全部切除颅内肿瘤;但如果肿瘤与脑干粘连,颅神经很难辨认,最好先切除内听道内的肿瘤,找出面神经,然后再向中线侧切除。内听道磨开后于中线切开硬脑膜,内耳孔处的肿瘤与硬脑膜均有粘连,在辨认出第Ⅶ、Ⅷ颅神经后方可电凝肿瘤粘连处并予以分离切除。试图保留听力者应保留内听动脉。如果术中面神经被切断,应尽量采用 7/0 或 9/0 丝线做端端吻合,由于面神经被明显拉长,故一般无困难。手术的危险包括面神经损伤、桥脑外侧静脉损伤。最大的危险是小脑前下动脉及其分支的损伤,采用微吸引管和保持手术野清楚是避免上述危险的必要措施。CUSA 和激光的使用均需十分小心细致。必须注意,使用高速电钻时周围不能有任何棉片,很小的棉片被卷入都可造成不可挽回的严重损伤。

(2)经迷路入路:这一入路必须对颞骨的解剖非常熟悉。手术的关键是判别面神经,在到达内听道之前不暴露面神经。内听道和颅后凹颅骨的切除范围应与肿瘤大小一致。磨除骨质时的主要危险是损伤面神经。颈静脉球和乙状窦出血可明显影响手术操作,但很少引起严重并发症。大的肿瘤可使小脑前下动脉移位而容易损伤。囊内切除后所有粘连的神经和血管均应在显微镜下进行分离。面神经出内听道口处是肿瘤全切除的标记。手术中常犯的错误是囊内切除不够。瘤腔出血可用微晶体胶原或浸有凝血酶的明胶海绵填塞而获得止血,然后再做肿瘤切除。

(3)颅中凹入路:用于非常小的肿瘤切除并以保留听力作为目的。颞部骨瓣应尽量靠近颅底,抬起硬脑膜至可以看到听隆突为止。磨除骨质采用经迷路入路一样的方法,切除从横嵴到内听道的骨质。小的肿瘤切除的操作必须十分精细,十分注意内听动脉的保护。内听道口颅神经之间的解剖关系是固定的。面神经在前上方,耳蜗神经在前下方,前庭神经的两个分支在后方。小脑前下动脉变异较大,甚至可进入内听道,但上述这些结构并不与肿瘤保持固定的关系。通常面神经向前上方移位,常伴随三叉神经走行然后回到脑干的外侧,耳蜗神经通常向前下方移位,但变化极多。面神经可走行于肿瘤的下方,甚至位于肿瘤后方或被肿瘤包裹,这种情况保留面神经最为困难。保护小脑前下动脉的前提是任何时侯都要看清包膜,然后将其分支从包膜及其周围蛛网膜上分离。进入内听道的小脑前下动脉最易损伤。内听动脉的损伤可丧失听力保留的机会,并与暂时性面瘫有关。所有较大肿瘤的病人术中均采用脊髓诱发电位监测。脑干诱发电位因不能预测听力的保留已用得很少。耳蜗神经无预测意义且监测非常困难，技术上有待进一步研究。

1) 面神经的保留与恢复：目前无论肿瘤大小均可以设法保留面神经，即便在术中离断，多数亦可进行吻合。

术中无面神经损伤，但有功能缺失的恢复时程差别较大，可根据下述情况进行判断：①术后面神经功能正常的病员虽有轻度的面肌无力，但一般数天即可恢复；②术后面神经功能正常，但逐渐在24～72小时内发展成明显面瘫，如为部分性瘫，一般数周至数月内可恢复，如果为完全性面瘫则需3～6个月的恢复时间；③术后面神经功能正常而在术后几天内突然完全面瘫，病员可确切地说出发生的时间，被认为由血管因素引起，恢复很慢，为6～12个月或更长；④病员麻醉清醒后即有部分面瘫，但并不加重，大多于数周至数月恢复；⑤清醒后面瘫由部分性逐步发展成完全性，大多在3～6个月左右恢复；⑥醒后即全瘫者很难预测恢复的比例。术中看上去面神经完好的可能要1年才能恢复，而术中神经明显变细者却可在数月内恢复。术中神经切断并做了无张力端端吻合者，面神经功能的恢复至少需等待1年。如果1年后仍无临床上和肌电图上神经恢复的迹象，则有理由做神经移植。面神经移植前应采用面肌刺激以保持健康的面肌张力。神经移植可选用舌下神经或副神经的胸锁乳突肌支。

2) 听力的保留与恢复：听力保留成为继肿瘤全切除和保存面神经功能之后的第三大手术重点。确切地说，保留实用听力的手术才能称为听力保留的手术。但是对于实用听力的定义，目前还没有一个统一的标准，各家报道时采用的标准各不相同。根据2001年东京听力分级标准，认为纯音听阈在30dB以下，言语分辨率在70%以上者称为实用听力。回顾了近10年的相关文献，听神经瘤的术后可测听力保留率在17%～79%，实用听力保留率在30%～60%。听力的保留不仅与肿瘤大小有关（肿瘤直径<2cm，术后听力易于保留），也与术前听力、手术方式、术者经验有关。

二、术中并发症

（一）较大动脉血管损伤出血

【病因】

术中切除肿瘤不可避免多多少少要出血，但有时出现肿瘤周围大血管损伤，如基底动脉、椎动脉或其较大的分支，会造成术中出血较多，导致术野不清楚，在止血过程中容易进一步损伤其他结构如脑干或肿瘤周围神经，引起严重后果。如果出血量大，会引起休克。

由于现在绝大部分都是显微手术，这类大出血发生率很低。

【诊断】

术中损伤脑干穿支血管导致出血，可以引起局部血供下降脑缺血，致神经功能缺失症状，如偏瘫、失语，严重时可引发癫痫症状。

【鉴别诊断】

若术中无明显血管损伤，可能与术后颅内压增高、血压升高引起的自发性血管破裂出血有关。

【治疗】

术中注意细致操作，辨别脑干周围分支血管，一旦造成血管损伤，后果很严重。

（二）脑干损伤导致心率血压影响

【病因】

脑干是生命中枢所在，掌管呼吸、血压和心率等，也是颅神经起源地及支配对侧肢体运动的中枢。术中分离肿瘤和脑干边界时，可能会伤及脑干，导致术中血压快速下降或上升，心率快速变慢或变快。

【诊断】

术中出现血压、心率变化较大，考虑脑干受到干扰后引起，需要引起足够重视。

【鉴别诊断】

应与麻醉中生命体征变化鉴别，多不会出现血压、心率的急剧变化，经药物治疗后多可纠正。

【治疗】

大型肿瘤与脑干粘连较紧，有时候嵌入脑干内。分离、切除脑干旁的肿瘤时，如操之过争往往会损伤脑干。应熟练地寻找及识别脑干组织。手术要沿着小脑表面向内下方进行，当发现小脑的沟回消失，与小脑相连的是一片白色、光滑、反光、没有明显血管、质软脆弱的组织时即为脑干。术中应尽量在蛛网膜外进行，尽量保护静脉丛。一旦出血，覆盖止血纱布或明胶海绵，其上再覆盖棉片压迫止血，不宜反复用电凝止血。

（三）小脑挫伤脑肿胀

【病因】

术中需要牵拉小脑向内侧以暴露肿瘤，有时会出现小脑挫伤出血、脑肿胀，影响术中肿瘤的暴露与切除。如果颅内压高，切开硬脑膜后小脑的外侧组织会立即疝出，造成小脑损伤。

【诊断】

少数患者术后会出现小脑共济失调，如行走不稳、手指不灵活等。

【鉴别诊断】

应与肿瘤占位压迫小脑导致小脑肿胀鉴别。

【治疗】

一般在切开硬脑膜前，即先降低颅内压。最常用的有效方法是在骨窗的内下角近枕骨大孔处硬脑膜上切开一个小口，然后向枕大池伸入窄脑压板，在显微镜下撕开或剪开枕大池处的蛛网膜，脑脊液会立即涌出，尽可能缓慢地吸除脑脊液，直到小脑缓慢下榻距骨窗约 8mm 时止。必要时可切除部分小脑挫伤组织，即使没有挫伤，有时为了切除肿瘤需要也会切除部分小脑组织。

（四）远隔部位血肿

【病因】

由于肿瘤被切除，体积逐渐减小，颅内压会有降低，极少数情况会出现手术远隔部位因颅内压降低而移位所致颅内出血。

【诊断】

发生率很低，但一旦出现，处理会非常棘手。

【鉴别诊断】

应与术后瘤腔内止血不彻底引起的血肿鉴别。多位于肿瘤腔内，术后引流管可见大量血性脑脊液溢出。

【治疗】

一旦发现远隔部位血肿，出血量大于30ml，应及时手术清除血肿。

（五）颅神经损伤（尤其是面神经损伤，即面瘫）

【病因】

由于肿瘤所在的桥小脑角及附近区域，是第5～12对颅神经的发源地。肿瘤与面听神经及三叉神经、外展神经及后组颅神经关系密切，术中可能有不同程度的损伤，尤其是面神经。

【诊断】

面神经损伤在术中并无严重的后果显现，但术后可出现明显的面瘫。

【鉴别诊断】

应与术前已经出现的面瘫相鉴别。

【治疗】

面神经损伤主要靠预防。术中应首先识别与肿瘤无明显粘连的面神经脑干端和内听道端，沿此二端向肿瘤腹侧底面锐性分离肿瘤是保留面神经解剖完整的关键技术。肿瘤切除后，术中用神经功能监护仪器在神经的中枢端针对面神经进行监测，以预测面神经功能情况。

三、术后并发症

（一）术后出血再次手术

【病因】

是术后十分紧急凶险的并发症，也是听神经瘤死亡的重要原因之一。患者有基础疾病或术后血压急剧波动，术后出血的几率加大，最易术后当天发生，亦有术后3天内发生者。

术后颅内再次出血往往病情急，需要急诊再次手术，部分患者甚至来不及再次手术即已出现生命危险。

【诊断】

出血可出现在手术部位，亦可能在远隔手术的部位出现，但是以前者更凶险，因为血肿近邻脑干，容易引起呼吸停止危及生命。

病人术后神志从麻醉状态逐渐清醒，随后嗜睡进入昏迷，或者术后出现血压明显增高、脉搏及呼吸变慢等反应，尽管不会出现一侧瞳孔散大的情况，但要想到颅内血肿的可能。

【治疗】

应立即复查头颅CT，予以确诊，并立即开颅予以清除血肿。

（二）脑干继发性损伤

【病因】

术后再出血压迫脑干、脑干水肿或小脑水肿压迫脑干等，导致脑干继发性损伤。

【诊断】

严重者可能导致偏瘫、昏迷、呼吸和血压不稳。

【治疗】

脑干损伤是一种严重的并发症，有的需要行气管切开，有的还需应用呼吸机辅助呼吸。

（三）脑积水

【病因】

由于小脑水肿导致脑脊液循环受阻可能引起阻塞性脑积水，也有术后脑脊液吸收障碍导致的交通性脑积水。

【诊断】

CT 或 MRI 可见脑室系统扩大，颅内压增高。

【治疗】

（1）阻塞性脑积水往往在术后数天出现，需要急诊行脑室外引流术，如水肿消失后拔出外引流，仍有脑积水，则需要再次行脑积水内引流术（多为脑室腹腔引流术）。

（2）交通性脑积水多为术后 2 周后出现，有的甚至术后数月才出现，可以直接行脑积水内引流术。

（3）应重视术后急性脑积水的及时处理，如延误，可能出现病情突变，形成脑疝，危及生命。

（四）面瘫

【病因】

面瘫是听神经瘤术后最常见的并发症。面神经保护是听神经瘤手术的一个难点和重点。

【诊断】

表现为嘴歪、眼睛闭合不全，影响外貌。

面瘫的危险并不在于影响外貌，而在于眼睛因闭合不全，容易感染发炎，严重者出现角膜溃疡穿孔。

【治疗】

即使术中保留了面神经，但仍难以避免术后不同程度的面瘫，因为仅在解剖上保留了面神经，但功能却可能有受损。有的患者对面瘫难以接受，提出可以部分切除肿瘤以保住面神经，残留肿瘤再行伽玛刀治疗，但即使这样术中也不能绝对保证面神经的不受损，因为术中情况千变万化，有时肿瘤血供很丰富，很难及时停止手术，不得不多切除肿瘤甚至全切除，这样术后就有可能出现面瘫；再者即使如愿部分切除肿瘤术后没有面瘫，残留肿瘤亦可以伽玛刀治疗，但残留肿瘤并没有根除，仍在颅内，需要长期复查，大部分可以长期控制，但仍有部分肿瘤再长大，需二次手术，第二次手术保存面神经更难，因为有第一次手术的粘连，伽玛刀后也有增加粘连的可能。严重面瘫如出现眼睑闭合不全，应及时采取措施保护角膜，必要时行眼睑缝合术。

（五）小脑共济失调

【病因】

手术中小脑半球或蚓部受损，小脑挫裂伤都可引起共济失调。

【诊断】

小脑受损出现行走不稳，手指不灵活。

【治疗】

（1）术后需康复锻炼，大部分会有不同程度的好转。

（2）少数少儿患者出现术后不说话，呼之不应，不吃不喝，或者烦躁不安，可能是术后缄默症的表现，与损伤小脑亦有关，多数症状会逐渐好转。

（六）颅内感染

【病因】

当出现脑脊液漏或气颅时，如未能及时

有效地处理，常常并发颅内感染。

【诊断】

患者多持续高热，颈部有抵抗感，脑脊液白细胞增多，尤其是中性分叶核细胞增多明显，但反复细菌培养呈阴性。老年人可能症状与体征都不如青壮年者明显，但是一旦恶化，预后很差，因此对于颅后窝开颅手术的患者是，尤其是脑桥小脑角区脑膜瘤的患者，早期、多次、缓慢适量的腰椎穿刺释放脑脊液，有利于促进脑脊液循环的恢复，减少脑膜炎的发生。

【治疗】

应妥善地处理好脑脊液漏和气颅，同时合理使用抗生素，必要时可鞘内给药控制炎症。同时，注意补充营养，增强体质，提高机体的免疫力。

（七）声音嘶哑、饮水呛咳

【病因】

若患者后组脑神经受达拉、钳夹或手术后粘连，则术后患者易发生饮水呛咳、声音嘶哑、咳嗽反射减弱等，此时患者易发生吸入性肺炎，术后有意识障碍的患者更容易发生。

【诊断】

依据临床表现可确定诊断。

【治疗】

术后饮水呛咳，需要插胃管进食，一般在术后 2 周到 3 月可以拔出胃管，依靠对侧神经的代偿可以正常进食。声嘶往往较难改善。

第六节　三叉神经瘤并发症

一、三叉神经瘤

【概述】

三叉神经鞘瘤占颅内肿瘤的 0.2%～1%，在颅神经肿瘤中仅次于听神经瘤而居第二位。为良性肿瘤，常见于 35～60 岁，女性发病率是男性发病率的 2 倍。起源于三叉神经髓鞘的神经膜细胞，常见囊性变和出血坏死，有包膜，属脑外肿瘤。瘤体常发生于中颅凹岩骨尖部半月状压迹前的三叉神经半月节，可沿一个或多个分支蔓延，也可发生于后颅凹三叉神经根上进入桥小脑角区。三叉神经鞘瘤中有 50% 源于

三叉神经半月神经节；25% 源于中颅凹三叉神经根神经节，属硬膜内肿物；另 25% 常见于中、后颅凹，系硬膜内、外硬膜肿物。根据肿瘤的生长特点分为跨颅窝型、颅中窝型和颅后窝型。

【诊断】

1. 临床表现

临床表现主要有三叉神经本身和邻近结构受累的症状和颅内压增高症状。根据肿瘤位置的不同，临床表现如下。

（1）中窝型：早期多以三叉神经本身受累的症状为主，其表现类似原发性三叉神经痛者约占 1／3，为发作性剧痛。三叉神经分布区感觉减退者较多，但有时仅有角膜反

射减弱，不可忽略。运动根受累者甚少，或至晚期才开始出现。当肿瘤累及邻近结构，特别是肿瘤发展至海绵窦及眶上裂等部位，则出现其它脑神经受累症状，如病侧眼球运动障碍、复视、眼球突出及视力、视野改变等。其中以展神经和动眼神经瘫比较明显，瞳孔常有散大，光反射迟钝。眼球突出约占 $1/3 \sim 1/2$，可能系海绵窦受压，影响眼静脉回流，或肿瘤直接经眶上裂突入眶内的结果，眼底静脉常有淤血。若肿瘤向前发展压迫视神经和视交叉时，则有视神经原发性萎缩、视力减退和视野缺损甚至失明。此型颅内压增高症状出现较晚亦较轻。有时肿瘤如鸭蛋大小并无颅内压增高症状。

（2）颅后窝型：肿瘤多起源于三叉神经根。运动根受累的症状多较突出，如颞肌及咀嚼肌无力、萎缩等。临床表现为三叉神经痛者极少，但感觉减退可早期出现，且多系第1、第2、第3支同时受累，也可能仅有角膜感觉减退。肿瘤压迫第7、第8对脑神经时，可引起面肌抽搐、周围性面瘫、耳鸣、听力减退，前庭功能亦受累。肿瘤靠近小脑幕者，有第9、第10、第11对脑神经受损的症状。小脑受压时，多有共济失调。如脑干受压或移位，常出现对侧或同侧锥体束征。一般颅内压增高症状出现较早且较明显。

（3）哑铃型：肿瘤跨居中颅窝与后颅窝之间，可由中颅窝向下或由后颅窝向上生长，临床症状兼有上述两型的症状特点。

2. 体征

一侧面部麻木或疼痛、咀嚼肌力减退、复视、面部感觉和角膜反射减退、颞肌和咀嚼肌萎缩。需检查眼球运动情况，并有听力减退和共济失调。

3. 辅助检查

（1）颅骨 X 线片

颅中窝型者颅底位片显示岩骨尖部骨质吸收或有圆孔和卵圆孔扩大。颅后窝型或哑铃型者多显示岩骨尖部骨质吸收，但内耳孔不扩大。

（2）CT 表现

1）颅中窝和颅后窝交界处可见卵圆形或哑铃形肿物，呈等密度或低密度。

2）瘤体周围一般无脑水肿。

3）瘤体小者可无占位效应，颅中窝内较大者可压迫鞍上池；颅后窝较大者可压迫第四脑室。骑跨颅中窝、颅后窝者呈哑铃状，为三叉神经瘤特征性表现。

4）肿瘤有强化，较小的实性者呈均一强化，囊性变者呈环状强化。

5）颞骨岩部尖端破坏。

（3）MR 表现

1）肿物常跨越中后颅窝，典型者呈哑铃状。

2）中颅窝三叉神经瘤压迫鞍上池与海绵窦，后颅窝三叉神经瘤压迫桥小脑角与第四脑室。

3）肿瘤 T_1 加权为低或等信号，T_2 加权为高或等信号。

4）增强后多数明显均一强化，少数囊变者环形强化。

5）病灶周围一般无水肿。

【鉴别诊断】

需与脑桥小脑角其他肿瘤相鉴别。

1. 上皮样囊肿

首发症状多为三叉神经根刺激症状，听力下降多不明显，前庭功能多属正常。CT、MRI 可协助鉴别。

2. 脑膜瘤

耳鸣与听力下降不明显，内耳道不扩大。

3. 脑干或小脑半球胶质瘤

病程短，脑干或小脑症状出现的较早，早期出现锥体束征。

4. 转移瘤

起病急，病程短，其他部位可能找到原

发癌。

5. 星形细胞瘤

第三脑室上方的星形细胞瘤常表现为鞍上实性肿块，一般不伸延到鞍内，钙化率较颅咽管瘤低。但有时与鞍上实质型的颅咽管瘤较难鉴别。

6. 脑膜瘤

脑膜瘤有 10% 发生在鞍上，平扫呈均匀稍高密度，可有钙化，囊变少见，肿瘤常位鞍上偏前的位置，鞍结节骨质增生。

7. 垂体瘤

可突向鞍上，常引起蝶鞍扩大，鞍底下陷，海绵窦受累，且因出血、坏死发生囊性变。但钙化罕见。

8. 动脉瘤

巨大动脉瘤壁上可有钙化，增强扫描时瘤壁因有机化组织而强化，但动脉瘤腔内有血液的地方强化非常显著，与颅内动脉强化一致，偶尔强化均匀的动脉与实质型的颅咽管瘤鉴别较为困难，要仔细分析瘤体与大脑动脉环诸血管的关系。不能区分时，要行 MR 检查或脑血管造影。

【治疗】

1. 手术治疗

（1）三叉神经鞘瘤应尽早手术治疗，并应争取全切除。对于大的颅底沟通瘤，特别是颅内、外瘤体均较大时，单纯颅底或颌面入路均会感到困难，宜采取经颞下—耳前—颞下窝入路，可提高全切除率，降低术后并发症。

（2）三叉神经鞘瘤不全切除易引起复发，故应力争全肿瘤切除。肿瘤不全切除与显露不充分、肿瘤涉及海绵窦和肿瘤与颈内动脉粘连等有关，故应选择适当的手术入路。手术入路有枕下乙状窦后入路、颧弓下硬脑膜外入路、颞—颞下窝入路、颞下经颧弓—枕

下乙状窦后联合入路、幕上下联合入路（硬脑膜外或硬脑膜下）、岩前入路等。对于刚延至幕上（未侵袭海绵窦）的肿瘤患者，宜取枕下乙状窦后入路，显露肿瘤后，先在天幕与三叉神经之间行肿瘤囊内切除，缩小肿瘤体积后，便可按常规方法切除肿瘤的后颅窝部分，并能在天幕游离缘处沿肿瘤边界向幕上分离，多能顺利切除肿瘤的幕上部分，达全肿瘤切除。此入路具有显露容易，创伤小，可在直视下处理后颅窝肿瘤，有利于保护桥脑小脑角重要的神经血管等优点。

（3）对于中、后颅窝肿瘤均较大或后颅窝肿瘤小而中颅窝肿瘤大、且侵入海绵窦的患者，宜取颞底经天幕入路切除三叉神经鞘瘤，其较颧弓下硬脑膜外入路有以下优点：

1）创伤小，不必作后颅窝骨窗，且较额颞开颅硬脑膜外入路少切除中颅底骨质 2cm 左右；

2）颅底骨质切除范围小，气房开放的危险也较小；

3）牵开颞后部脑组织较为容易，显露充分；

4）能直视海绵窦内及其内侧的神经、血管，有利于减少副损伤；

5）切开天幕后，可很容易地越过岩骨进入后颅窝，并能经后上外或后上内至桥脑小脑角，使切除该部肿瘤也能在较为直视下进行，增加切瘤的安全性；

6）可原位缝合硬脑膜，减少了脑脊液漏的危险；

7）不必钻磨岩骨，故颅底骨缺损小，术毕不需特别重建。

（4）为增加肿瘤切除的安全性和提高手术疗效，取颞底经天幕入路时，还应注意以下几点：

1）术前预置腰穿，术中持续排放 CSF，有利于无张力牵拉开脑组织，减轻对硬脑膜

内结构的干扰；若难于牵开脑组织，可切除少量颞下回脑组织，以便显露满意；

2）在海绵窦区分离、切除肿瘤时，需避免损伤海绵窦内的颈内动脉和外展神经（向内分离时），海绵窦外侧壁内的三叉神经（向下分离时），以及海绵窦内侧壁处和天幕裂孔外侧游离缘处的动眼神经与滑车神经（向上分离时）；

3）切开天幕至游离缘处时，避免损伤滑车神经、动眼神经、大脑后动脉和小脑上动脉；

4）先切除中颅窝肿瘤，再切除后颅窝肿瘤，否则若自后颅窝肿瘤表面向前分离至肿瘤的中颅窝部分，易在中、后颅窝交界处，将肿瘤内上方受压变薄的硬脑膜误认为肿瘤包膜，以致迷失正确的肿瘤界面，如沿此错误的界面向前分离，有可能损伤海绵窦内侧的滑车神经与动眼神经；

5）当海绵窦内层硬脑膜破损、颈内动脉裸露时，分离更应细心，避免撕断发自颈内动脉主干的细小供血动脉和热损伤颈内动脉主干；

6）分离、切除小脑桥脑角区域肿瘤时，注意避免损伤面、听神经和小脑前下动脉分支。

2. 放射治疗

常规放疗疗效差或亦出现并发症，目前基本不用常规放疗。与听神经瘤相同，伽玛刀治疗肿瘤最大直径小于 3cm，或术后复发性听神经瘤，可采用此法治疗。直径大于 1cm 适合于伽玛刀治疗的病人均可用质子治疗，对不能耐受手术已压迫脑干的病人，质子治疗可作为首选。

3. 药物治疗

无效，对症治疗可减轻三叉神经痛的症状。

二、手术期间的并发症

（一）术中出血

【病因】

三叉神经瘤手术位于脑干周围，术中切除肿瘤不可避免会出现血管损伤。桥小脑角区肿瘤的血供主要来自小脑前下动脉、小脑下后动脉、内听动脉，在巨型肿瘤中还可能有基底动脉供血。这些血管可能有小分支供血给肿瘤，处理不当会造成血管损伤，破裂出血。

【诊断】

术中损伤血管导致出血，可以引起局部血供下降脑缺血，致神经功能缺失症状，如偏瘫、失语，严重时可引发癫痫症状，甚至脑干缺血，临床表现为吞咽困难、眩晕呕吐、眼球震颤、患侧 Horner 征、交叉性半身感觉障碍及同侧共济失调等症状。

【鉴别诊断】

若术中无明显血管损伤，可能与术后颅内压增高、血压升高引起的自发性血管破裂出血相关。

【治疗】

手术时要严格沿着蛛网膜进行，遇到向肿瘤发出的供血小支，可以紧贴肿瘤表面，用双极电凝，降低电流强度予以电凝后剪断，不能在远离肿瘤的近心端将供瘤动脉电灼后剪断，以免阻断正常脑组织的供血。

（二）急性脑干梗死和机械性损伤

【病因】

小脑下后动脉及小脑前下动脉的损伤会

导致延髓、脑桥的部分软化，使脑干功能严重损害，是脑桥小脑胸肿瘤死亡的重要原因。

【诊断】

小脑下后动脉多起源于椎动脉的中 1/3 段，呈"S"型，并形成三个弯曲，多数向外凸出正好落在脑桥小脑角内，手术易受损伤，一旦损伤可引起延髓外科综合征，临床表现为吞咽困难、眼球震颤、眩晕呕吐，生命体征紊乱，严重时可危及生命。

【鉴别诊断】

应与术后颅内压增高引起的脑干缺血鉴别。

【治疗】

术中注意细致操作，辨别脑干周围分支血管，避免造成不必要的损伤。

三、术后早期并发症

（一）术后出血

【病因】

术后血肿的原因可能有残留肿瘤的出血、瘤床周围组织止血不彻底、硬脑膜出血、术中止血不彻底、盲目使用大量明胶海绵填塞止血等。

【诊断】

病人术后神志从麻醉状态逐渐清醒，随后嗜睡进入昏迷，或者术后出现血压明显增高，脉搏及呼吸变慢等反应，尽管不会出现一侧瞳孔散大的情况，但要想到有颅内血肿的可能。应立即复查头颅 CT，予以确诊，并立即开颅予以清除血肿。

【鉴别诊断】

与术后脑干梗塞鉴别。

【治疗】

重点在于预防，提高手术者手术技能以及熟练程度，熟悉局部解剖。术后病人出现手术野内血肿，则情况紧急，如不及时处理，可能导致严重残疾甚至死亡，因此及时发现并正确处理是抢救的关键。

（二）脑干、小脑水肿

【病因】

术后颅内压增高，术后出血会压迫脑干、小脑，导致脑干继发性损伤。

【诊断】

脑干损伤会引起呼吸功能紊乱，当中脑下端和脑桥上端的呼吸调节中枢受损时，出现呼吸节律的紊乱，如陈—施呼吸；当脑桥中下部的长吸中枢受损时，可出现抽泣样呼吸；当延髓的吸气和呼气中枢受损时，则发生呼吸停止。同时引起心血管功能紊乱，较高位的脑干损伤时出现的呼吸循环紊乱常先有一兴奋期，些时脉搏缓慢有力，血压升高，呼吸深快或呈喘息样呼吸，以后转入衰竭，脉搏频速，血压下降，呼吸呈潮式，最终心跳、呼吸停止。

【鉴别诊断】

与术后脑积水、急性颅内压升高鉴别。

【治疗】

术前快速静脉滴注 20% 甘露醇 250ml，速尿 40mg 或以过度换气来降低颅内压，术中打开枕大池，充分释放脑脊液。也可在脑压板上套上橡皮指套或在其下面垫上一块棉片大小相当的明胶海绵，两者相互重叠，明胶海绵紧贴在小脑上面，可以预防脑压板对小脑、脑干的损伤。

四、术后中晚期并发症

（一）脑脊液漏

【病因】

出现脑脊液的原因是开放的乳突气房或磨除内听道骨后的气房，用骨蜡封闭不严导致。

【诊断】

术后出现脑脊液鼻漏或者耳漏，诊断明确。

【鉴别诊断】

仅需鉴别脑脊液鼻漏、耳漏。

【治疗】

预防的方法是在磨除骨质处，尤其是骨质缺损的边角处，必须用骨蜡严密封闭，必要时在骨蜡的上面覆盖一层脂肪、肌肉或筋膜，用生物胶固定。

（二）脑神经麻痹

【病因】

由于肿瘤所在的桥小脑角及附近区域，是第 5～12 对颅神经的发源地。肿瘤与面听神经及三叉神经外展神经及后组颅神经关系密切，术中可能有不同程度的损伤。

【诊断】

常见为面神经损伤，也可有三叉神经、舌咽神经、迷走神经损伤。

【鉴别诊断】

应鉴别各组颅神经的不同损伤。

【治疗】

术中应首先识别与肿瘤无明显粘连的面神经脑干端和内听道，沿此二端向肿瘤腹侧底面锐性分离肿瘤是保留面神经解剖完整的关键技术。肿瘤切除后，术中用神经功能监护仪器在神经的中枢端针对面神经进行监测，以预测面神经功能情况。术中应保证在尽量全切肿瘤的前提下，尽可能保护面神经功能。

（三）其他

脑部症状：表现为共济失调、发音困难；锥体束受损：表现为肢体运动障碍。

五、术后晚期并发症

（一）颅内感染

【病因】

当出现脑脊液漏或气颅时，如未能及时有效地处理，常并发颅内感染。

【诊断】

患者多持续高热，颈部抵抗感，脑脊液白细胞增多，尤其是中性分叶核细胞增多明显。

【鉴别诊断】

应与无菌性脑膜炎鉴别。无菌性脑膜炎的脑脊液多有异常改变，通常表现为轻度细胞和（或）蛋白增多，糖和氯化物一般正常。早期脑脊液炎性细胞中可以中性粒细胞为主，以后则以淋巴细胞为主。蛋白质定量多在 1g/L 以下。在疾病极期可有轻度颅压增高。

【治疗】

（1）术中应尽可能多地切除肿瘤，用生理盐水反复冲洗囊腔。

（2）术后可多次腰穿排放脑脊液，激素的应用对缓解发热等症状亦有帮助。对于颅后窝开颅手术的患者，尤其是脑桥小脑角区脑膜瘤的患者，早期多次、缓慢适量的腰椎穿刺释放脑脊液，有利于促进脑脊液循环的恢复，减少脑膜炎的发生。

（二）肿瘤复发

【病因】

部分肿瘤切除者，术后复发率为80%。

复发时间在术后1年至数年。

【诊断】

诊断主要依靠影像学，而且复发的时间不等，临床症状加重。

【鉴别诊断】

应与术中肿瘤切除不全、肿瘤残留相鉴别。

【治疗】

近来伽玛刀成功地用于听神经瘤的治疗。可明显缩小瘤体，早期随访抑制肿瘤的生长，保留神经功能可选择性地用于某些病例。

第七节　生殖细胞瘤并发症

一、生殖细胞瘤

【概述】

生殖细胞瘤由原始的生殖细胞衍生而来，好发于松果体区，其次为鞍上池。肿瘤多发生于男性青少年，位于鞍上生殖细胞瘤则以女性多见。生殖细胞瘤对放射线非常敏感。该瘤通常无包膜、无钙化、出血、坏死或囊性变，属低度恶性肿瘤，多呈浸润性生长，常有不同程度和形式的转移，易向蛛网膜下腔及脑室系统种植、播散。组织学上，肿瘤主要含有两种细胞成分，即上皮样细胞和淋巴样细胞。

肿瘤大小不一，小者如花生米大小，大者可如拳头，肿瘤表面呈灰红色，呈浸润性

生长，与周围脑组织分界不清，但也可有假性包膜；肿瘤质地多软而脆，呈细颗粒状，部分有囊变，可用吸引器吸除；少数可有出血、坏死。肿瘤钙化较少，如有的可呈弹丸状，位于肿瘤中心或周边。肿瘤在鞍区可浸润视神经和视交叉，有时可向上影响丘脑下部，巨大者可突入第三脑室，甚至梗阻室间孔引起脑室扩大；位于松果体区者向前可穿透第三脑室壁，向下压迫和浸润四叠体，向后下压迫小脑上蚓部，向上可浸润和压迫胼胝体压部。

光镜下观察见肿瘤细胞有两种组成。一种为大型细胞，似上皮状，苍白，胞质丰富，呈多边形，有时边界欠清，常规染色呈红色；细胞核位于胞质中央或稍偏位，多为圆形，核膜清晰，核染色体稀疏，看起来呈空泡状，核分裂象常见。另一种为体积小的细胞，胞

质极少，似呈裸核状，呈圆形，染色质丰富，与淋巴细胞很难区别，实际上为免疫反应的淋巴细胞和浆细胞。大上皮样细胞常聚集成大小不一、形状不规则的细胞巢，其间有血管和纤维组织带，小淋巴样细胞常分布在血管周围，瘤细胞内有小片状或灶状坏死，并有小出血灶，偶有小点状钙化。

【诊断】

1. 临床表现

突出临床表现是内分泌紊乱，表现为上视障碍和性早熟，同时可伴有下丘脑功能障碍，如尿崩、烦渴、嗜睡及肥胖。其他症状与肿瘤部位有关，松果体区肿瘤可阻塞中脑导水管，造成颅内高压。鞍区肿瘤则首先表现出视力障碍，然后出现头痛、呕吐、多饮、多尿及垂体功能低下。

2. 辅助检查

（1）血液：患者血液中绒毛膜促性腺激素、甲胎蛋白及癌胚抗原可升高。术后可恢复正常，复发或播散时会再度升高。多数学者认为术前有绒毛膜促性腺激素或甲胎蛋白升高者预后不良。

（2）脑脊液：多数病人压力增高，部分病人脑脊液蛋白含量轻中度增高，脑脊液中绒毛膜促性腺激素或甲胎蛋白可明显增高。脑脊液细胞学检查有时可发现瘤细胞。70%病例脑脊液中可出现上皮样细胞，但并不一定意味着发生脊髓转移。

（3）颅骨X线片：均可显示有颅内压增高的征象。40%～60%的病人可有松果体异常钙化，尤其是当钙化发生在10～15岁的小儿时，钙化斑直径超过1cm，钙化向下后方移位者，均是诊断生殖细胞瘤的有力证据。

（4）放射性核素扫描：连续脑闪烁断层核素扫描，绝大多数可见到核素在肿瘤中蓄积，直径大于1.5cm。

（5）CT扫描：CT扫描可精确地确定其大小、部位及其周围关系。

1）平扫CT：可见与脑灰质等密度或稍高密度，松果体区生殖细胞瘤钙化的几率较鞍区生殖细胞瘤高得多。当松果体区生殖细胞瘤生长过程中有时将钙化的松果体（呈弹丸状）包绕在其中，故钙化的"弹丸"可能在瘤内，也可在肿瘤的周边，常在侧方或后方，偶可被推挤至前方。肿瘤外形呈圆形，不规则型或呈蝴蝶形，后者在诊断生殖细胞瘤有着特征性价值。正常人松果体钙化率约为40%，而有生殖细胞瘤患者的松果体钙化率近100%，鞍上生殖细胞瘤可无钙化或细小的钙化。

2）增强CT：当CT平扫发现病变的情况下应立即注药做CT强化扫描，表现为中度到明显的均匀一致的强化，少数强化不均匀，可显示较小的囊变。故儿童或青少年，CT发现有松果体区稍高密度肿物，注药有均匀强化（少数可不均匀），若有弹丸状钙化，则强烈提示为生殖细胞瘤。鞍上生殖细胞瘤位于中线漏斗和（或）垂体进入鞍内，侵犯神经垂体也不少见。鞍上生殖细胞瘤可为圆形或分叶状，CT平扫和增强与松果体区相似，但有的学者指出此部位的生殖细胞瘤鲜有钙化发生。除了上述"单发性"肿瘤之外，关于"多发性"的生殖细胞瘤，最典型的是在做CT检查时同时发现2或3个生殖细胞瘤。CT检查对生殖细胞瘤有很大价值，尤其对肿瘤的钙化及脑室扩大或移位情况提供重要的资料。不同亚型的生殖细胞瘤有其特有的表现，有时结合临床，甚至可做出肿瘤定性诊断。

（6）MRI检查：MRI对显示鞍上小的

生殖细胞瘤（直径＜1cm）或脊髓转移灶十分清楚。显示松果体区生殖细胞瘤常为圆形、椭圆形或不规则形，多数 T_1 为等或稍低信号，T_2 为稍高信号，少数亦可为等信号；注药后均匀一致的强化，边界清楚，有时少数仅呈中度或不均匀强化。有报告 20%～58% 的生殖细胞瘤有小的囊变，这些囊变由于蛋白性液体或坏死液化所致，通常极小，有时在瘤内有小出血灶，在 T_1 像为高信号；松果体区者可侵犯中脑和丘脑，在 T_2 像上有周边模糊高信号影。MRI 对肿瘤的种植或播散显示全面，除了 T_1 及 T_2 像的多发病灶显示清晰，而注药后病变明显强化。底节生殖细胞瘤也是 T_1 等或低信号，而 T_2 稍高信号，注药后可均匀强化，有的显示同侧皮层有萎缩现象。

【鉴别诊断】

1. 松果体区囊肿

为良性病变，国外尸检存在率高达 40%。多数较小，只有在 MRI 检查时偶然发现。多数在 MRI 上松果体区有小而圆的囊肿，注药后轻度环形强化，有时囊肿较大可稍压迫四叠体上丘。CT 示囊内液体与脑脊液比呈等至高密度。多无临床症状，也不引起脑积水，绝大多数不需手术治疗。

2. 松果体细胞瘤

即来源于松果体实质细胞，包括松果体细胞瘤和松果体母细胞瘤，前者多为边界清楚的圆形病变，很少通过脑脊液播散；松果体母细胞瘤为恶性，局部浸润，通常体积较大，质地不均匀。松果体细胞瘤周边可有钙化，注药后可有均匀或不均匀增强，有时神经影像上不易与松果体区生殖细胞瘤区别，但松果体实质细胞肿瘤无性别倾向，平均年龄较生殖细胞瘤者大（多在 20 岁以上）。

3. 神经胶质瘤

多为星形细胞瘤，极少数为室管膜瘤，多起源于四叠体或第三脑室后壁。肿瘤有时很小，但早期引起梗阻性脑积水。MRI 可见肿物及四叠体熔为一体，压迫导水管，使其狭窄或闭锁，注药后多不强化或轻度强化，有时可见受累的丘脑和脑干出现肿胀，在 T_2 像上可见高信号。

4. 脑膜瘤

松果体区脑膜瘤少见，多为成人（常发生于 40～60 岁），常起源于小脑幕切迹游离缘，故常不在正中。肿瘤常为圆形或椭圆形，CT 为均匀密度，MRI 在 T_1 像为均匀高信号，注药后可明显均匀强化，并可显示在小脑幕上有脑膜尾征（冠状扫描显示更为清楚）。

5. 脂肪瘤

可发生在松果体区，为先天性病变，实际上为胎儿生长发育过程中脂肪组织的异位或迷离的结果，多数很小，不引起症状，更无需手术。

6. 上皮样囊肿或皮样囊肿

可发生在松果体区，可较大，CT 为低密度，CT 值低于脑脊液；MRI 在 T_1 像为低信号，T_2 像可变化较大，从低信号到不均匀信号皆可。上皮样囊肿边界可不规则，部分边界可呈虫蚀状。

7. 蛛网膜囊肿

有时囊肿可较大，囊内密度或信号在 CT 及 MRI 表为相似于脑脊液，囊壁薄，注药后可轻度强化。

【治疗】

主要依靠手术治疗。

1. 肿瘤切除术

近年来普遍应用了 CT 及显微外科技

术，彻底切除生殖细胞瘤已成为可能。目前常用的手术入路及其选择原则分为以下几种。

（1）经顶枕部经胼胝体入路：适用于第三脑室后部的生殖细胞瘤。一般做右侧顶枕较大的骨瓣，内缘达矢状窦旁。

（2）经幕下小脑上入路：适用于肿瘤位于四叠体池或其下方者。病人可采坐位、侧卧或俯卧位。行颅后窝正中切口。

（3）经枕部小脑幕入路：肿瘤位于四叠体上方时可采用此入路。术中骨窗要能暴露矢状窦及横窦的边缘。

（4）经侧脑室三角区入路：主要用于肿瘤向一侧大脑半球生长时。术后常有同向偏盲。

（5）经额部侧脑室入路：可行冠状切口，右额骨瓣成型开颅。

值得注意的是任何入路均应注意保护好大脑深静脉，肿瘤应分块切除，术中应避免损伤瘤周的脑组织。目前生殖细胞瘤的手术原则是尽可能地彻底切除，术后放射治疗，或先行分流手术，然后再行肿瘤部分切除。是否适于全切除，首先取决于肿瘤的组织学结构，其次是肿瘤扩展部位。小的和中等大小的生殖细胞瘤有时可以全切，术后死亡率较高。

2. 脑脊液分流术

鉴于肿瘤全切除困难，术后死亡率高，即使肿瘤全切除后，仍难免复发。因此，有人主张采用脑脊液分流术加术后放疗。以往多采用侧脑室—枕大池分流术或第三脑室造瘘术。近年来多采用带活瓣装置行脑室—心房或脑室—腹腔分流术。分流术的目的是为了解除梗阻性脑积水，术后辅以放疗。有人主张所有病人不管是否行全切术，如有颅内压增高，肿瘤切除前2周，尤其是肿瘤部分切除者均应行脑脊液分流术。由于生殖细胞瘤极易脱落沿脑脊液播散，故已有分流术后发生腹腔或全身转移的报道。

3. 立体定向活检术

可在CT导向下行立体定向活检术，明确病理诊断，为下一步治疗提供资料。

4. 术后放疗及化疗

生殖细胞瘤对放射线极为敏感。术后辅以放疗可获稳定的疗效。但体积较大的肿瘤可以复发，对此类病人应加大照射剂量和扩大照射野。由于生殖细胞瘤发生蛛网膜下腔及脊髓种植的转移率达3%～57%，故多数学者认为不管脑和脊髓有无转移，均应常规行全脑和脊髓放疗。一般一个疗程的剂量为40～60Gy，照射野大约为60～100cm^2，整个脊髓的放疗剂量为20～30Gy。1岁以内小儿剂量为成人的50%，5岁儿童为成人剂量的75%，8岁以上与成人剂量相同。放疗可引起放射性脑坏死及肿瘤周围瘢痕形成的粘连，尽管如此也有人主张术前应照射20～30Gy的剂量，以减少肿瘤的血液循环和切除肿瘤时的出血。

生殖细胞瘤化学治疗已有不少研究。常用的化疗药物有亚硝脲类、长春新碱、环己亚胺、放线菌素、甲氨蝶呤（氨甲喋呤）、博莱霉素、顺氯胺铂等。有不少学者采用不同的化疗药物对生殖细胞瘤进行治疗，均获一定疗效，故认为生殖细胞瘤对某些化疗药物是敏感的，可将联合化疗作为术后的一种辅助治疗。

二、常见并发症

（一）颅内高压

【病因】

肿瘤压迫大脑导水管可以引起颅内高

压，术后继发性脑消肿、脑积水、颅内出血、颅内感染、静脉窦栓塞等均可以引起颅内高压。

【诊断】

肿瘤压迫四叠体可引起 Parinaud 综合征（不能上视，瞳孔对光反射消失，双眼不能聚合及大步幅步态）。术后出现头痛、呕吐等颅内高压症状，意识改变如烦躁、淡漠、迟钝、嗜睡甚至昏迷等生命体征改变，均提示颅内高压。术后头颅 CT、MRI 均有助于诊断。

【鉴别诊断】

应与术后脑血管意外鉴别，也可以引起颅内高压。

【治疗】

一般处理，抬高头部 $15° \sim 30°$，保持颅内静脉通畅和良好的脑血。保持呼吸通畅，包括吸痰，必要时行气管切开。同时可根据病情进行药物脱水治疗。如有手术指征可进行手术治疗，可采取脑脊液外引流、脑室腹腔分流、颞肌下减压、去骨瓣减压及内减压术等。

（二）尿崩症

【病因】

松果体部位的肿瘤可以引起下丘脑损伤而发生尿崩症。

【诊断】

大多数病人均有多饮、烦渴、多尿。夜尿显著，尿量比较固定，一般为 4L/d 以上，最多不超过 18L/d，但也有报道达 40L/d 者。

尿经重 < 1.006，部分性尿崩症在严重脱水时可达 1.010。尿渗透压多数 $< 200\text{mOsm/kg} \cdot H_2O$。口渴常严重，渴觉中枢正常者入水量与出水量大致相等。

【鉴别诊断】

应与肾性尿崩症鉴别。肾性尿崩症是一种遗传性疾病，其异常基因位于 X 染色体长臂 Xq28 部位，其肾小管对 AVP 不敏感，临床表现与尿崩症极相似，往往出生后即出现症状，多为男孩，注射加压素后尿量不减少，尿比重不增加，血浆 AVP 浓度正常或升高。

【治疗】

（1）重点观察患者多饮、多尿、烦渴等表现及尿量、尿比重，记录 24h 出入量，根据出入液量补充液体。尿量 < 5000ml/d，可不用药物。神志清醒者嘱多饮水；神志恍惚者，术后 $2 \sim 3h$ 给予留置胃管，补充水分及营养。尿量 > 5000ml/d，尿比重 < 1.005，用垂体后叶素 5U 皮下注射，1 次/d，或尿崩停 0.3ml，1 次/d，肌注。尿崩轻者通常先给氢氯噻嗪（双氢克尿塞）、卡马西平口服治疗，严重者可应用短效后叶加压素，其间要注意控制入液量，以防止水中毒（此时病人可有水肿、抽搐等症发生）。

（2）定期测血清钠、钾、氯、二氧化碳结合率，及酸碱度和血尿素氮等。术后 $3 \sim 5$ 天每 12h 测电解质 1 次。若电解质丢失，可按正常补充；若引起钠滞留（血钠升高及渗透压增高），应限制钠盐摄入；低钠低氯患者补充氯化钠以防脑水肿；为防止低血钾给予口服氯化钾，尿量 1000ml 补氯化钾 1g。此外，需维持钾、钙、糖在正常水平。

第八节　颅内转移瘤并发症

一、颅内转移瘤

【概述】

颅内转移瘤为身体其他部位的恶性肿瘤转移至颅内者，癌瘤、肉瘤及黑色素瘤均可转移至颅内。临床所见颅内转移瘤大多数为癌瘤转移，占90%以上。男性多于女性，最多见于40～50岁。

肿瘤侵入颅内的途径如下。

1.经血流

为最常见的途径，大部分肿瘤细胞是通过大循环到颅内，如肺部的肿瘤细胞侵蚀肺静脉，随血流进入左心室，再进入颅内。颅内各部位转移瘤的发病率与其体积和血流量有关。其他部位的肿瘤细胞首先进入静脉系统，而后通过肺毛细血管或通过心脏的卵圆孔短路进入肺动脉血，也可先转移到肺，再由肺部进入血液循环。如肺癌、乳腺癌、皮肤癌等主要经血流转移，易在脑内形成多发转移癌。

2.直接侵入

邻近部位的肿瘤如鼻咽癌、视网膜母细胞瘤、头皮及颅骨的恶性肿瘤均可直接侵入颅内。

3.经蛛网膜下腔

极少数脊髓内肿瘤向颅内转移经此途径，如胶质瘤或室管膜瘤。眶内肿瘤沿视神经鞘侵入颅内，并在蛛网膜下腔播散。

4.经淋巴系统

肿瘤细胞沿脊神经或颅神经周围的淋巴间隙进入脑脊液循环而入颅或通过椎静脉丛侵入颅内。

转移途径和转移部位与原发瘤的部位有关。如肺癌、乳腺癌、皮肤癌等主要经血流转移，易在脑内形成多发转移癌。消化道癌瘤较易经淋巴系统转移，而播散于脑膜。脑转移瘤的预后不良。50%～70%在手术后半年内死亡，存活1年以上的不过15%，个别的可存活10年以上。但经过手术治疗者较未行手术者存活期为长，故对多数适于手术的病人，手术治疗仍有一定的价值，而宜采取积极的态度。

按转移瘤的数目和分布可分为单发性、多发性和弥漫性三种，以多发和单发多见，它们的比为2:1。各种恶性肿瘤均可引起单发性脑转移，其中乳腺癌和肾癌较肺癌多见。弥漫性又分脑膜转移和弥漫脑浸润两型。转移瘤的组织学形态同原发瘤，即最多见为腺癌，其次是绒毛膜上皮癌、鳞状上皮癌，再次为乳头状腺瘤、黑色素瘤、淋巴上皮癌、肾上腺癌、淋巴细胞肉瘤、纤维肉瘤等。可是，有时转移瘤较原发瘤分化更低或分化更好，因此，单纯靠组织学检查来统计原发灶不是十分可靠，而且约有1/3病例肿瘤的组织学形态不能归类。

【诊断】

1.临床表现

由于肿瘤生长快，加之脑组织反应严重，疗程一般均相当短，如肿瘤有出血，则症状迅速进展。如有瘤内坏死，形成囊肿，症状发展亦较快、多发性肿瘤症状较重、病程亦短。

70%～90%病程在半年以内，很少超过1年，个别的可达2～3年。平均3.5～4个月。

（1）症状表现：主要包括颅内压增高及一般症状和局部症状两方面。

1）颅内压增高及一般症状：由于肿瘤生长迅速及周围脑水肿严重，颅内压增高症状出现较早而显著。90%左右病人有头痛，70%左右有恶心呕吐，70%以上有视乳头水肿，30%～40%并有眼底出血，致视力减退者约占20%，约15%有外展神经麻痹，晚期约15%的病人有不同程度的意识障碍，并可有脑疝症状。病人一般状况多较差，有的明显消瘦。20%左右病人有癫痫发作，多数为局限性发作。由于肿瘤多累及额颞叶且脑水肿范围较广泛，亦常有精神症状。常见的表现为反应迟钝、表情淡漠等。脑膜转移主要表现为颅内压增高和脑膜刺激征，局部体征很少见。

2）局部症状：由于肿瘤对脑的损害较重，并且常为多发，局部症状多显著，且累及范围较广。依肿瘤所在部位产生相应的体征。40%以上病人有偏瘫、约15%有偏侧感觉障碍，约10%有失语，5%左右有偏盲。

（2）分型：脑转移瘤的临床进程可表现为三型。

1）急性进展：约占46.6%。常卒中样起病，1～2天内迅速昏迷、偏瘫，最后致死，病程不超过2周。一般见于绒毛膜上皮癌、黑色素瘤脑转移伴出血或多发性脑转移。

2）中间缓解期：约占21.4%。即急性起病后，经一段时间的缓解期，颅内占位症状复出并进行性加重。发生原因可能是癌栓塞引起急性发病后，由于血管运动障碍逐步减轻，临床表现得到缓解，以后因肿瘤体积增大和伴随脑水肿使症状复出和加重。中间缓解期一般为1至数周，个别可长达4～8年。

少数患者表现"一过性脑缺血发作"，历时数周或数月。

3）进行性加重：约为32%。急性或慢性起病，呈进行性加重，历时3～4个月。单发脑转移瘤的表现同一般原发性脑瘤，以颅高压征和局灶征为主要表现。多发脑转移瘤则一般发展迅速，颅高压征显著，患者一般情况差，早期出现恶病质。

2.辅助检查

（1）X线平片：头颅X线摄片（包括分层片）对颅骨转移有一定诊断价值。由于肺癌是最常见的原发肿瘤，它引起颅内转移时，常无自觉肺部症状或体征，而胸部X线检查常已能发现它的存在。因此对脑瘤患者应常规做胸部X线检查。基于同样理由，对一些可疑患者应进行胃肠道、泌尿道和骨骼系统的X线检查。

（2）CT表现：包括脑和全身CT。对怀疑有脑转移瘤的患者应首先行CT检查，通过平扫和增强扫描，可显示肿瘤的部位、数量、范围和周围脑组织水肿及移位情况，从而判断肿瘤的种类。脑转移瘤的典型表现为边界清楚、圆形、低密度肿块，增强后肿块内密度呈不均匀增强，如瘤内有坏死或囊性变，可表现"环征"，似脓肿。一般肿瘤的环不均匀，有瘤结节，可是瘤内出血可掩盖瘤结节。周围水肿明显，相邻结构受压移位。颅后窝近颅底的病变易被漏诊，如怀疑此部位病变，而CT扫描正常时，应重叠扫描或冠扫，提高诊断阳性率。调整骨窗还可对颅骨转移瘤做出明确诊断。全身CT可发现原发肿瘤和颅外其他转移灶。

（3）MR表现：转移性肿瘤的T_1和T_2弛豫时间均延长，一般情况下，T_1加权像显示为低信号病灶，T_2加权像为高信号或与灰质信号相仿。但由于肿瘤病理各异，MRI影像变化也非常大。非出血性囊变，坏死区信号强度与脑脊液相仿。当肿瘤出血时，还可表现出出血时各期的 MRI 影像。

（4）脑脊液检查：多数患者腰穿压力增高，蛋白含量增加，个别患者可检出瘤细胞。

（5）活检：对经上述各种检查仍不能明确诊断者，可行立体定向手术活检。

颅内压增高症状明显，局限体征较重一般情况较差者，应首先考虑本病。由于脑转移来自肺者多见，应照肺像。如肺像发现肿瘤，或有其他部位恶性肿瘤史者，诊断一般可以确立。进一步确诊需作特殊检查。CT扫描对定位定性以及发现多发肿瘤，诊断价值最高。

【鉴别诊断】

1. 脑原发性肿瘤

根据病史，特别是晚期全身癌肿患者出现颅内占位时，一般不难鉴别，必要时可做CT 等检查。良性脑原发性肿瘤有其自身特点，易于鉴别。恶性脑胶质细胞瘤，有时难与本病鉴别，需借助活检。表浅的脑膜转移瘤需与小的脑膜瘤鉴别，后者往往没有明显症状和瘤周脑水肿。有颅骨破坏者，尚需与脑膜瘤或颅外病变引起的颅骨改变相鉴别。但是某些脑原发性肿瘤少见情况下可伴有脑转移瘤，此时明确鉴别是不可能的。文献报道的原发性脑瘤多为良性，如脑膜瘤、听神经瘤、垂体瘤等，偶为星形细胞瘤。脑转移瘤多见于乳腺癌和肺癌，这与脑转移瘤的一般规律符合，乳腺癌和肺癌为女性和男性常见的肿瘤，均倾向中枢神经系统转移。这种瘤的转移机制没有明确的解释，可能因为良性脑瘤好发年龄与脑转移瘤相近，良性脑瘤存活期较长和有较丰

富血供及娇嫩的肿瘤间质，这些为转移瘤提供了有利条件。

2. 脑脓肿

根据病史和必要的辅助检查不难与脑转移瘤鉴别，但少见情况下癌症患者可因下列因素发生脑脓肿，在诊断时要注意：

（1）癌症患者全身抵抗力和因长期使用激素导致免疫功能下降，易发生细菌或真菌感染；

（2）颅内或颅底转移瘤因放疗或手术治疗造成颅内外交通，便于细菌入侵；

（3）原发或继发肺癌者常有支气管阻塞，引起肺脓疡，从而导致脑脓肿。

3. 脑梗死或脑出血

尸检发现 15% 全身癌肿患者伴有脑血管病，出血性和缺血性各半，其中半数生前可有症状，4%～5% 为脑内血肿，1%～2% 为硬膜下血肿。出血原因多为凝血机制障碍或血小板减少。单纯从临床和 CT 表现来区别转移瘤和脑卒中，有时很困难，特别是转移瘤内出血，如黑色素瘤、绒毛膜上皮癌、支气管肺癌和肾上腺肿瘤出血者。由于出血常来自小血管，血肿沿神经纤维扩展，使后者发生移位而非破坏，如及时清除血肿，神经功能可望恢复。所以手术不仅可以挽救病人的生命，而且能明确诊断和获得良好的生存质量。因此，对临床诊断不明者，应及时开颅。

4. 脑猪囊尾蚴病

需与多发性脑转移瘤鉴别。脑囊虫病患者多有疫水接触史，典型 CT 和 MRI 表现脑实质内多发性散在圆形或椭圆形、局灶性囊肿，大小不等，囊内有小结节。小结节的密度或信号可增强，如不增强则为钙化灶。病灶周围有轻度或无脑水肿。由于血清学检查不可靠，对可疑病人可给予试验性囊虫药

物治疗，并以 CT 和 MRI 随访，可提高检出率。

对于起病较缓慢者应与原发性脑瘤鉴别，可借助于以上已述及的颅内转移瘤的特点、原发癌灶的发现、CT 或 MRI 发现有多发性病灶存在，则颅内转移瘤的诊断可以确定。对于起病较快者应与脑脓肿做鉴别，通常脑脓肿患者多有明显的感染史，CT、MRI 的表现亦各有不同，可借以区别。脑膜上的广泛转移应与脑膜炎相鉴别，前者无感染征象，却常有明显的精神症状；脑脊液蛋白含量增高，但通常细胞并不明显增高，中性粒细胞亦很少见到。

【治疗】

对颅内转移瘤治疗困难，不易治愈。多主张综合治疗为主，并根据颅内肿瘤的大小、数量和部位，施以手术、放疗、化疗等，可缓解病人症状，延长生命。

1. 手术治疗

手术治疗包括肿瘤切除术及姑息性或减压手术。脑单发且较大的转移瘤，一般状况较好，原发瘤已切除，未发现其他部位转移者，可做肿瘤切除术。肿瘤体积小（< 3cm）、部位深或为多发性肿瘤，可直径选用放射肿瘤。

对原发肿瘤和（或）颅外其他部位转移瘤能治愈或预测能生存较长时间者，具有下列条件，均可考虑外科手术：

（1）单发脑转移位于可手术部位，约占脑转移瘤的 20%～25%；

（2）位于可手术部位的多发脑转移，尤其当它们对放疗或化疗不敏感（如黑色素瘤、肾癌）；

（3）对放疗敏感的多发脑转移瘤中，有危及生命的大瘤，可先手术切除大瘤，再做放疗；

（4）与颅内其他病变（如脑膜瘤、脓肿、血肿等）鉴别诊断不明；

（5）伴有危及生命的颅内出血；

（6）有恶痛症状者需放置 Ommaya 贮液囊，鞘内或脑室内注射化疗药或注射鸦片制剂；

（7）伴脑积水有需做分流术。可切除病变，术后辅以放、化疗。手术定位要准确，力争全切肿瘤，如开颅后颅压高、脑组织肿胀，可采取各种方法降低颅压，这样手术后效果佳、死亡率低。

2. 放射治疗

传统的治疗方法为：多发转移者，可行全脑放射治疗，以预防近期新发。鼻咽瘤等不宜手术的侵入瘤，宜给予放射治疗。放疗方法可选用 γ-刀、χ-刀、直线加速器等。适应证有：①脑转移瘤术后；②对放疗敏感的肿瘤，如小细胞肺癌、淋巴瘤、乳腺癌；③对放疗较不敏感的肿瘤，如非小细胞肺癌、肾上腺肿瘤、恶性黑色素瘤。

最常使用的是全脑放疗，但也有人主张局部放疗。由于放疗可引起早期（发生于放疗开始后的数天内，如头痛、恶心、呕吐、发烧等）和晚期（如痴呆、共济失调等）放射反应，已不主张使用大剂量的放疗方案，一般主张行分次放疗，总剂量不大于 50Gy，每天小于 2G，于 1 月内完成。近年来对转移瘤的治疗观点与以前有所不同，国外发达国家的观点认为，转移瘤为癌症的晚期，无论用什么方法治疗，彻底根治的可能性均不大，因此，在治疗的同时不降低生活质量作为首选。另外，因现代的肿瘤治疗效果比以前提高很多，病人存活时间明显延长，故全脑放疗的中晚期放射反应需要考虑，特别是全脑放疗后新发的转移瘤，再次治疗有一定困难。所以，新观点的治疗方法是：脑部单发和多发的转移瘤均采用伽玛刀治疗，发现新发的可多次用伽玛刀反复治疗。实践证明：这种方法即有良好效果，且副作用小，同时因治疗时间短，病人愿意接受伽玛刀治疗。除非全脑转移瘤很多，且弥散者，可先考虑全脑放疗，放疗后如有未缩小者再补充伽玛刀治疗。

3. 化学治疗

过去认为化疗对脑转移瘤无效的概念，近来被新的研究成果所动摇。现在认为下列脑转移瘤适于化疗，特别是与手术或放疗联合应用时，包括生殖细胞瘤、小细胞肺癌、某些乳腺癌、淋巴瘤和恶性黑色素瘤。常规用药途径多无效，需经颈或椎动脉给药，既可提高疗效，又可减少全身毒性反应。常用的药物有 VM26、双氯已基亚硝脲（BCNU）、顺氯氨铂、阿霉素等。最近，新型的二代烷化剂－咪唑四嗪类衍生物 Temozolomide（国内商品名为蒂清）用于治疗脑转移瘤，该药口服后迅速吸收，具有近 100% 的生物利用度及广谱的抗肿瘤活性，但疗效有待评价。

4. 药物治疗

至于原发肿瘤不能切除，有身体多处转移，一般情况很差者，则不宜手术。可给予激素、脱水药物及对症治疗，可短时期缓解症状。病情稳定后再采取其他治疗方法。皮质激素可降低转移瘤周围异常血管的通透性，减少肿瘤水肿或与放疗有关的水肿。在 80% 的患者，皮质激素常可在 24h 内逆转神经系统症状。地塞米松由于其盐皮质激素活性低而最常应用。常在放疗期间给予激素，使用能控制神经系统症状的最低剂量。20% 的患者长期服用激素以逆转或稳定神经系统症状。即使当治疗已经失败，患者濒临死亡时，激素仍可减轻颅内压增高所致的头痛或呕吐。

5. 组织间近距离治疗

作为一种辅助治疗，常在病灶无法切除或已接受最大剂量的放疗后可考虑使用。通过立体定向的方法或术中直接将放射性物质、化学药物等植入转移灶内，使肿瘤内部得到较高的治疗浓度，而瘤周的正常组织很少受到影响，从而达到治疗目的。

6. 复发性脑转移瘤的治疗

脑转移瘤复发往往是病情恶化的标志，治疗棘手，一般预后较差。尽管如此，仍主张积极治疗，立体定向放射外科常用于复发性脑转移瘤的治疗，多数病灶可得以控制。对系统肿瘤已得到控制的单个复发性脑转移瘤仍可选择手术治疗。

二、常见并发症

如进行手术治疗可能出现以下并发症。

（一）颅内出血或血肿

【病因】

与术中止血不仔细有关。随着手术显微镜的应用及手术技巧的提高，此并发症已较少发生。

【诊断】

术后 CT 见颅内高密度影，可伴有中线结构移位。

【鉴别诊断】

出现突然头痛呕吐肢体活动障碍、昏迷后应及时复查 CT。

【治疗】

创面仔细止血、关颅前反复冲洗，即可减少或避免术后颅内出血。

（二）脑水肿及术后高颅压

【病因】

脑水肿多出现于术后 2～3 天，5～7 天达高峰，一般与手术中脑组织暴露时间过长、牵拉脑组织过度、脑血管损伤、静脉回流不畅等有关。

【诊断】

术后 CT 或 MRI 可见低密度或高信号消肿影，可伴有中线结构移位。

【鉴别诊断】

与术后脑内血肿鉴别。

【治疗】

可用脱水药物降低颅内压，糖皮质激素减轻脑水肿对于病变范围，广泛或恶性程度高的肿瘤可尽可能多切除肿瘤，非功能区脑组织行内减压同时去骨瓣外减压。

（三）神经功能缺失

【病因】

与术中损伤重要功能区及重要结构有关。

【诊断】

由于肿瘤对脑的损害较重，并且常为多发，局部症状多显著，且累及范围较广。

依肿瘤所在部位产生相应的体征：40%以上病人有偏瘫，约 15% 有偏侧感觉障碍，约 10% 有失语，5% 左右有偏盲。

位于小脑者则有眼球震颤共济失调等亦可有后组颅神经症状。

【鉴别诊断】

应与术后并发症的脑血管意外鉴别。

【治疗】

术中尽可能避免损伤，出现后对症处理。

第九节　淋巴瘤并发症

一、淋巴瘤

【概述】

中枢神经系统淋巴瘤可分为原发性和继发性两类，继发性是指非何杰金淋巴瘤，累及中枢神经系统，可表现为淋巴细胞性软脑膜炎、硬脊膜外脊髓压迫征。原发性中枢神经系统淋巴瘤（primary central nervous system lymphoma, PCNSL）是指局限于颅脑－脊髓中线轴，没有侵犯全身其他系统的淋巴瘤。一般多见于脑实质，眼睛、软脑膜也可发现，累及脊髓少见。PCNSL 约占颅内肿瘤的 3%，占全部非何杰金淋巴瘤（NHLs）的比例低于 1%～4%。

【诊断】

1. 症状体征

类似于大多数脑部疾病，患者症状多由病变部位、肿瘤的占位效应决定。PCNSL 多与颅脑肿瘤表现相似，最常见的症状是头痛、性格改变，可出现颅内压增高。局部神经功能缺失和癫痫症状也会出现。从症状出现到明确诊断平均时间为 2～3 个月。PCNSL 常累及四个部位：脑实质（30%～50%）、软脑膜（10%～25%）、眼球（10%～25%）及脊髓。肿瘤最常见位于大脑半球，多见额叶，好发于脑室周围白质、基底节、胼胝体。PCNSL 可见于小脑、脑干，脊髓罕见。60%～70% 病例为单发肿瘤。PCNSL 的晚期病例中约 7%～8% 可见全身播散，最常见的是腹腔及腹膜后淋巴结侵犯。这些转移灶多在尸检时发现，与疾病进程关系不大，一般并不是病人死亡的原因。

PCNSL 累及眼部的患者有增加的趋势，可以是首发部位，或是复发部位。10%～25% 病人出现眼部症状，通常表现为无痛性视力障碍。因此所有诊断为 PCNSL 的患者以及疾病复发的患者均应进行裂隙灯显微镜检查。

2. 辅助检查

病灶通常位于脑深部，多见于脑室旁，常为单发，还可累及眼球、脑脊液与脊髓。CT 平扫表现为等密度或高密度，注入造影剂后呈均匀强化，且增强效应明显。MRI 检查，T_1 加权呈现低信号，T_2 加权呈现可见等、低信号，注入顺磁剂后强化效应明显。肿瘤一般无坏死、出血、钙化和囊性变，这也是与颅内其它肿瘤的鉴别点之一。尽管肿瘤具有侵润性，但瘤周的水肿不明显。

在 AIDS 病人中，肿瘤为多灶性，影像学信号多变，在 CT 或 MRI 上呈环状增强，这可能与中央坏死或者出血有关。

在 AIDS 相关的 PCNSL 的诊断上，PET 和 SPECT 也作为辅助的影像手段。CT 或 MRI 区分不出弓形虫病和 PCNSL，然而，弓形虫病在（FDG）-PET 上呈低代谢，而 PCNSL 呈高代谢的图像表现。铊 -201

SPECT 上也显示，PCNSL 呈高摄取表现，而弓形虫病呈低摄取。尽管这两种检查方法敏感性和特异性均较高，但是也有一定的假阳性和假阴性。

影像学检查可以诊断颅内肿瘤，PCNSL 的诊断成立需要组织病理依据。病理诊断的标本最好通过立体定向活检取得。对于位置较深的病灶，立体定向活检术是安全有效的。15% 的病人脑脊液细胞学检查可检查到肿瘤细胞。大部分病人则呈非特异性的脑脊液异常，例如在 75% 的病人中可显示脑脊液蛋白增高。病人如果拒绝组织活检，有的可以通过脑脊液检查明确诊断。除了标准的细胞学检查，脑脊液肿瘤标志物、特异的 beta-2 微球蛋白、细胞的免疫表型或者克隆的免疫球蛋白基因排列均有助于诊断。

在免疫缺陷的病人中，脑脊液中 EB 病毒 DNA 的 PCR 检查，对 PCNSL 的诊断具有一定的可靠性和特异性。如果确定脑脊液中有 EB 病毒感染，PET 检查呈高代谢表现，或者铊 - SPECT 检查呈高摄取表现，则可 100% 确定是 PCNSL，此时可以不做活检。对于免疫缺陷的病人来说，颅内病灶的活检容易导致中枢神经系统出血。因此，在 AIDS 和其他免疫抑制的病人中，可以通过间接手段来达到确诊。

在诊断上，需 行 CT 检查确定疾病分期、腰椎穿刺、眼科裂隙灯检查和骨髓穿刺检查，以确定疾病的范围，排除系统性淋巴瘤。血清学 HIV 检查对排除 AIDS 是必需的。

在行组织学检查之前如果使用皮质类固醇激素，可能会对正确的诊断造成干扰，因为皮质类固醇激素可能会对淋巴细胞具有直接的细胞毒性。使用激素后，可能会使肿瘤变小，甚至消失，同时使得手术取得的病理学标本呈现出正常或坏死的细胞，而找不到淋巴瘤细胞。一些学者却认为使用激素后肿瘤消失是 PCNSL 的特异病理改变。在行组织学检查之前，应避免使用激素。尽管这些病人早期的 MRI 检查可能显示肿瘤较大，但是绝大多数病人在组织学检查之前，不使用激素的情况下病情也较稳定。如果不可避免要使用激素，且已获取的组织学检查无明确结果，应快速停药，及时重新活检。这时需要密切地观察病情变化，因为停用激素后肿瘤可能会快速增长。

【鉴别诊断】

1. 恶性胶质瘤

胶质瘤起源于脑胶质细胞，好发于额颞叶深部白质区，其信号多不均匀，呈长 T_1 长 T_2 信号，边界不清，瘤周水肿重，占位效应明显，增强多呈不规则环形强化，较具特征性，而淋巴瘤多呈均匀强化，轮廓光整。

2. 转移瘤

转移瘤可出现单一或多发强化病灶，但转移瘤多有原发肿瘤病史，病变多好发于皮髓质交界区，肿瘤易出血、坏死、囊变，占位征象较重，增强后呈环形强化，典型特征是小病灶大水肿，而淋巴瘤占位和水肿较轻，不易发生囊变、出血和坏死。

3. 脑脓肿

脑脓肿多有感染症状，以发热、头痛、脑膜刺激症状为主，血白细胞通常很高，病灶可单发或多发，病灶呈长 T_1 长 T_2 信号，增强后呈明显强化，其特征性表现可显示脓肿、脓肿壁和水肿带三个部分，而淋巴瘤无此特征，可以鉴别。

4. 脑膜瘤

起源于脑膜蛛网膜细胞，属于颅内脑外病变，好发于脑表面，呈等低 T_1 等 T_2 信号，增强后呈明显强化，并见脑膜尾征，病变水肿轻，典型表现可见"白质推压征"和"脑膜尾征"，而淋巴瘤无此现象。

5. 脑室内病灶

主要与室管膜瘤及脉络丛乳头状瘤鉴别，后者主要发生于儿童，室管膜瘤钙化明显，易沿孔隙呈"溶蜡状"或可塑性生长；脉络丛乳头状瘤易囊变，钙化，多伴交通性脑积水，颇具特征性，而淋巴瘤钙化少见，不易形成脑积水。

总之，PCNSL 是一种较少见疾病，随着器官抑制，艾滋病患者及其他免疫缺陷患者的增多，本病会呈逐年递增趋势。当病变发生于脑白质区时，呈团块状，水肿及占位效应较轻，增强后呈明显强化，应想到本病的可能。另外，PCNSL 对放射治疗尤其敏感，在鉴别困难时，可小剂量试验治疗。

【治疗】

1. 手术治疗

在 PCNSL 的病人中，手术仅局限于立体定向活检和占位效应引起急性脑疝时的减压手术。在术前没有考虑为 PCNSL 的病人，冰冻切片可以明确诊断，如果已取得足够多的组织并能确诊为 PCNSL，那么应该放弃原来的手术切除方案。偶可见梗阻性脑积水的患者，应及时行分流术。Henry 报导单纯切除肿瘤，中位存活期为 4.6 个月。Murray 发现单纯切除肿瘤，病人中位存活时间 1 个月。手术对 PCNSL 病人的价值在于诊断，在治疗上帮助不大。

2. 类固醇激素

一些淋巴瘤对类固醇激素非常敏感。淋巴瘤细胞包含糖皮质激素受体，能诱导凋亡，在应用激素后数个小时到数天内导致细胞融解和肿瘤缩小。这种效果与地塞米松减轻肿瘤相关的血管源性水肿不同。肿瘤体积减少是暂时的,在几个月后或停药后很快复发。至少60%的PCNSL的病人对地塞米松部分或完全有效。如果类固醇激素在组织学活检之前停用,那么在获取组织检查之后应尽快使用,以减少神经系统症状。

3. 放疗

PCNSL对放射治疗十分敏感,放疗是主要的治疗手段。放疗后大多数肿瘤在短期内缩小甚至消失。PCNSL术后放疗患者的生存期为11.5~42个月,中位生存时间仅为17个月。单独采用放射治疗的5年生存率为7%。对于PCNSL患者,即使神经影像上只有单一病灶,肿瘤侵润播散的范围较广泛,放疗必须是全脑范围。目前推荐全脑放射剂量40~50Gy,不用增效剂。接受大范围(4cm)放射治疗的病人比接受标准放射窗治疗的病人病情控制好。部分作者支持对于这种扩散性肿瘤行脑-脊髓放疗,但是这样并没有增强疗效。Karnofsky评分和年龄与放疗预后相关。Karnofsky评分>70、年龄<60的患者预后较好。

4. 化疗

化疗是PCNSL的主要治疗措施。化疗对系统性的NHLs有效,对系统性NHLs脑转移应用大剂量氨甲蝶呤的有效率可达80%。对PCNSL的大样本的临床资料表明,化疗能显著提高PCNSL的中位生存期至40个月,化疗的作用日益受到重视。目前公认化疗联合放疗的疗效比单独放疗的疗效好得多,5年生存率可达20~30%。对于化疗的方案和时机,目前有倾向性的结论:放疗前应用大剂量甲氨蝶呤化疗。

采用对系统性NHLs有效的环磷酰胺、阿霉素、长春新碱、强的松(CHOP)全身联合化疗,只获得短期生存的疗效。尽管CHOP方案能够减轻病情,但是在中枢神经系统原发病灶的远隔部位经常会发现快速增长的再生灶。化疗后肿瘤复发不在原位而在远隔部位,说明药物只能进入血脑屏障破坏的肿瘤区,而血脑屏障完整的肿瘤区域对化疗不敏感。对PCNSL患者血脑屏障的初步研究表明,在首次化疗约5周后血脑屏障破坏区就能快速修复。因此要提高化疗的效果,必须采用能穿过血脑屏障的药物和采用改变血脑屏障通透性的技术。

甲氨蝶呤是目前公认的PCNSL早期治疗首选用药。它抑制二氢叶酸还原酶,叶酸是嘌呤和胸腺嘧啶合成需要的必要辅酶。大剂量甲氨蝶呤可以透过完整的血脑屏障,药物可以到达微小的肿瘤病灶。这个剂量的甲氨蝶呤在脑脊液中也可以达到治疗浓度。2~3小时内快速静滴比24小时缓慢静滴在脑脊液中更容易达到高浓度,这样就避免了鞘膜内给药。因此,大剂量的甲氨蝶呤可以治疗CNS大的、微小的和软脑膜的肿瘤。Gabbai等用甲氨蝶呤治疗,发现在放疗之前都达到了完全或者部分治疗的目的,并且毒性反应很小。Abrey报道了使用甲氨蝶呤辅以甲基苄肼和长春新碱治疗52例病人,平均存活时间为60个月。

甲氨蝶呤的全身性毒性作用有骨髓抑制、黏膜炎症和肾毒性。通过大量饮水和尿碱化可以降低肾毒性。亚叶酸(甲酰四氢叶酸,一种可阻断甲氨蝶呤的叶酸拮抗剂)不会拮抗甲氨蝶呤对恶性肿瘤细胞的毒性作用,却能纠正对正常细胞的毒副作用。亚叶酸穿透血脑屏障的能力较差,可明显拮抗氨甲蝶呤对骨髓和黏膜的毒性作用,而很少影响氨甲蝶呤对CNS淋巴瘤的疗效。

一般认为化疗应安排在放疗前进行。这样做的优点包括:放疗常在短期内使病灶迅速消失,对随后化疗的疗效难以判断;可在早期发现对化疗无反应者,对于这类病人可以选择放疗，放疗结束后就不能化疗或调整化疗药物；放疗前先用甲氨蝶呤，可减少神经毒副作用发生的风险。

5. 免疫抑制的患者

对于免疫功能缺陷患者（如 AIDS），疗效取决于患者的全身各系统的病情进展。部分患者能耐受姑息性放疗，可以延长生存期 5 个月。患者多死于系统性疾病如机会感染，而不是 PCNSL 本身。在少数可耐受化疗患者中大剂量甲氨蝶呤治疗效果较好。筛选能耐受大剂量甲氨蝶呤治疗的指标包括：体内病毒载量较小；CD4 T- 细胞计数 ≥ 200/mm³；全身各系统不存在机会感染。近来有报道表明 AIDS 患者免疫功能重建后，可以导致 PCNSL 消退。对于 AIDS 患者伴 PCNSL，常规应用可抑制 EB 病毒生长的更昔洛韦有一定的疗效。

6. 复发 PCNSL

PCNSL 的复发率约 40% ～ 60%。对于复发 PCNSL 的治疗，十分棘手。对大多数患者来说，补救治疗能增加生存率。全脑放疗可应用于原先未接受放疗的患者。一些可全身和鞘内应用的药物可供复发时选用：甲基苄肼、络莫斯汀、长春新碱合剂、赛派替、高浓度阿糖胞苷、异环磷酰胺、卡铂、依托铂苷。软脑膜肿瘤患者经 Ommaya 储液囊进行鞘内治疗有效，这种疗法比经腰穿进行的鞘内治疗更容易让药物均匀分布。

替莫唑胺是一种烷基化的细胞毒性物质，容易穿透正常的血脑屏障，用于治疗恶性神经胶质细胞瘤。在肾功能不全或全身状况不能耐受甲氨蝶呤时，应用替莫唑胺治疗 PCNSL 获得较好的效果。由于替莫唑胺较好的耐受性和相对较小的肾毒性，使得它有可能在部分病人或者是复发的病人中成为甲氨蝶呤方案的替代。但这需要更多的临床资料来进一步证实。

二、常见并发症

PIML 预后差，生存时间不令人满意，其预后取决于多种因素，如确诊时间的早晚，肿瘤的组织学及生物学特性，以及治疗措施是否得当等。

第十节 颅骨骨瘤并发症

一、颅骨骨瘤

【概述】

颅骨骨瘤是一种常见的良性肿瘤，特点是生长缓慢、无痛、广基，与周围颅骨分界常不清楚。可以发生于颅骨的任何部位，以额骨和顶骨多见，其他颅骨及颅底骨较少见。

颅骨骨瘤分为骨密质性骨瘤和骨松质性骨瘤。骨密质性骨瘤多起源于骨外板，内板多保持完整，显微镜下与正常骨质相似，有的可见成骨性结缔组织，内有新骨组织。因其致密坚硬，也称为象牙骨瘤。骨松质性骨瘤起源于板障，内含较多的纤维组织，有时也含红骨髓或脂肪性骨髓。

因肿瘤生长缓慢，早期易被忽略，病程多较长，有的可自行停止生长。多数骨瘤位于颅顶部，以板型多见，呈突出于颅顶外板的圆形或圆锥状隆起，大小自直径数毫米至数厘米不等，与头皮无粘连、无压痛，多无不适感，除引起外貌变形外，一般不引起特殊症状。板障型多呈膨胀性生长，范围较广，颅骨突出较圆滑，可出现相应部位的局部疼痛，内板型多向颅内生长，临床上少见，但当骨瘤突入鼻旁窦、眼眶等部位，如骨瘤较大时可引起相应的症状。鼻旁窦内骨瘤常有峡蒂与窦壁相连，骨瘤增大阻塞鼻旁窦出口使其成为鼻旁窦黏液囊肿的原因之一。筛窦骨瘤突入眼眶可引起突眼及视力障碍。

【诊断】

（1）根据临床表现和颅骨X线片或颅骨CT检查，对骨瘤不难做出诊断。

（2）在颅骨X线平片上，一般可见到圆形或椭圆形、局限性高密度影。骨松质型骨瘤内部疏松，密度不均匀，骨小梁内可有钙化。骨密质型骨瘤一般生长在颅骨外板上，向外隆起，内部结构致密均匀。发生在额窦和筛窦内骨瘤常呈分叶状。

【鉴别诊断】

（1）对内板型骨瘤应与脑膜瘤引起的颅骨继发增生相区别，脑膜瘤多累及颅骨的全层，内板型骨瘤一般仅累及内板，脑膜瘤可见脑膜血管沟增宽，切位片可见颅骨放射状增生，CT检查在显示颅骨骨质改变的同时，可见脑膜瘤的征象。

（2）该病还应与骨纤维异常增生症相鉴别，后者的病变范围较广泛，以眶顶部多见，有面容改变，在X线平片和CT上可见颅骨全层受累，其边界欠清晰，密度不一致，可有全身其他部位扁骨的改变。

【治疗】

以手术治疗为主。颅顶部骨瘤如体积不大又无特殊症状或个别已停止生长的骨瘤可不做处理。对生长快、影响面容及有症状的骨瘤应手术切除。对限于外板的骨瘤，只需凿平或磨平即可，残留的基底无需电灼灭活。大的、累及颅内的骨瘤则需行骨瓣切除，对载瘤骨瓣煮沸30min灭活、整形处理后回置。对累及鼻旁窦的骨瘤如已引起鼻旁窦阻塞应行手术切除，额窦骨瘤采用经额下硬膜外入路切除；筛窦骨瘤可经眶或经眶板入路切除。对骨松质的骨瘤需要全部切除，以免复发。骨瘤为骨组织肿瘤中最良性者，很少有恶性变化。

二、常见并发症

（一）外貌畸形

【病因】

当其向颅骨表面发展时，可造成外貌畸形。

【诊断】

颅骨X线或头颅CT可见颅骨破坏性改变。

【鉴别诊断】

应与脑膜瘤侵犯颅骨的改变鉴别：脑膜瘤起源于硬脑膜，可侵犯颅骨，造成颅骨损害。

【治疗】

可行整形手术治疗。

（二）压迫症状

【病因】

当骨瘤突入颅腔、眼眶、鼻腔和鼻窦内，压迫神经时可引起压迫症状相应的神经性局灶性体征。

【诊断】

患者可出现视力障碍、视野缺损，眼球外凸，鼻部出血等症状，头颅 CT 可见骨瘤侵袭性改变。

【鉴别诊断】

应与视神经母细胞瘤、鼻窦癌等原发性肿瘤鉴别。

【治疗】

对生长快、影响面容及有症状的骨瘤应手术切除。对累及鼻旁窦的骨瘤如已引起鼻窦阻塞应行手术切除。

（三）颅内压增高

【病因】

骨瘤较大时可引起颅内压增高。

【诊断】

骨瘤向颅内生长，压迫脑组织，可引起中线结构移位，颅内压增高症状，如头痛、恶心、呕吐、视乳头水肿等临床症状。

【鉴别诊断】

应与外生性骨瘤鉴别，突出于颅顶外板的圆形或圆锥状隆起，大小自直径数毫米至数厘米不等，与头皮无粘连、无压痛，多无不适感。

【治疗】

当出现颅内压增高症状时，应尽早切除骨瘤，解除颅内压增高病因，必要时行去骨瓣减压。

第四章

椎管内肿瘤并发症

第一节　脊髓神经鞘瘤并发症

一、脊髓神经鞘瘤

【概述】

神经鞘瘤又名 Schwann 细胞瘤，是由周围神经的 Schwann 鞘（即神经鞘）所形成的肿瘤。其中神经纤维瘤很少，主要是神经鞘瘤，绝大多数是听神经鞘瘤。

1. 神经鞘瘤

又称许旺细胞瘤。患者多为 30～40 岁的中年人，无性别差异。常生长于脊神经后根，如肿瘤较大，可有 2～3 个神经根黏附或被埋入肿瘤中。神经根粗大，亦可多发于几个脊神经根。少数患者可伴发多发性神经纤维瘤病，可见患者皮肤上有咖啡色素斑沉着及多发性小结节状肿瘤。脊髓神经鞘瘤的大小通常为长约 2～3cm，直径约 1～1.5cm。

2. 来自神经鞘细胞的良性肿瘤

在颅内多见于听神经，称听神经瘤。位于小脑脑桥角者可压迫小脑。在颅外，好发于较大的周围神经干，特别是四肢的屈侧。肿瘤多为单发性，生长较慢，为圆形或椭圆形，常有完整的包膜，与其发源神经粘连。切面灰白以至灰黄色，可有黏液变性及囊性变。镜下有束状型及网状型两种。束状型较常见，由密集的梭形细。

【诊断】

1. 临床表现

（1）病程大多较长，胸段者病史最短，颈段和腰段者较长，有时病程可超过 5 年以上。肿瘤发生囊变或出血时呈急性过程。

首发症状最常见的为神经根痛，其次为感觉异常和运动障碍。上颈段肿瘤的疼痛主要在颈项部，偶向肩部及上臂放射；颈胸段的肿瘤疼痛多位于颈后或上背部，并向一侧或双侧肩部、上肢及胸部放射；上胸段的肿瘤常表现为背痛，放射到肩或胸部；胸段肿瘤的疼痛多位于胸腰部，可放射到腹部、腹股沟及下肢。胸腰段肿瘤的疼痛位于腰部，可放射至腹股沟、臀部、大腿及小腿部。腰骶段肿瘤的疼痛位于腰骶部、臀部、会阴部和下肢。

（2）以感觉异常为首发症状者占20%，其可分为感觉过敏和减退两类。前者表现为蚁行感，发麻、发冷、酸胀感、灼热；后者大多为痛、温及触觉的联合减退。运动障碍为首发症状者占第3位。因肿瘤的部位不同，可产生神经根性或束性损害致运动障碍，随着症状的进展可出现锥体束的功能障碍，因而瘫痪范围和程度各不相同。

（3）脊髓神经鞘瘤主要的临床症状和体征表现为疼痛、感觉异常、运动障碍和括约肌功能紊乱。感觉异常的发生率达85%左右，疼痛的发生率近80%。

感觉障碍一般从远端开始，逐渐向上发展，病人早期主观感觉异常，而检查无特殊发现，继之出现感觉减退，最后所有感觉伴同运动功能一起丧失。圆锥马尾部已无脊髓实质，故感觉异常呈周围神经型分布，典型的是肛门和会阴部皮肤呈现马鞍区麻木。多数病人来院时已有不同程度的行动困难，有半数病人已有肢体瘫痪。运动障碍发现的时间因肿瘤部位而异，圆锥或马尾部的肿瘤在晚期时才会出现明显的运动障碍，胸段肿瘤较早出现症状。括约肌功能紊乱往往是晚期症状，表明脊髓部分或完全受压。

2.诊断检查

有明显的神经根性疼痛，运动、感觉障碍自下而上发展，肿瘤节段水平有一个皮肤过敏区，特别是存在脊髓半切综合征，即表现为病变节段以下，同侧上运动神经元性运动麻痹以及触觉、深感觉的减退，对侧的痛、温觉丧失，脑脊液动力学改变常引起疼痛加剧，均提示脊髓髓外神经鞘瘤的可能，需做必要的辅助性检查加以确诊。

（1）实验室检查：因脊髓神经鞘瘤多发生于蛛网膜下腔，肿瘤生长较容易造成蛛网膜下腔堵塞，所以腰椎穿刺压颈试验，多表现为不同程度蛛网膜下腔梗阻。因蛛网膜下腔梗阻，使肿瘤所在部位以下脑脊液循环发生障碍，以及肿瘤细胞脱落，造成脑脊液蛋白含量增高。另外因肿瘤在椎管内，一般较游离，故腰椎穿刺放出脑脊液后症状可以加重。这是由于椎管腔内动力学改变肿瘤加重压迫脊髓所致。

（2）脊柱平片：直接征象是神经鞘瘤钙化斑阴影，较少见。间接征象是指肿瘤压迫椎管及其邻近骨质结构而产生的相应改变，包括椎弓破坏、椎弓根间距离加宽，甚至椎弓根破坏消失、椎体凹陷或椎间孔扩大等。

（3）脊髓造影：蛛网膜下腔完全梗阻率约占95%以上，典型的呈杯口状充盈缺损。

（4）CT与MRI：CT扫描难以做出确切诊断。肿瘤在MRI T_1加权图像上呈髓外低信号瘤灶，在T_2加权图像上呈高信号瘤灶，增强后扫描，实体性肿瘤呈均匀强化，囊性肿瘤呈环形强化，少数肿瘤呈不均匀强化。另视肿瘤所在解剖层次不同，出现相应的脊髓移位。

【鉴别诊断】

根据典型的临床病程和临床表现，特别是在目前 CT、MRI 比较普及的情况下，对于神经鞘瘤的诊断一般不难。但在疾病的早期或不典型病例，有时常常与某些疼痛性疾病或其他脊髓疾病相混淆。因此，应与下列疾病相鉴别。

1. 其他非肿瘤性疾病

在早期（根痛期），由于疼痛常常是首发症状，而且可在很长时期内（数月、甚至 1～2 年）都只是惟一的症状，所以，诊断较为困难，常常误诊为其他疼痛性疾病。在枕大孔区或颈段的肿瘤，可出现枕神经痛、颈肩神经痛、臂神经痛，甚至颈、肩、上肢活动受限。因此，需与相应的疼痛疾病相鉴别。

在胸段的肿瘤，常因胸痛而误为肋间神经痛，因腹痛而误为急腹症。既往曾有不少病例报道，因误诊而行阑尾切除术、胆囊切除术、剖腹探查术等手术。在腰段肿瘤，可与下腹部疾病、坐骨神经痛等相混淆。特别要注意与椎间盘疾病相鉴别。脊柱本身的疾病如脊柱骨软骨病（Scheuermann's disease），有时可与神经鞘瘤的神经根痛混淆。若患者既往史中曾有神经痛、神经炎或脊神经根炎的病史，则常误诊为风湿病。在脊髓压迫症发展的过程中，需与炎症（特别是肉芽肿、脓肿）和变性疾病相鉴别，如多发性硬化、弥散性脑脊髓炎。此外，尚需与少见的疾病鉴别，如脊髓空洞症、肌萎缩性侧索硬化症、血管性病变、蛛网膜炎、蛛网膜囊肿等。

2. 椎管脊膜瘤

在颈段，神经鞘瘤的发病率略高于脊膜瘤。在胸段，脊膜瘤略多见。而在腰段，神经鞘瘤比较多见。神经鞘瘤常位于脊髓后外侧或前外侧，与脊神经根有关，只有 10% 位于脊髓前方。而脊膜瘤常位于脊髓外侧、背侧或齿状韧带前方。

脊膜瘤的病程一般较神经鞘瘤短。脊膜瘤以女性多见，可高达 80%，男女比例为 1∶5。而在神经鞘瘤，两性之间无明显差异。神经鞘瘤的发病高峰在 25～40 岁。而脊膜瘤以中老年人多见，尤多见于 40～70 岁，仅 10% 的病例在 30 岁以下。神经鞘瘤的疼痛发生率（85%）常高于脊膜瘤（67%），且以神经根痛最为常见（占 95%），而脊膜瘤却相对少见（60%）。神经鞘瘤的运动障碍发生率（85%）略低于脊膜瘤。神经鞘瘤的感觉障碍发生率（68%）常低于疼痛的发生率，而脊膜瘤的感觉障碍比较常见（88%），疼痛次之（67%）。神经鞘瘤的自主神经功能障碍发生率（55%）低于脊膜瘤。在 X 线上，脊膜瘤的间接反应如椎骨和椎弓的改变较神经鞘瘤少见，而反应性改变（如脊柱弯曲）较神经鞘瘤多见。在 CT 和 MRI 影像上，脊膜瘤密度或信号虽与神经鞘瘤相似，但更易出现钙化，且较少向椎间孔侵犯，较少出现哑铃状生长。

【治疗】

（1）脊膜瘤属于良性脊髓肿瘤，手术切除治疗效果良好。有的病人虽已出现脊髓横贯性损害，但肿瘤切除后，脊髓功能仍可能恢复。与颅内脑膜瘤相比较，脊髓脊膜瘤较少出现骨性破坏，缺乏大的静脉窦和动脉分支供应，可轻轻牵拉肿瘤远离脊髓，进而保护好脊髓组织。硬膜外静脉丛在腹侧较为丰富，并随腹侧面脊膜瘤的生长而扩大，在手术中这些血管出血时止血常较为困难。

（2）脊髓背外侧肿瘤可以通过牵引硬膜边缘远离脊髓，切除肿瘤起源处的局部硬膜将获得肿瘤全切除。对位于侧方及腹侧面的肿瘤，位于肿瘤表面的蛛网膜层应切开，这样将便于从肿瘤表面进行分离肿瘤的两极，用少许棉片置于肿瘤周边，减少血液进入蛛网膜下腔，然后对暴露的肿瘤表面进行电凝，减少肿瘤血管及其体积。对较大的肿瘤通过电凝肿瘤中央，分块切除之，然后再将与脊髓相粘连的肿瘤囊壁仔细分离，进而切除，最后对硬膜基底部底肿瘤进行切除，对硬膜受累部分予以电灼，达到充分切除。用胸背筋膜予以修补硬膜。用温的生理盐水将蛛网膜下腔的血块及坏死物冲洗干净。对于受压变形的脊髓组织处的蛛网膜粘连，可予以松解。这些操作可能有助于防止脊膜瘤术后并发症，如脊髓栓系、蛛网膜炎、迟发的脊髓空洞形成及脑积水等。极少数脊膜瘤通过椎间孔神经根硬膜袖套长出椎管外，形成哑铃状。切除肿瘤的技术同前切除神经鞘瘤技术，在此水平处切断受累神经根很少引起功能障碍。对硬膜基底部的处理是脊膜瘤治疗中最有争议的，切除肿瘤起源处的硬膜，并以胸背筋膜修复之，或在原位扩大电凝灼范围，均为治疗过程中行之有效的方法。

（3）手术中应注意脊膜瘤大都和硬脊膜有紧密相连的较宽基底，术中可在显微镜下操作，先沿肿瘤基底硬脊膜内层剥离，如有困难可将附着的硬脊膜全层切除，以减少出血和肿瘤复发。脊膜瘤大都血运较丰富，手术时应先电凝阻断通往肿瘤供血，以减少出血。对于生长在脊髓背侧或背外侧的肿瘤，经剥离肿瘤基底阻断血运后，肿瘤体积缩小游离后，再分离瘤体周围粘连以完整取下肿瘤。对于位于脊髓前方或前侧方的肿瘤，切忌勉强做整个切除，以免过度牵拉脊髓造成损伤，应先行包膜内分块切除，肿瘤体积缩小后再切除包膜。

为了充分暴露术野，有时需要切断1～2个神经根和齿状韧带。

二、常见并发症

神经鞘瘤的治疗方法以手术切除为主，一般为手术出现并发症。

（一）硬脊膜外血肿

【病因】

椎旁肌肉，椎骨和硬脊膜静脉丛止血不彻底，术后可形成血肿，造成肢体瘫痪加重。

【诊断】

硬膜外血肿一般多见于术后1～3周内，极少数发生在手术3周以后，在CT扫描图像上硬膜外血肿表现为不同程度硬膜外高密度影，亦可对硬膜囊形成压迫，其密度信号的强度高低与血肿吸收程度及血肿内所含纤维组织有关。

【鉴别诊断】

MRI检查不仅可协助明确诊断，而且可指导临床治疗，本病应注意与硬脊膜外脓肿、急性椎间盘膨出、椎管内硬脊膜外转移瘤卒中等疾病鉴别。

【治疗】

如果血肿对脊髓压迫明显，应积极探查，清除血肿，彻底止血。

（二）脊髓水肿

【病因】

常因手术操作损伤脊髓造成。

【诊断】

临床表现类似血肿。

【鉴别诊断】

急性椎间盘膨出、椎管内硬脊膜外转移瘤卒中等疾病鉴别。

【治疗】

治疗以脱水、激素为主,严重者可再次手术,开放硬脊膜。

(三)脑脊液漏

【病因】

多为因硬脊膜和肌肉层缝合不严密引起的医源性硬脊膜损伤。

【诊断】

脑脊液漏的直接后果是伤口的不愈合和感染,如经久不愈可引起头疼症状。有部分病例虽然皮肤及皮下组织伤口愈合,但可在局部形成硬脊膜囊肿,多数情况并无明显不适,个别病例可造成神经损害。CT 扫描能显示椎管内及皮下液体,在行椎板切除部位呈低密度影并向后延伸,在 MRI 则显示其内容物与脑脊液信号强度相同,但难以与软组织水肿鉴别,诊断脑脊液漏以脊髓造影及 CT 脊髓造影效果最为理想,可清晰显示脑脊液漏的范围。

【鉴别诊断】

应与伤口感染鉴别。

【治疗】

脑脊液漏的预防关键是在手术中动作轻柔避免损伤硬膜,而手术切开硬膜时应注意严密缝合,如硬膜缺损较大应及时修补。特别是在硬膜内切除肿瘤时,手术中硬膜缝合非常重要。如有引流,应提前拔除引流管,漏液少者换药观察,漏液不能停止或漏液多者,应在手术室缝合瘘口。

(四)切口感染,裂开

【病因】

由于术前准备不足、患者自身抵抗能力差、器械消毒及手术无菌操作不严格,术中处理不恰当、脑脊液漏、术后引流管未及时拔出等因素导致。

【诊断】

切口感染与裂开,可分为浅层和深层两型。临床表现为手术区域敷料浸润,分泌物细菌培养及药敏试验确定细菌类别。

【鉴别诊断】

应与脑脊液漏鉴别。

【治疗】

术中应注意无菌操作。对于切口感染、裂开,可及时给以清创缝合、引流;保持伤口的干燥、清洁;增强机体抵抗力和敏感抗生素的应用。再次术后仍要根据细菌培养和药敏试验结果选择敏感和能透过血脑屏障的抗生素,时间不少于 6 周。术后除抗生素治疗外,应积极改善全身情况,特别注意蛋白质及多种维生素的补充。

第二节　脊膜瘤并发症

一、脊膜瘤

【概述】

脊膜瘤起源于蛛网膜内皮细胞或硬脊膜的纤维细胞，是一种良性脊髓肿瘤。脊膜瘤可发生于任何年龄组，但绝大多数发生在50～70岁年龄组。75%～85%发生于女性，大约80%发生在胸段脊髓。脊膜瘤生长较缓慢，早期症状多不明显，故一般病史较长。

【诊断】

1.临床表现

脊髓受压的症状及病情发展和脊髓神经纤维瘤病程发展相似。常见的首发症状是肿瘤所在部位相应的肢体麻木，其次是乏力。病史较长，早期症状不明显，首发症状，以肿瘤所在部位相应肢体麻木不适多见。多发生于中年以上妇女，儿童较少见。

2.诊断检查

（1）实验室检查：腰椎穿刺压颈试验，蛛网膜下腔出现梗阻，一般较神经纤维瘤晚。脑脊液蛋白含量一般为中度增加。

（2）其他辅助检查：脊膜瘤和神经纤维瘤同属脊髓外，硬脊膜内的良性肿瘤，在X线平片及脊髓碘油造影检查大致相同，不同点是脊膜瘤在X线检查时，有的可发现砂粒状钙化。

（3）CT及MRI表现：CT平扫时肿瘤为实质性，密度常稍高于正常脊髓，肿瘤多呈圆形或类圆形，肿瘤内可发生钙化为其显著的特点。椎管造影CT可见肿瘤部位蛛网膜下腔增宽，脊髓受压向对侧移位，对侧蛛网膜下腔变窄或消失。MRI显示脊膜瘤比CT优越，可见胸髓后方或颈髓前方有软组织肿物存在，脊髓向对侧移位，脊髓可受压变扁或变形。肿物在横切位时呈圆形或类圆形，矢状位或冠状位时肿瘤的上下径常大于横径，呈长方形、长椭圆形或长条形，T_1加权图肿瘤多呈等信号或稍低信号，边缘光整，与脊髓之间可有低信号环带存在，但也可融为一体，境界不清。T_1加权图时信号比较均质，钙化显著时信号也可不均质。T_2加权图肿瘤信号常稍高于脊髓，钙化显著时其内有低信号存在。

【鉴别诊断】

1.脊髓肿瘤需与其他脊髓疾患鉴别

如粘连性蛛网膜炎、多发硬化、肌萎缩性侧索硬化、脊髓空洞症。需鉴别的骨科疾病为脊柱结核、脊柱的退变病。

脊柱结构病：多有低烧、盗汗等慢性中毒症状，病变多侵蚀椎间盘与相应椎体缘，椎旁寒形脓疡有助于鉴别诊断。

退变性脊椎病：因椎间盘、韧带突入椎管引起脊髓和神经受压。中年以后脊柱退行变的影像学征象几乎都存在，与脊髓肿瘤的鉴别诊断要靠细致的神经系统评价，辅助以影像学检查。

能对脊髓或脊神经根产生压迫的肿瘤，可起源于脊髓实质，神经根，脊膜或脊椎。

原发的脊髓肿瘤比颅内肿瘤少见。大约2/3原发的脊髓肿瘤是脊膜瘤与神经纤维瘤；其余的通常为胶质瘤与肉瘤。大约10%是髓内肿瘤。硬脊膜外转移性病变通常起源于肺癌、乳腺癌、前列腺癌、肾癌、甲状腺癌或淋巴瘤（例如：霍奇金病、淋巴肉瘤、网状细胞肉瘤）。

2. 脊髓肿瘤马尾损伤

马尾神经综合征是世界疑难课题。临床多见脊柱暴力骨折、腰椎退行性病变、马尾部位胆脂瘤、神经鞘瘤、脊髓脊膜瘤、脂肪瘤或转移瘤刺激损伤马尾神经所。

【治疗】

手术治疗：

脊膜瘤属于良性脊髓肿瘤，手术切除治疗效果良好。有的病人虽已出现脊髓横贯性损害，但肿瘤切除后，脊髓功能仍可能恢复。与颅内脑膜瘤相比较，脊髓脊膜瘤较少出现骨性破坏，缺乏大的静脉窦和动脉分支供应，可轻轻牵拉肿瘤远离脊髓，进而保护好脊髓组织。硬膜外静脉丛在腹侧较为丰富，并随腹侧面脊膜瘤的生长而扩大，在手术中这些血管出血时止血常较为困难。脊髓背外侧肿瘤可以通过牵引硬膜边缘远离脊髓，切除肿瘤起源处的局部硬膜将获得肿瘤全切除。对位于侧方及腹侧面的肿瘤，位于肿瘤表面的蛛网膜层应切开，这样将便于从肿瘤表面进行分离肿瘤的两极，用少许棉片置于肿瘤周边，减少血液进入蛛网膜下腔，然后对暴露的肿瘤表面进行电凝，减少肿瘤血管及其体积。对较大的肿瘤通过电凝肿瘤中央，分块切除，然后再将与脊髓相粘连的肿瘤囊壁仔细分离，进而将其切除，最后对硬膜基底部底肿瘤进行切除，对硬膜受累部分予以电灼，达到充分切除。用胸背筋膜予以修补硬膜。用温的生理盐水将蛛网膜下腔的血块及坏死物冲洗干净。对于受压变形的脊髓组织处的蛛网膜粘连，可予以松解。这些操作可能有助于防止术后并发症，如脊髓栓系、蛛网膜炎、迟发的脊髓空洞形成及脑积水等。极少数脊膜瘤通过椎间孔神经根硬膜袖套长出椎管外，形成哑铃状。

切除肿瘤的技术同前切除神经鞘瘤技术，在此水平处切断受累神经根很少引起功能障碍。对硬膜基底部的处理是脊膜瘤治疗中最有争议的，切除肿瘤起源处的硬膜，并以胸背筋膜修复之，或在原位扩大电凝灼范围，均为治疗过程中行之有效的方法。

手术中应注意脊膜瘤大都和硬脊膜有紧密相连的较宽基底，术中可在显微镜下操作，先沿肿瘤基底硬脊膜内层剥离，如有困难可将附着的硬脊膜全层切除，以减少出血和肿瘤复发。脊膜瘤大都血运较丰富，手术时应先电凝阻断通往肿瘤供血，以减少出血。

对于生长在脊髓背侧或背外侧的肿瘤，经剥离肿瘤基底阻断血运后，肿瘤体积缩小游离后，再分离瘤体周围粘连以完整取下肿瘤。对于位于脊髓前方或前侧方的肿瘤，切忌勉强做整个切除，以免过度牵拉脊髓造成损伤，应先行包膜内分块切除，肿瘤体积缩小后再切除包膜。为了充分暴露术野，有时需要切断 1 ~ 2 个神经根和齿状韧带。

二、常见并发症

脊膜瘤起源于蛛网膜内皮细胞或硬脊膜的纤维细胞是一种良性脊髓肿瘤。脊膜瘤是椎管内常见良性肿瘤之一，手术切除是唯一有效的方法。但手术治疗并不是都有百分之百的安全性，脊膜瘤如进行手术治疗，可能出现以下并发症。

（一）神经损伤

【病因】

常见的原因有麻醉、咬骨钳损伤、分离

肿瘤时导致脊髓损伤、过度电凝、出血、过度牵拉、减压不充分、解剖不清晰等。颈椎手术中的脊髓损伤可因麻醉插管过程中颈椎过伸而引起，老年患者更为多见。

【诊断】

脊髓是很娇嫩的组织，稍受挤压或碰撞，可造成永久性的功能障碍。

【鉴别诊断】

应与肿瘤压迫引起的神经功能障碍鉴别。

【治疗】

随着脊柱内固定应用的逐渐广泛，所引起的神经损伤相应增多。这些并发症发生后常需再手术取出固定。

（二）神经根周围瘢痕形成

【病因】

手术对神经根损伤所引起，发生率一般为1%～2%，高者可达12%。神经根周围瘢痕形成可能与局部血肿形成及神经根解剖变异有关。有学者认为与术中使用脑棉、生物材料有关。

【诊断】

患者的临床表现为在术后经过一段缓解期后，又再次出现神经根痛症状。

【鉴别诊断】

与神经损伤相鉴别。

【治疗】

经非甾体抗炎药物治疗可能暂时有效，但症状也可持续存在或暂时缓解数月后又复发。

（三）粘连性蛛网膜炎

【病因】

蛛网膜和软脊膜的炎性过程所引起的自身增厚以及神经根的相互和与蛛网膜的粘连。

【诊断】

蛛网膜炎可局限于一个节段也可同时累及多个节段，通常为硬膜囊尾端受累，病程长者蛛网膜还可发生钙化或骨化；导致脊髓功能障碍和神经根痛症状。

【鉴别诊断】

应与颅内感染鉴别。

【治疗】

治疗以对症、缓解疼痛为主，远期效果不佳。

（四）脑脊液漏

【病因】

多因硬脊膜和肌肉层缝合不严密引起的医源性硬脊膜损伤。

【诊断】

脑脊液漏的直接后果是伤口的不愈合和感染，如经久不愈可引起头疼症状。有部分病例虽然皮肤及皮下组织伤口愈合还可在局部形成硬脊膜囊肿，但多数情况并无明显不适，个别病例可造成神经损害。CT扫描能显示椎管内及皮下液体，在行椎板切除部位呈低密度影并向后延伸，在MRI则显示其内容物与脑脊液信号强度相同，但难以与软组织水肿鉴别，诊断脑脊液漏以脊髓造影及CT脊髓造影效果最为理想，可清晰显示脑脊液漏的范围。

【鉴别诊断】

应与伤口感染鉴别。

【治疗】

脑脊液漏的预防关键是在手术中动作轻柔避免损伤硬膜，而手术切开硬膜时应注意严密缝合，如硬膜缺损较大应及时修补。特别是在硬膜内切除肿瘤时，手术中硬膜缝合非常重要。如有引流，应提前拔除引流管，漏液少者换药观察，漏液不能停止或漏液多者，应在手术室缝合瘘口。

第三节　椎管转移瘤并发症

一、椎管转移瘤

【概述】

椎管转移瘤（本文包括脊柱和脊髓转移瘤）是肿瘤发展过程中危害性最大的并发症之一，常常压迫脊髓（或脊神经），使其丧失功能，从而导致瘫痪等神经损害，严重影响患者的生存质量。这类肿瘤多位于硬脊膜外，其所引起的脊髓压迫症，又称为转移瘤性硬膜外脊髓压迫症（metastatic epidurul spinal cord compression，MESCC）。近年来，由于肿瘤诊断技术和治疗方法的进展，以及大量肿瘤患者生存期的延长，椎管转移瘤的病例日趋增多。因此，本病的重要性已越来越突出。

【诊断】

1.临床表现

大多数病例的首发症状是背部疼痛，约占成年患者的95%，儿童患者的80%。个别无疼痛的病例主要见于肺癌、肾癌和淋巴瘤患者。

疼痛可表现为三种形式：

①局部疼痛（local pain），最为常见。主要是由于肿瘤生长导致椎骨骨膜张力增高所致。通常为持续性、进行性。非常难受，即使卧床休息也不能缓解。影像学检查可发现椎体膨大，但多无椎体塌陷或脊柱畸形。

②脊柱痛（spinal pain）：主要是由于脊柱结构异常所致。疼痛可因运动而加重，因休息而减轻。影像学检查可发现椎体塌陷或脊柱畸形。对此类患者进行脊柱固定，常可缓解疼痛，而放疗却不能。

③神经根痛（radicular pain），主要是由于肿瘤刺激或压迫脊神经根所致，常出现较晚。疼痛可从背部放射到相应的皮区。咳嗽、喷嚏、运动可使疼痛加重。根痛以腰骶段病变最常见（90%），其次为颈段（79%）、胸段（55%）。胸段病变的根痛常为双侧性，其他部位可为双侧性，也可为单侧性。除背部疼痛外，少数病例还可表现为枕部疼痛（如上颈段病灶）、臂痛和手指痛（如下颈段病灶）。在出现神经根痛之前，患者一般不会到神经科来就诊。

神经损害表现一般于疼痛持续数天至数月后出现。这一过程的长短与肿瘤生长速度有关。肿瘤恶性度高（如肺癌），则持续时间短，反之，则持续时间长。由于各种原因，大约80%的病例在就诊就已出现肢体无力。待到确诊时，约15%已出现截瘫，35%出现轻截瘫，仅50%仍有行走功能，78%的病例出现感觉障碍，57%出现膀胱直肠功能障碍。肢体无力常呈双侧性、对称性。一旦出现瘫痪征象，则病情迅速进展，甚至可在数小时至数天内出现截瘫。若出现膀胱直肠功能障碍，则多表明病情已属晚期，此外，体检还可发现患区压痛、叩击痛、脊柱活动受限等表现。

2. 诊断检查

（1）脊椎X线平片：可能显示骨质破坏，椎弓根间距增宽或椎旁组织变形。脑脊液蛋白定量通常增高，脊腔动力测定显示蛛网膜下腔内存在阻塞现象，如出现完全性阻塞，进行腰穿有危险性，应先做成像检查。对脊髓肿瘤MRI能提供确诊，虽然偶尔有需要做CT脊腔造影检查，特别是为确定硬脊膜外的肿瘤。CT脊腔造影术可能提供第一个线索指出病变是动静脉畸形，后者可经选择性动脉造影检查加以证实。

（2）普通X线检查：仍是一个非常有效的检查手段，具有较高的敏感性和特异性，有时甚至优于脊髓造影和MRI。在疾病早期，普通X线检查即可发现多数（85%～94%）椎管转移瘤的异常表现。但需注意，X线检查具有17%的假阴性率。CT和MRI是目前较为理想的检查手段，能更准确地显示病灶以及病灶与脊髓、脊神经根的关系，也可鉴别良、恶性病变，并能为手术计划提供重要依据。由于30%～49%的病例可出现多发转移灶，因此，有学者建议，应对所有椎管转移瘤患者，进行全脊柱影像学检查，如MRI、SPECT。为了明确病理诊断，可考虑在CT引导下对塌陷椎体、椎旁或硬膜外肿块进行活检。在发现椎管转移瘤病灶后，还要进行全身检查，以发现原发病灶。

根据既往肿瘤病史及典型的发病过程，特别是进展迅速的脊髓损害表现，诊断多不

困难。然而，此时的病情多已非常严重，预后也非常差。因此，应当重视早期诊断。

为了尽早诊断，临床上需警惕下列可疑情况：①肿瘤患者新近出现异常的背部疼痛；②虽无肿瘤病史，但新近出现异常的背痛或神经根痛（特别是位于胸背部），卧床休息不能缓解，并伴脊柱触痛。对所有可疑对象，均需进一步检查。

【鉴别诊断】

（1）在以疼痛为主要表现的疾病早期，要与一般性腰背痛、脊柱关节变性疾病（如椎间盘突出症、风湿病等）相鉴别。

（2）当发生不完全性或完全性脊髓横贯性损害时，要注意与硬膜外脓肿、硬膜外血肿、硬膜外动静脉畸形、癌性脊膜炎相鉴别。

（3）少数情况下，还要与脊髓缺血性病变、脊髓急性炎症、脊髓放射性损害、类肿瘤综合征相鉴别。

【治疗】

迄今为止，对椎管转移瘤治疗尚无公认的理想措施。不同的医疗中心和不同的专科医师，在治疗的观点和对治疗措施的选择明显不同，各执己见，争议颇大。

1. 非手术治疗

对于大多数椎管转移瘤，放疗和激素曾一直是主要的治疗措施。化疗仅对某些化疗敏感性肿瘤具有效果（如淋巴瘤、神经母细胞瘤）。激素可通过缓解脊髓水肿，降低硬脊膜张力，来缓解疼痛，改善神经功能。因此，对确诊或高度怀疑椎管转移瘤，且伴脊髓压迫者，可考虑立即应用大剂量激素（多数情况下是作为放疗的辅助措施）。有学者推荐，先用100mg地塞米松静脉推注，而后每小时用24mg。但激素改善神经功能的最终疗效尚不

肯定。

放疗是目前公认的有效措施，甚至有学者提出单独放疗的观点。对放疗敏感的肿瘤，应首选放疗。如淋巴瘤、骨髓瘤、精原细胞瘤等。然而对放疗不敏感的肿瘤，如肾癌、肺癌、结肠癌、黑色素瘤等，是首选放疗还是首选手术，尚有较大争议。

2. 手术治疗

近年，由于手术治疗的进展，许多学者认为，手术减压＋放疗是治疗椎管转移瘤的标准措施。但也有学者坚持认为，根治性手术并无肯定的益处。目前手术治疗的原则是：首要目标是根治性切除病灶，达到局部治愈；次要目标是缓解疼痛，保存神经功能，改善脊柱稳定性。手术的最佳时机一般认为是在神经损害刚刚发生的时候。

传统的手术指征为：①放疗后肿瘤复发；②病理诊断不明；③病情进行性恶化；④单发病灶；⑤放疗不敏感；⑥脊柱不稳定。北京天坛医院建议的手术指征为：①全身情况允许手术；②脊髓受压明显，且为单发病灶；③剧烈疼痛，而非手术治疗无效；④原发灶切除后出现的转移灶；⑤病理诊断不明确，且不能排除其他肿瘤者。禁忌证为：①合并全身广泛转移；②已属肿瘤晚期，全身衰竭；③发病24h即出现完全性迟缓性截瘫，尤其是肺癌转移灶；④无脊髓受压情况。

目前尚无公认的最佳手术方案。现临床上常用的手术方法以下几种。

（1）后路椎板减压术：这是最早开展的手术方法。近年来，由于许多学者认为，此手术无法切除脊髓前方的椎体病变，且疗效欠佳，不再提倡。但仍有一些学者坚持认为，此手术具有一定价值，特别是对于估计预后差的患者。结合文献，对于出现下列情况的患者，可考虑后路椎板减压术：①全身情况欠佳、预计生存期有限者，如原发灶为肺癌者、有脑或内脏转移者；②病理诊断不明者；③病灶在脊髓后方者。

（2）前路椎体切除减压术＋脊柱固定术：由于80％的椎管转移瘤为脊髓前方或侧前方压迫，因而，近年许多学者推荐此种手术。资料报道，该手术的疗效较为满意。手术方法为：前路经胸或经腹膜后切除已破坏的椎体，然后用甲基丙烯酸树脂（methylmethacrylate）重建椎体，并用交锁钢板和螺钉（locking plate and screw constructs）进行前路固定。但此手术具有如下缺点：手术难度大、创伤大、风险大，可能增加死亡率和病残率。

禁忌证为：①预计生存期有限者；②广泛脊椎转移或重要脏器严重疾病者；③胸膜或腹膜疾病者。

（3）其他手术方法：前后路联合手术＋脊椎固定术，适用于脊柱三柱受累或脊柱明显不稳的患者；双侧后外侧经椎弓椎体切除减压术＋脊椎固定术，适用于椎骨后部病灶，且偏于椎弓根者；单侧后外侧经椎弓椎体切除减压术（不固定），适用于体质衰弱，寿命有限的患者。此外，还有术前栓塞术、内镜辅助手术。

二、常见并发症

影响椎管转移瘤预后的因素包括发病急缓、进展速度、治疗前后神经功能状态、原发肿瘤性质和部位、椎体受累数量。一般来说，发病急、进展快者，预后不良；病程长者优于病程短者；治疗前能行走或肢体无力程度轻者优于不能行走或肢体无力程度重者；单椎体病灶优于多椎体病灶者；放疗敏感的肿瘤好于放疗不敏感的肿瘤；肺癌差于其他肿瘤。一旦截瘫超过24h，则恢复的可能性很小。

此外，膀胱直肠功能障碍也是预后不佳的征兆。

早先的文献报道，椎管转移瘤的平均生存期在6个月左右，少数可达1年或1年以上。

近年的资料报道，术后患者的1年生存率可达60%～62%；2年生存率可达46%。某些儿童病例甚至可达到48～108个月。因此，有学者认为，对儿童椎管转移瘤，应采取积极治疗的态度。

第五章

脑血管病并发症

第一节　颅内动脉瘤并发症

一、颅内动脉瘤

【概述】

颅内动脉瘤系指脑动脉壁的异常膨出部分，是引起自发性蛛网膜下腔出血的最常见原因。病因尚不甚清楚，但以先天性动脉瘤占大部分。任何年龄可发病，40～66岁常见。80%发生于脑底动脉环前半部。临床上以自发脑出血、脑血管痉挛、动眼神经麻痹等局灶症状为特点。动脉瘤的"破裂"常是产生严重症状甚至死亡的主要原因。由于诊断水平的大大提高、手术与其他治疗手段的进步，许多部位的动脉瘤都可取得良好的效果。

国际常采用 Hunt 五级分类法：

一级：无症状，或有轻微头痛和颈强直。

二级：头痛较重，颈强直，除动眼神经等脑神经麻痹外，无其他神经症状。

三级：轻度意识障碍，躁动不安和轻度脑症状。

四级：半昏迷、偏瘫，早期去脑强直和植物神经障碍。

五级：深昏迷、去脑强直，濒危状态。

【诊断】

1. 临床表现

（1）动脉瘤破裂出血症状：中、小型动脉瘤未破裂出血，临床可无任何症状。动脉瘤一旦破裂出血，临床表现为严重的蛛网膜下腔出血，发病急剧，病人剧烈头痛，形容如"头要炸开"。频繁呕吐，大汗淋漓，体温可升高；颈强直，克氏征阳性；也可能出现意识障碍，甚至昏迷。部分病人出血前有劳累，情绪激动等诱因，也有的无明显诱因或在睡眠中发病。约1/3的病人，动脉瘤破裂后因未及时诊治而死亡。多数动脉瘤破口会被凝血封闭而出血停止，病情逐渐稳定。随着动脉瘤破口周围血块溶解，动脉瘤可能再次破溃出血。二次出血多发生在第一次出血后2周内。部分病人出血可经视神经鞘侵入玻璃体引起视力障碍。蛛网膜下腔出血后，红细胞破坏产生5-羟色胺、儿茶酚胺等多种血管活性物质作用于脑血管，发生血管痉挛，发生率为21%～62%，多发生在出血后的3～15天。局部血管痉挛只发生在动脉瘤附近，病人症状不明显，只在脑血管造影上显示。广泛脑血管痉挛，会导致脑梗死发生，病人意识障碍、偏瘫，甚至死亡。

（2）局灶症状：取决于动脉瘤的部位、毗邻解剖结构及动脉瘤大小。动眼神经麻痹常见于颈内动脉－后交通动脉瘤和大脑后动脉的动脉瘤，表现为单侧眼睑下垂、瞳孔散大，内收、上、下视不能，直、间接光反应消失。有时局灶症状出现在蛛网膜下腔出血之前，被视为动脉瘤出血的前兆症状，如轻微偏头痛、眼眶痛，继之出现动眼神经麻痹，此时应警惕随之而来的蛛网膜下腔出血。大脑中动脉的动脉瘤出血如形成血肿；或其他部位动脉瘤出血后，脑血管痉挛脑梗死，病人可出现偏瘫，运动性或感觉性失语。巨大动脉瘤影响到视路，病人可有视力视野障碍。动脉瘤出血后，病情轻重不一。为便于判断病情，选择造影和手术时机，评价疗效。

2. 诊断检查

（1）确定有无蛛网膜下腔出血。出血急性期，CT确诊SAH阳性串极高，安全迅速可靠。出血一周后，CT不易诊断。腰椎穿刺可能诱发动脉瘤破裂出血，故一般不再作为确诊SAH的首选。

（2）因颅内动脉瘤多位于颅底部WiLLis动脉环，直径小于1.0cm的动脉瘤，CT不易查出。直径大于1.0cm，注射对比剂后，CT扫描可检出。MRI优于CT，动脉瘤内可见流空。MRA可提示不同部位动脉瘤，常用于颅内动脉瘤筛选。三维CT（3D-CT）从不同角度了解动脉瘤与载瘤动脉的关系，为手术夹闭动脉瘤决策提供更多的资料。

（3）脑血管造影是确诊颅内动脉瘤必须的检查方法，对判明动脉瘤的准确位置、形态、内径、数目、血管痉挛和确定手术方案都十分重要。DSA更为清晰，经股动脉插管全脑血管造影，可避免遗漏多发动脉瘤。病情在三级以下，脑血管造影应及早进行，三级和三级以上病人可待病情稳定后，再行造影检查。及早造影明确诊断，尽快手术夹闭动脉瘤，可以防止动脉瘤再次破裂出血。首次造影阴性，可能因脑血管痉挛而动脉瘤未显影，高度怀疑动脉瘤者，应在3个月后重复造影。

【鉴别诊断】

未破裂动脉瘤有局部症状或颅内压增高表现者，以及破裂出血引起蛛网膜下腔出血者尚需要与颅内肿瘤、脑血管畸形、高血压性脑出血、烟雾病、颅脑损伤、血液病、脊髓血管畸形等疾病相鉴别。

1. 颅内肿瘤

鞍上区动脉瘤常误诊为鞍区肿瘤，但鞍上区动脉瘤没有蝶鞍的球形扩大，缺乏垂体功能低下的表现。颅内肿瘤卒中出血多见于各种胶质瘤、转移瘤、脑膜瘤、垂体瘤、脉络丛乳头状瘤等，在出血前多有颅内压增高及病灶定位体征。无再出血现象。据CT扫描及脑血管造影可容易鉴别。

2. 脑血管畸形

一般病人年龄较轻，病变多在大脑外

侧裂、大脑中动脉分布区。出血前常有头痛（66%）、癫痫（50%以上）及进行性肢体肌力减退、智能减退、颅内血管杂音及颅内压增高的表现，多无脑神经麻痹的表现。

3. 高血压性脑出血

年龄多在 40 岁以上，有高血压史，突然发病，意识障碍较重，可有偏瘫。失语为特征性表现，出血部位多在基底节丘脑区。

4. 烟雾病

年龄多在 10 岁以下及 20～40 岁，儿童常表现为脑缺血性症状伴进行性智能低下，成人多为脑出血性症状，但意识障碍相对较轻，脑血管造影可见颅底特征性的异常血管网，以资鉴别。

5. 外伤性蛛网膜下腔出血

可见于任何年龄，有明显的头外伤史，受伤前无异常，可伴有其他颅脑外伤的表现，如头皮裂伤及颅骨骨折等。

6. 血液病

白血病、血友病、再生障碍性贫血、血小板减少性紫癜、红细胞增多症等引起的蛛网膜下腔出血，往往在发病前即有血液病的临床表现，通过血液检查及骨髓检查不难区别。

7. 脊髓血管畸形

多在 20～30 岁发病。出血前常有双下肢或四肢麻木、无力及括约肌功能障碍。发病时多无意识障碍，出现剧烈背痛伴急性脊髓压迫症，不难鉴别。

8. 脑缺血性疾病

多见于老年人，常有高血压、高血脂史。多在安静时发病，发病相对较慢，临床症状相对较轻，脑脊液内无红细胞，CT 扫描示脑内低密度区，足以区别。

9. 医源性蛛网膜下腔出血

抗凝治疗、胰岛素休克及电休克治疗等均可引起蛛网膜下腔出血，凭治疗史鉴别不难。

10. 其他疾病

各种结缔组织疾病如多发性结节性动脉炎、红斑狼疮、各种炎症如脑炎、脑膜炎、钩端螺旋体病。结核性脑膜炎、真菌性脑膜炎、布氏杆菌病、流感、百日咳等，急性风湿热、严重肝病、出血性肾炎、过敏性肾炎、抑郁症等，均可引起蛛网膜下腔出血。但这些病因的蛛网膜下腔出血临床上少见，根据这些疾病的临床特征及有关检查不难鉴别。

【治疗】

颅内动脉瘤应手术治疗。采取保守治疗约 70%病人会死于动脉瘤再出血。显微手术使动脉瘤的手术死亡率已降至 2%以下。

1. 手术时机选择

病情一、二级病人，应尽早造影，争取在一周内手术。病情属三级及三级以上，提示出血严重，可能有脑血管痉挛和脑积水，此时手术危险性较大，待数日病情好转后再进行手术。

2. 手术方法

开颅夹闭动脉瘤蒂是最理想的方法，应属首选。因它既不阻断载瘤动脉，又完全彻底消除动脉瘤。孤立术是在动脉瘤的两端夹闭载瘤动脉，在未能证明脑的侧支供应良好情况时应慎用。动脉瘤壁加固术疗效不肯定应尽量少用。临床不适宜手术，导管技术可达部位的动脉瘤，可选气囊、弹簧圈栓塞的介入治疗。术后应复查脑血管造影，证实动脉瘤是否消失。

3. 待手术期治疗

动脉瘤破裂后，病人雇绝对卧床休息，尽量减少不良的声、光刺激，最好将病人置ICU 监护。经颅多普勒超声检查可监测脑血流变化，有利于观察病情进展。便秘者应给缓泻剂，维持正常血压，适当镇静治疗。合并脑血管痉挛时，早期可试用钙离子拮抗剂等护血管治疗。为预防动脉瘤破口处凝血块溶解再次出血，采用较大剂量的抗纤维蛋白的溶解剂，如氨基己酸；以抑制纤维蛋白溶解酶原的形成，但肾功能障碍者慎用，副作用有血栓形成可能。

二、常见并发症

在先天性脑动脉瘤的病人中，可伴有身体其他部位或颅内血管性及非血管畸形、这种动脉瘤伴发畸形的情况并非罕见。动脉瘤伴有的畸形包括主动脉狭窄、多囊肾、马蹄肾、肾脏发育不全、双侧输尿管畸形、肾动脉狭窄、卵圆孔未闭、Willis 动脉环畸形、结缔组织病（如 Marfan 综合征及 Ehlers–Danlos 病等）、烟雾病及其他先天性脑血管异常和家族性遗传病等。其中，以伴发Willis 动脉环畸形最多见。Willis 动脉环发育异常的人，其动脉瘤发生率比正常人高1 倍。动脉瘤合并动静脉畸形时，动脉瘤常位于供血动脉。脑动脉瘤破裂出血后常会引发许多继发性变化。

（一）脑血管痉挛

【病因】

动脉瘤破裂出血造成蛛网膜下腔出血而发生脑血管痉挛，血管痉挛可先局部发生，然后波及全脑。其发生率在30% ～ 60%。目前认为脑血管痉挛的发生主要是由于血液中释放出血管收缩物质所致，如5- 羟色胺、儿茶酚胺、前列腺素等。

【诊断】

由于脑血管痉挛，脑灌注减少，使脑实质发生缺血性损害。动脉持续痉挛尚可形成脑动脉血栓，造成脑皮质广泛梗死而发生严重的临床表现，如癫痫、昏迷、失语等。同时发生脑肿胀，使颅内压增高，发生脑缺血 – 颅内压增高恶性循环。血管造影可见脑血管广泛变细、痉挛改变。

【鉴别诊断】

应与术后颅内血肿鉴别。

【治疗】

因脑血管痉挛引起的神经症状多发生在出血后3 天左右，呈进行性加重。在脑血管痉挛期不宜进行手术。治疗以降低颅内压、缓解血管痉挛、增加脑灌注为主。

（二）颅内血肿形成

【病因】

动脉瘤破裂出血多数情况下引起蛛网膜下腔出血，有时血液可穿破蛛网膜而积聚在硬脑膜下，形成硬膜下血肿，其发生率在5% ～ 20%。不同部位的动脉瘤并发硬膜下血肿的机会不一，以颈内动脉瘤最多见，其次是大脑中动脉动脉瘤、大脑前动脉动脉瘤和前交通动脉动脉瘤，而椎 – 基动脉动脉瘤破裂出血发生硬膜下血肿的机会很少。

【诊断】

如果动脉瘤出血凶猛，血液可破坏脑实质形成脑内血肿，占7.5% ～ 40%，其中额叶血肿占46%，颞叶占43%，顶叶占10%，小脑占1%。脑内血肿的形成与动脉瘤的位置有关，脑内血肿以大脑中动脉动脉瘤破裂出血发生率最高，约50%，血肿多在颞叶或额叶；其次为前交通动脉动脉瘤，约为20%，其脑内血肿常在一侧或双侧额叶的内侧或底部；颈内动脉动脉瘤破裂出血发生有脑内血肿仅占 15%，多位于颞极内侧及额叶底部；而椎－基动脉动脉瘤出血时极少形成脑内血肿。另外，动脉瘤破裂出血时，也可发生脑池内血肿。容易发生脑池内血肿的部位有侧裂池、终板池、脚间池、桥小脑池等。头颅 CT 可见颅内高密度影，可伴有中线结构位移。

【鉴别诊断】

应鉴别出血部位、出血量以确定治疗、手术方案。

【治疗】

动脉瘤破裂后，病人应绝对卧床休息，尽量减少不良的声、光刺激，最好对病人进行 ICU 监护。经颅多普勒超声检查可监测脑血流变化，有利于观察病情进展。便秘者应给缓泻剂，维持正常血压，适当镇静治疗。合并脑血管痉挛时，早期可试用钙离子拮抗剂等护血管治疗。为预防动脉瘤破口处凝血块溶解再次出血，采用较大剂量的抗纤维蛋白的溶解剂，如氨基己酸；以抑制纤维蛋白溶解酶原的形成，但肾功能障碍者慎用，副作用有血栓形成可能。开颅夹闭动脉瘤蒂是最理想的方法，应属首选，术中一并清除血肿。

（三）脑室内出血

【病因】

动脉瘤破裂出血形成脑内血肿，穿破脑室壁进入脑室内或蛛网膜下腔，血液通过第四脑室逆流入脑室系统。

【诊断】

脑室旁区的动脉瘤破裂可发生原发性脑室内出血，几率为 16.9% ～ 28%。脑室内出血的发生率与动脉瘤部位有关，位于大脑前和前交通动脉的动脉瘤占 40%，位于颈内动脉者为 25%，位于大脑中动脉者占 21%，位于椎－基动脉者占 14%。由于其出血源为动脉，脑室内出血量常较大，形成脑室铸型，堵塞脑脊液循环通路，发生急性梗阻性脑积水，使病情进一步恶化，故死亡率较高，可达 68%。头颅 CT 可见脑室铸型，脑室内高密度影或可合并脑室积水。

【鉴别诊断】

应与梗阻性脑积水鉴别。

【治疗】

先行脑室外引流术，缓解颅内压增高，释放血性脑脊液，视情况行动脉瘤夹闭术。

（四）脑积水

【病因】

蛛网膜下腔出血后常发生脑积水，发生率为 5% ～ 10%。这种脑积水多为迟发性交通性脑积水，故脑积水常出现在出血后 3 ～ 4 周，而反复出血时更容易发生脑积水。前交通动脉和后交通动脉动脉瘤破裂出血时，脑积水的发生率最高。

出现脑积水的原因可能与蛛网膜下腔出血或脑室内出血后血液吸收时造成蛛网膜颗粒堵塞，使之机化，以及软脑膜纤维化有关。蛛网膜下腔及脑室内粘连阻塞亦有一定关系。

【诊断】

脑积水改变影响了脑脊液的正常吸收，脑室呈不同程度的扩大，致使颅内压增高，病人出现一系列的症状、体征，如智能减退、记忆力减退、步态不稳及大小便失禁等。

【鉴别诊断】

应与脑室内出血相鉴别。

【治疗】

常规脱水降低颅内压治疗,必要时行脑室外引流术。

(五)脑水肿与脑梗死

【病因】

约48%的病人,在动脉瘤破裂后出现脑梗死,而几乎所有破裂出血的病人都出现继发性脑水肿。发生脑梗死的原因主要是脑血管痉挛。

【诊断】

术后脑梗死多发生在术后2～3日,病人意识朦胧,严重者可昏迷,出现肢体运动障碍,伴有颅内压增高时甚至可能发生脑疝。头颅CT检查与术前相比,出现新的低密度病灶。

【鉴别诊断】

应与脑出血相鉴别,头颅CT、MRI可见高密度或高信号颅内出血病灶。

【治疗】

经确诊为术后脑梗死,应立即给予脱水、保护脑细胞、溶栓等治疗。

1.脱水治疗

CT见有大面积脑水肿时,可静点甘露醇和激素,减轻脑水肿。

2.脑保护剂的使用

巴比妥类药物对预防和治疗脑缺血发作有一定作用。常规应用苯巴比妥、硫喷妥钠和依托咪酯可以保护缺血的脑组织,并有轻度的镇静作用。

3.亚低温治疗

正常体温下脑组织只能耐受数分钟的严重缺氧。脑组织耐受缺氧的能力随体温的降低呈线性增加。当体温降至33℃以下时,对脑细胞有较好的保护作用,术后脑梗死的病人可试用。

4.手术治疗

术后出现大脑半球的缺血性梗死,占位数应明显,或经保守治疗后颅内压增高无法控制,可以行去骨瓣减压术。如有出血性梗死,还需同时清除血肿和液化坏死脑组织。

(六)颅内压增高

【病因】

动脉瘤破裂出血急性期可因颅内容物增多、脑血管痉挛、脑水肿及急性梗阻性脑水肿导致颅内压增高;恢复期主要是因迟发性交通性脑积水所致。

【诊断】

颅内压增高是神经外科常见的临床综合征,颅内压增高会引发脑疝危象,使脑灌注量降低,严重时影响脑代谢,导致病人因呼吸循环衰竭而死亡。

【鉴别诊断】

应鉴别颅内压增高的病因,如术后脑出血、脑梗死、脑积水等。

【治疗】

(1)治疗颅内压升高的目的是维持正常的脑灌注压,避免发生脑疝。头部CT扫描可以明确原因，如术后血肿、术后水肿和脑积水等，为病因治疗提供依据。如暂时无法确定颅内压升高的原因，可先依据经验治疗。

（2）过度换气可以降低二氧化碳浓度，简单安全。

（3）渗透性利尿剂甘露醇，是最常用的降颅内压药物。

（4）亚低温治疗可以降低脑代谢，保护脑细胞。

（5）麻醉药物可减少术后病人躁动和肌肉收缩，也有助于降低颅内压。

（七）下丘脑损害

【病因】

动脉瘤出血的病人，约61%有下丘脑损害。造成下丘脑损害的原因有：

（1）脑室内出血造成第三脑室受压、扩张，而累及下丘脑；

（2）出血直接破坏下丘脑；

（3）脑血管痉挛，尤其是Willis环穿动脉痉挛，引起下丘脑缺血损害。

【诊断】

近年来，通过CT和MRI检查，明显提高了丘脑下部损伤的诊断水平。不过有时对第三脑室附近的灶性出血，常因容积效应影响不易在CT图像上显示，故对于丘脑下部仍以MRI为佳，即使只有细小的散在斑点状出血也能够显示。

【鉴别诊断】

应与脑干损害鉴别，多伴有生命体征的明显变化，CT/MRI可辅助鉴别。

【治疗】

丘脑下部损伤所引起的神经－内分泌紊乱和机体代谢障碍较多，故在治疗上更为困难和复杂，必须在严密的观察、颅内压监护、血液生化检测和水电解质平衡的前提下，稳妥细心地治疗和护理，才有度过危境的希望。

第二节　动静脉畸形并发症

一、动静脉畸形

【概述】

脑动静脉畸形是脑血管畸形中最多见的一种，位于脑的浅表或深部。畸形血管是由动脉与静脉构成，有的包含动脉瘤与静脉瘤，脑动静脉畸形有供血动脉与引流静脉，其大小与形态多种多样。患者男性多于女性，约为2：1，发病高峰年龄为20～39岁，平均25岁。

【诊断】

常表现为癫痫与自发性脑出血，可有肢体不全瘫痪，部分病例有颅内压增高，类似脑瘤，较大的脑动静脉畸形，有时引起颅内淤血的症状，颅眶部听诊有时听到血管性杂音。该病是脑血管畸形中最多见的一种，位于脑的浅表或深部。畸形血管是由动脉与静脉构成，有的包含动脉瘤与静脉瘤，脑动静脉畸形有供血动脉与引流静脉，其大小与形态多种多样。多见于额叶与顶叶，其他如颞叶、枕叶、脑室内、丘脑、小脑与脑干也有发生。按病变的大小分，直径＜2.5cm为小型，2.5～5cm为中型，5～7.5cm为大型，＞7.5cm为特大型。此类动静脉畸形也可发生在硬脑膜。

1.临床表现

（1）出血：畸形血管破裂可导致脑内、脑室内和蛛网膜下控出血，出现意识障碍、头痛呕吐等症状，但小的出血临床症状不明显。出血多发生在脑内，有1/3引起蛛网膜下腔出血，占蛛网膜下腔出血的9%，决于颅内动脉瘤。据报道，30%～65%的AVM首发症状是出血。出血的好发年龄为20～40岁。一般为单支供应动脉供血、体积小、部位深在，后颅窝AVM容易急性破裂出血。妇女妊娠期，AVM破裂的危险性增大。近年研究发现，在各年龄组未破裂的AVM，每年出血率为2%左右。年轻病人AVM出血的危险高于老年病人。AVM再出血率和出血后死亡率都低于颅内动脉瘤。这是由于出血源多为病理循环的静脉，压力低于脑动脉压。另外，出血较少发生在基底池，继发出血后的脑血管痉挛也少见。

（2）抽搐：成人21%～67%以抽搐为首发症状，一半以上发生在30岁前，多见于额、颞部AVM。额部AVM多发生抽搐大发作，顶部以限局性发作为主。AVM发生抽搐与脑缺血、病变周围进行性胶质增生，以及出血后的含铁血黄素刺激大脑皮层有关。14%～22%出过血的AVM会发生抽搐。早期抽搐可服药控制发作，但最终药物治疗无效，抽搐很难控制。由于长期顽固性癫痫发作，脑组织缺氧不断加重，致使病人智力减退。

（3）头痛：一半AVM病人曾有头痛史。头痛可呈单侧局部，也可全头痛，为间断性或迁移性。头痛可能与供血动脉、引流静脉以及窦的扩张有关，有时与AVM小量出血、脑积水和颅内压增高有关。

（4）神经功能缺损：未破裂出血的AVM中，有4%～12%为急性或进行性神经功能缺损。脑内出血可致急性神经功能缺损。由于AVM盗血作用或合并脑积水，病人神经功能缺损呈进行性，表现为运动、感觉、视野以及语言功能障碍。个别病人可有头颅杂音或三叉神经痛。

（5）儿童大脑大静脉畸形也称大脑大静脉动脉瘤，可以导致心衰和脑积水。

2.诊断检查

（1）头部CT：经加强扫描AVM表现为混杂密度区，大脑半球中线结构无移位。在急性出血期，CT可以确定出血的部位及程度。

（2）头部MRI：因病变内高速血流而表现为流空现象，另外，MRI能显示良好的病变与脑解剖关系，为切除AVM选择手术入路提供依据。

（3）脑血管造影：是确诊本病的必须手段。全脑血管造影并连续拍片，可了解畸形血管团大小、范围、供血动脉、引流静脉以及血流速度，有时还可见由对侧颈内动脉或椎基底动脉系统的盗血现象。

（4）脑电图检查：患侧大脑半球病变区及其周围可出现慢波或棘波。对有抽搐的病人术中脑电图监测，切除癫痫病灶，可减少术后抽搐发作。

【鉴别诊断】

1.卒中型发病的AVM需与下列疾病相鉴别

（1）颅内动脉瘤。

（2）海绵状血管：可反复多次出血，没有其他特征性症状与体征。脑血管造影可都为阴性。CT扫描可显示病变区有不同密度的蜂窝状组织，杂有钙化斑块。注射造影剂后可稍有增强，但看不到扩大的供应动脉与早期出现的引流静脉。

（3）静脉性脑血管畸形：与 AVM 一样可引起 SAH 或脑内出血，常伴有颅内压增高。脑血管造影中没有畸形血管团，也没有增粗的供血动脉，仅见有多支小静脉汇集而成一支粗大的异常静脉。

（4）脑卒中：病人年龄较大，有高血压动脉粥样硬化史，CT 扫描及脑血管造影可见有脑内血肿或脑梗塞灶，但没有畸形血管团。

（5）其他：能引起 SAH 的疾病如血液病、白血病、颅内炎症、各种动脉炎、moyamoya 病、全身性红斑狼疮等。应根据各病的特征作检查或化验予以一一排除。

2. 有癫痫型发病的 AVM 应与癫痫病相鉴别

常见的特发性癫痫很少有神经系统客观体征，病程中没有出血史，脑电图示有癫痫波，CT 及脑血管造影均属阴性。

3. 肿瘤型发病的 AVM 应与血供丰富的各种脑肿瘤相鉴别

其中较重要的有：

（1）血供丰富的胶质瘤病程进展较快，在较早期就可有颅内压增高症状。CT 扫描可见增强明显的肿瘤组织，脑血管造影示血管移位明显，但异常血管团比较分散，没有粗大的供应动脉及早期出现的静脉。

（2）血管网状细胞瘤多见于小脑半球及蚓部，有家族倾向，趋向于形成囊肿，有血红细胞增多症表现。CT 及脑血管造影均可见有血管团及供应动脉，但还可有脑血管移位的情况。

（3）血管母细胞型脑膜瘤颅内压增高症状明显，肿瘤血管团与 AVM 的形态不同，正常脑动脉的移位明显。

（4）转移癌特别是肺癌、乳癌、肾癌、绒癌、黑素癌的脑转移常可引起 SAH，但病程的发展快，病人有原发癌病史，故都不难从病史中

找到线索。另外，神经功能障碍在未出血前就已很明显，常有颅内压增高伴同，亦能帮助做鉴别，不一定都依赖 CT 及脑血管造影。

（5）颈静脉球瘤常有耳道出血史、颅内血管性杂音、多颅神经损害，特别是 6～12 颅神经的部分受累，及明显岩锥及颅底骨折破坏等，有助于做鉴别。但脑血管造影则因有明显扩张的供血动脉（一般为粗大的咽升动脉及其分支）及有明显的动脉与静脉瘘存在，有时反易引起混淆。

4. 脑缺血型发病的 AVM 需与各种能引起脑缺血的疾病相鉴别

常见的有颈动脉狭窄及闭塞，颈动脉夹层动脉瘤、各种脑动脉炎、Moyamoya 病、脑血管栓塞及 TIA 等。通过脑血管造影均能做出区别。

【治疗】

1. 手术切除

为治疗颅内 AVM 的最根本方法，不仅能杜绝病变再出血，还能阻止畸形血管盗血现象，从而改善脑血流。只要病变位于手术可切除部位均应进行开颅切除。应用显微手术技术，颅内 AVM 手术切除效果满意。对 AVM 出血形成血肿的急诊病人，有条件者应在术前完成脑血管造影，以明确畸形血管情况。病人已发生脑疝，无条件行脑血管造影，可紧急开颅手术，先清除血肿降低颅压，抢救生命，待二期手术再切除畸形血管。未行血管造影贸然切除畸形血管是危险的。

2. 对位于脑深部重要功能区如脑干、间脑等部位的 AVM，不适宜手术切除

手术切除后残存的 AVM，直径小于 3cm，可考虑 γ-刀或 χ-刀治疗，使畸形血管内皮缓慢增生，血管壁增厚，形成血栓而闭塞，但在治疗期间仍有出血可能。

脑内，有 1/3 引起蛛网膜下腔出血，占蛛网膜下腔出血的 9%，决于颅内动脉瘤。一般为单支供应动脉供血、体积小、部位深，后颅窝 AVM 容易急性破裂出血。

二、常见并发症

（一）脑动静脉畸形的继发改变

【病因】

最常见是畸形血管破坏、血肿形成、畸形血管的血栓形成、脑缺血、脑胶质增生、脑萎缩等。

【诊断】

脑血管成像（DSA）、MRA 可见血管畸形改变，因病变内高速血流表现为流空现象。另外，MRI 能显示良好的病变与脑解剖关系，为切除 AVM 选择手术入路提供依据。

【鉴别诊断】

应与脑血管畸形破裂出血后引起的局部压迫相鉴别。

【治疗】

手术切除为治疗颅内 AVM 的最根本方法，不仅能杜绝病变再出血，还能阻止畸形血管盗血现象，从而改善脑血流。

（二）畸形血管破裂

【病因】

常表现为蛛网膜下腔出血、脑内出血、硬膜下出血、脑室内出血。

【诊断】

畸形血管破裂可导致脑内、脑室内和蛛网膜下出血，出现意识障碍、头痛呕吐等症状，但小的出血临床症状不明显。出血多发生在

【鉴别诊断】

应与颅内动脉瘤出血相鉴别。

【治疗】

只要病变位于手术可切除部位均应进行开颅切除。应用显微手术技术，颅内 AVM 手术切除效果满意。对位于脑深部重要功能区如脑干、间脑等部位的 AVM，不适宜手术切除。

（三）脑内出血

【病因】

常由深在动静脉畸形引起，并血肿形成。

【诊断】

表现为血管移位的占位改变，也可见造影剂外溢和动脉痉挛等表现。

【鉴别诊断】

应与颅内动脉瘤、高血压脑出血、烟雾病导致颅内出血相鉴别。

【治疗】

手术清除脑内血管畸形，一并清除血肿。

（四）脑缺血

【病因】

未破裂出血的 AVM 中，有 4%～12% 为急性或进行性神经功能缺损。脑缺血可致急性神经功能缺损，由"脑盗血"引起，使缺

血区脑组织萎缩，脑胶质增生。

【诊断】

由于 AVM 盗血作用或合并脑积水，病人神经功能缺损呈进行性，表现为运动、感觉、视野以及语言功能障碍。

【鉴别诊断】

应与脑内出血相鉴别。

【治疗】

CT 见有大面积脑水肿时，可静点甘露醇和激素，减轻脑水肿。正常体温下脑组织只能耐受数分钟的严重缺氧。脑组织耐受缺氧的能力随体温的降低呈线性增加。当体温降至 33℃以下时，对脑细胞有较好的保护作用，术后脑梗死的病人可试用。巴比妥类药物对预防和治疗脑缺血发作有一定作用。常规应用苯巴比妥、硫喷妥钠和依托咪酯可以保护缺血的脑组织，并有轻度的镇静作用。术后出现大脑半球的缺血性梗死，占位效应明显，或经保守治疗后颅内压增高无法控制，可以行去骨瓣减压术。

第三节　海绵状血管瘤并发症

一、海绵状血管瘤

【概述】

海绵状血管瘤（cavernous angioma，CA 或 cavernous hemangioma），也称海绵状血管畸形（cavernous malformation），或称海绵状瘤（cavernoma），是一种并非少见的脑血管疾病。男性病例多为 30 岁以下，女性病例多为 30 ~ 60 岁。

【诊断】

1. 临床表现

（1）无症状：占总数的 11% ~ 44%，轻微头痛可能是唯一主诉，常因此或体检做影像学检查而发现本病。头痛是否与病灶出血的关系还需要进一步研究，但其中 40% 在 6 个月至 2 年内出现下述症状。

（2）癫痫：占 40% ~ 100%，见于大多数幕上脑内海绵状血管瘤，表现为各种形式的癫痫。海绵状血管瘤比发生于相同部位的其他病灶更易于发生癫痫，原因可能是海绵状血管瘤对邻近脑组织的机械作用（缺血、压迫）及继发于血液漏出等营养障碍，病灶周边脑组织常因含铁血黄素沉着、胶质增生或钙化成为致痫灶。动物实验证实，皮质或皮质下注射含铁离子可制成癫痫动物模型，其中约 40% 为难治性癫痫。

（3）出血：从尸检、手术标本或影像检查常可发现病灶内有不同阶段的出血，而有症状的显性出血占 8% ~ 37%。根据计算，病人年出血率为 0.25% ~ 3.1%；病灶年出血率为 0.7% ~ 2%。大脑半球深部海绵状血管瘤更易出血。与 AVM 出血不同，海绵状血管瘤的出血一般发生在病灶周围脑组织内，较少进入蛛网膜下腔或脑室。海绵状血管瘤出血预后较 AVM 好，但首次出血后再次出血的可能性增加。女性病人，尤其是怀孕的女性海绵状血管瘤患者的出血率较高。反复出血可引起病灶增大并加重局部神经功能缺失。

（4）局部神经功能缺失：占15.4%～46.6%。急性及进行性局部神经功能缺失常继发于病灶出血，症状取决于病灶部位与体积，可表现为静止性、进行性或混合性。大量出血引起严重急性神经功能症状加重较少见。

2. 诊断检查

在CT出现以前，本病的诊断较为困难。最初诊断本病的方法是X线平片，但仅能发现钙化且不能定性。绝大多数海绵状血管瘤血管造影不显影，除非病灶较大产生明显的占位征象或并发静脉畸形。随着影像技术的发展，CT和MRI的出现使海绵状血管瘤的诊断率大大提高。

（1）颅骨X线平片：主要表现占位附近骨质破坏，无骨质增生现象。可有中颅窝底骨质吸收、蝶鞍扩大、岩骨尖骨质吸收和内听道扩大等，也可有高颅压征象。8%～10%的病灶有钙化点，常见于脑内病灶。

（2）CT扫描：诊断海绵状血管瘤的敏感性为70%～100%，但特异性小于50%。影像表现为富含血管的占位征象。脑外病灶平扫时呈边界清晰的圆形或椭圆形等密度或高密度影，注射对比剂后病灶有轻度增强，周围无水肿。如病灶有出血，可看到高密度影像。脑内病变多显示边界清楚的不均匀高密度区，常有钙化斑，注射对比剂后轻度增强或不增强。CT骨窗像可以显示病灶周围骨质破坏的情况。

（3）MRI扫描：MRI检查是诊断海绵状血管瘤的特异性方法，与病理符合率达80%～100%。在MRI T_1 和 T_2 加权图像上海绵状血管瘤表现为中央呈网状混杂信号的核心（不同时期出血及其产物），周围为低信号环（含铁血黄素沉着）。注射造影剂后不强化或有轻度强化。新近出血者，病灶周围脑组织可有水肿。

（4）脑血管造影：多表现为无特征的血管病变，在动脉相很少能见到供血动脉和病理血管；在静脉相或窦相可见病灶部分染色。海绵状血管瘤为富含血管的病变，在脑血管造影上不显影的原因可能为供血动脉太细或已有栓塞，病灶内血管太大、血流缓慢使造影剂被稀释。因此，晚期静脉相有密集的静脉池和局部病灶染色是此病的两大特征。

（5）正电子放射扫描（PET）：PET是利用脑组织吸收放射性核素来做脑扫描成像。头颅CT或MRI可提供颅内解剖结构影像，而PET可提供代谢性信息，以此来鉴别脑肿瘤和海绵状血管瘤。脑肿瘤对放射性同位素的吸收程度很高，而海绵状血管瘤的吸收度很低。

【鉴别诊断】

海绵状血管瘤主要与脑膜瘤和动静脉畸形（AVM）相鉴别。在影像学上，脑内圆形病灶、有混杂密度（代表有不同程度的出血）、MRI的 T_2 像有含铁血红蛋白沉积是海绵状血管瘤的特点。

【治疗】

1. 保守治疗

基于本病的自然病程，对无症状的或仅有轻微头痛的海绵状血管瘤，可行保守治疗，并定期随访。

2. 手术治疗

有明显症状如神经功能缺失、显形出血（即使仅有1次）、难治性癫痫、病灶增大或有高颅内压者均应手术治疗。尽管部分癫痫能用药物控制，但手术治疗能有效降低癫痫发作频率，减轻严重程度，病人术后能停用抗癫痫药物。因此，对此类病人也主张行手术治疗。由于怀孕能增加病灶出血可能，故对准备妊娠而明确有海绵状血管瘤的妇女应建议先手术切除海绵状血管瘤；而对怀孕期间诊断为海绵状血管瘤，除非反复出血或神经功能症状进行性加重者，一般建议先行保守治疗。儿童患者由于病灶出血可能性大以及潜在癫痫可能，是手术的强烈指征。手术治疗的目的是全切除病变，消除病灶出血风险，减少或防止癫痫发作，恢复神经功能。

3. 放射治疗

常规放疗及立体定向放射外科对海绵状血管瘤的疗效不肯定，而且放射线有诱发海绵状血管瘤的可能。因此，仅对位于重要功能区或手术残留的病灶才辅助放疗。目前，尚无证据证明放疗对控制癫痫有效。

二、常见并发症

（1）术后可能出现颅内压增高和脑积水、出血、脑肿胀等，如脑组织嵌入缝合的硬脑膜间隙或因硬脑脑膜缝合不严密，可引起脑脊液漏。

（2）病变位于后颅窝手术后可能损伤面神经。

第四节　颈内动脉海绵窦漏并发症

一、颈内动脉海绵窦瘘

【概述】

颈内动脉海绵窦瘘（CCF）是指颅内海绵窦段的颈内动脉本身或其在海绵窦段内的分支破裂，与海绵窦之间形成异常的动、静脉沟通，导致海绵窦内的压力增高而出现一系列临床表现。

人体内唯一的一处动脉通过静脉的结构即是海绵窦，又因为高发颅脑外伤，故海绵窦区极易发生动静脉瘘。因外伤引起者占75%以上，如颅底骨折撕裂、骨片刺破、异物穿通伤、火器伤；其他因素可诱发自发性CCF，如动脉瘤破裂、动脉炎、动脉粥样硬化、妊娠期间自发性CCF。

【诊断】

1. 临床表现

颈动脉海绵窦瘘的原发部位在颅内，但由于眶颅静脉的特殊关系，其症状和体征几乎均表现在眼部，大多数病人首诊于眼科。

本病的临床症状和体征严重程度取决于：①瘘孔在海绵窦内的位置；②瘘孔大小；③不同的静脉与海绵窦开放的程度；④异常动脉和静脉交通期间的变化。在临床上可有以下表现。

（1）搏动性眼球突出：高流瘘均有此征，两侧眼球突出度差值多在3～11mm。突出方向多为轴性，当眼上静脉扩张较严重时眼球稍向下移位。眼球突出是由于眶内静脉扩张淤血、眶脂肪及眼外肌水肿膨大所引起的。眼球突出并与心跳同步搏动，主观和客观均可能闻及杂音。压迫同侧颈动脉搏动及杂音消失。硬脑膜海绵窦瘘其眼球突出相对较轻有时甚至无此征，一般也无搏动。

（2）眼球表面血管怒张和红眼：几乎每例患者均有此征，且均为第1个体征。在高流瘘形成之后即有明显的结膜水肿和静脉扩张。低流瘘的发生是逐渐的，很难确定开始日期，2～3周后达到高峰。血管高度迂曲扩张，呈螺丝状色鲜红或紫红。这是由于血管内充满动脉血的缘故较一般静脉充血色淡。扩张的血管自穹隆至角膜缘，以角膜为中心，呈放射状。在低流瘘，数月或数年之后，血管管径开始减小，最后只遗留近角膜缘的扩张血管。这种红眼和血管扩张的特殊形式在其他疾患中少见。

（3）复视及眼外肌麻痹：多数病例主诉复视，眼外肌麻痹往往是主要矛盾，但这种麻痹是部分的。展神经不全麻痹最多见，也是最早发生的体征之一。动眼神经、滑车神经通过海绵窦外侧壁，也可发生这两支脑神经的麻痹，但比较少见。

（4）眼底改变：由于眼上静脉压力增高，视网膜静脉回流受阻可引起视盘充血视网膜静脉迂曲和视网膜出血。但由于眼压的影响，视网膜中央静脉的扩张程度远较眼球表面者为轻。眼底出血一般均为少量的，短时期内可吸收。偶见视盘水肿和脉络膜脱离。压迫眼球可见视网膜中央静脉搏动。

（5）巩膜静脉窦充血和眼压增高：在正常情况，房水静脉流经前睫状静脉、眼静脉至海绵窦。如发生动静脉交通，静脉血逆流，经房水静脉，可流入巩膜静脉窦。虹膜角膜角镜检查很容易观察到房水静脉反流、巩膜静脉窦增宽和充血这一改变。血色较眼球表面血管淡，这是由于混有房水的缘故。眼压与巩膜静脉压力有关，按 Goldmann 的传统公式可以表示为：眼压＝流动阻力×房水外流阻力＋巩膜表面静脉压。在颈动脉海绵瘘，房水静脉内的血液逆流，房水流出阻力增加，巩膜静脉压也同时增高，眼压升高是必然的，一般为轻度或中度高眼压。

（6）视力下降：视力下降不多见。如有视网膜出血青光眼或脉络膜脱离存在，则可导致视力下降。视网膜出血引起的视力下降

是暂时的，待出血吸收后尚可恢复。长时期的眼压增高、视神经损害，可导致永久性视力丧失。出现高流瘘，眼动脉可逆流，长期眼球缺血缺氧，导致视神经萎缩、白内障和角膜变性而视力丧失。

（7）头痛：有 1/4～1/2 患者主述疼痛。疼痛部位多限于患侧的额部及眶区。这是由于海绵窦及颅内血管扩张，压迫脑膜痛觉神经引起的。在眼压较高的患者也可因青光眼而产生偏头痛。

2. 诊断检查

（1）病史：根据颅脑外伤史及上述特有的眼征即可确定诊断。部分病人因动脉压力较高，同时或稍后发生对侧眼球突出，在定侧时需加注意。少数患者双侧均有病变。诊断时还需对瘘口类型和部位进行确定。

（2）脑血管造影：从治疗的角度看，诊断的目的和要求还应包括瘘口的部位、大小、盗血程度、瘘口供血来源、脑底动脉环（Willis Circle）情况及静脉引流方向等，便于选择适当的治疗方法。因此，常须采用股动脉插管行全脑选择性血管造影，除了对患侧颈内、颈外动脉造影之外，还要在压迫患侧颈动脉，暂时阻断血流的情况下，拍摄对侧颈内动脉和椎动脉造影像。通常在患侧颈内动脉造影像上，只见海绵窦内一团造影剂阴影，远端脑血管充盈较差，瘘口的确切部位难以确定。采用椎动脉造影同时压迫患侧颈动脉，使造影剂由后交通支逆行经颈内动脉海绵窦瘘口溢出，则往往清晰可见。同时行健侧颈内动脉造影也可了解 Willis 环是否完整，估计脑动脉代偿情况，有助于判断患侧颈内动脉血流是否可以中断。另外，通过选择性颈外动脉造影能显示有无颈内动脉的分支与海绵窦底部脑膜中动脉、脑膜副动脉及咽升动脉相吻合，形成颈外动脉供血。Parkinson（1967）

曾将外伤性颈内动脉海绵窦瘘分为两类：其一，为海绵窦段颈内动脉本身破裂所致；其二，为海绵窦段颈内动脉的分支断裂所引起。后者采用单纯球囊栓塞常难以奏效。

脑血管造影可显示颈内动脉、海绵窦、大脑中静脉、蝶顶窦或眼静脉明显扩张。病侧大脑前、大脑中动脉显影不良。病变对侧造影常显示双侧大脑前及大脑中动脉充盈。

（3）病理学检查：颈内动脉海绵窦段常有管壁薄弱病变，如粥样动脉硬化、动脉瘤、动脉炎等，一旦动脉破裂瘘孔邻近的窦腔高度扩张，窦内充满动脉血，管壁纤维增生而变厚。眼静脉承受动脉血及动脉压，在静脉扩张的同时周围纤维组织增生，管壁也增厚。这种血管改变波及全眶内。眶内动脉压低而静脉压高静脉内充满动脉和静脉血流，颜色较纯静脉血鲜红。眶内肌肉血液循环不畅，纤维增生，慢性炎细胞浸润眼外肌增厚。房水静脉压力增高波及巩膜静脉窦，引起扩张，眼球内处于高静脉压和静脉淤血状态。眼压增高造成视网膜视盘损害，可出现病理性凹陷、视网膜水肿等青光眼改变。静脉渗液积存于脉络膜上腔，引起睫状体－脉络膜脱离。颈动脉海绵窦瘘将造成末梢动脉缺血和末梢静脉淤血，由此引起一系列病理改变。

（4）影像学检查：在辅助 CCF 的诊断中，典型的临床体征结合 1 项或多项影像学发现往往即可做出正确的临床诊断。超声在辅助 CCF 的诊断中不可或缺。标准化 A/B 超不但可发现 SOV、IOV 扩张眼外肌增粗，而且可精确测量血管直径最重要的是可动态观测 SOV（眼上静脉）、IOV（眼下静脉）与脉搏同周期的搏动，这是动脉血灌注至静脉的直接证据。

1）超声波检查：A 超在视神经与上直肌间呈现典型的低反射波峰和明显的血流波峰，即扩张的眼上静脉内有低微的血流搏动。如果波峰搏动可致波峰上方图像显示不清。其他可显示眼外肌增厚视神经增粗等表现。

目前，临床普遍使用的是眼科专用（10MHz）的 B 型超声，一般很难发现正常眼上静脉。眼上静脉扩张是本病的特征表现。眼上静脉位于上直肌与视神经之间呈圆形或管状低回声。扩张的眼上静脉自鼻上方向眶上裂方向延伸。超声发现眼上静脉扩张的同时，用探头压迫可见扩张的血管明显搏动，压迫同侧颈动脉可使搏动消失。眼上静脉瘘内的血液速度和瘘口的大小呈轻度或中高度扩张严重时可扩张至 10mm 以上。部分病例可同时显示眼下静脉扩张。其他的超声所见有眼外肌视神经增粗及少见的脉络膜脱离。

2）CDI 彩色多普勒：显示此眼上静脉扩张并呈动脉频谱显示出低阻力动脉化频谱，根据血流动力学测定可鉴别高流瘘和低流瘘。彩色多普勒超声可测出 SOV、IOV 中的血流参数即收缩期流速、舒张期流速和阻力指数，随访这些参数的变化对于了解供血状况以及判断预后有重要价值，是其他任何影像学检查不可替代的。

3）CT 扫描：CT 检查可显示增粗的 SOV 和眼外肌，少数病例还可发现海绵窦扩大，密度增高，强化后显示更加清晰。横轴位 CT 的优势在于显示增粗的 SOV 在眶内的走行和全程形态改变；IOV 管径较细，横轴位不易显示，而冠状 CT 则可发现 IOV 的增粗。CT 检查还能够发现是否伴随颅底、眶壁骨折，从而为外伤性 CCF 诊断提供支持。但 CCF 的 CT 征象与痛性眼肌麻痹有很多相似之处，重要的鉴别点是前者扩张静脉有搏动，而 CT 无法动态显示。因此，经验丰富的医生将超声与 CT 相结合大多可做出正确的临床诊断。CT 显示眼球突出、眼外肌肥厚、眼上静脉增粗，增强后可同时显示患侧海绵窦扩大。如有头部外伤可显示患侧眼眶骨折或颅骨骨折。

4）MRI：不但可显示 CCF 的形态学改变，而且血流速度也是成像的因素。MRI 成像具有流空现象，血流速度越快信号越低。扩张的 SOV 在 T_1、T_2 加权像上均呈低信号，病程较长者，静脉内血栓形成，流速减慢，呈中低信号。海绵窦内因有动脉血瘘入，T_1、T_2 加权像均表现为扩大的海绵窦区杂乱的低信号影，MRI 可作为与其他类似疾病鉴别的检查手段。MRI 是检查血管病变的重要手段，CCF 患者可查见扩张的海绵窦和迂曲的 SOV 呈高信号，单此一项检查即可明确诊断。总之，多种影像学检查联合应用在发现 SOV、海绵窦区的形态学改变，排除眶内肿瘤、甲状腺相关眼病等方面价值颇大。MRI 可显示扩张的眼上静脉直接与海绵窦沟通。

5）DSA　血管造影：是诊断 CCF 最可靠的方法，也称"金标准"。选择性动脉造影可显示动脉期海绵窦及眼上静脉显影，确定瘘口位置和大小，并为治疗提供依据。如果怀疑为 CCF 且经济条件允许，无明显禁忌证，都应做 DSA 检查。在 CCF 的 DSA 检查中，阳性发现率 100%。瘘的供血来源和大小直接决定手术方案的确定和手术时机的选择。颈内动脉直接供血者，临床症状严重，眼部静脉回流受阻，最终继发青光眼，视力丧失。颅内动脉"盗血"日益严重，异常的引流会诱发癫痫等神经系统症状，故应及早治疗。颈内动脉直接供血者均在明确诊断后及时介入栓塞治疗，预后较好。硬脑膜海绵窦瘘的临床表现与供血动脉的数量血流量及引流是否通畅密切相关。颈内和颈外动脉都参与海绵窦及硬脑膜的供血，因此这类患者 DSA 检查常表现为多支细小动脉供血，

同侧、对侧甚至双侧同时供血。瘘血的引流方向也是 DSA 检查的重要目的。一般患者均有眼静脉的引流，因此出现眼部症状。岩下窦、海绵间窦也是重要的引流通路。皮层和深静脉的引流虽占少数但易诱发神经系统症状，应高度重视。

【鉴别诊断】

（1）临床上需与眶内脑膜瘤膨出、眶内动脉瘤及海绵窦血栓形成相鉴别。

（2）另外，也应排除颅内其他血管畸形所致的搏动性突眼、颅内血管杂音，如硬脑膜动静脉瘘、脑动静脉瘘。

【治疗】

外伤性颈内动脉海绵窦瘘自愈机会不多，仅有 5%～10%，偶尔可通过压迫患侧颈动脉试验（Mata's　test）减少瘘口血流促其愈合而获成功。绝大多数都须采用手术治疗，手术的目的在于恢复海绵窦的正常生理状态，解除所属静脉系统的压力，使突出的眼球得以回复，挽救视力，消除杂音，防止脑缺血。手术方法颇多，对单纯颈部结扎患侧颈内动脉的方法，现已基本放弃。目前，常用的治疗方法有两类，即手术栓塞和血管内栓塞。

1. 手术栓塞治疗

手术栓塞治疗是指采用开颅手术施行瘘孔的孤立术、铜丝栓塞术及直接瘘口填塞修补术。不论何种手术均需于术前做好 Mata 氏训练，行脑血管的交叉充盈检查，确保侧枝循环已建立后，始能施术。否则，一旦阻断颈内动脉，即有瘫痪、失语的危险。

（1）孤立栓塞术：即于颈中和颅内分别结扎颈内动脉瘘口的近端和远端，使瘘孔孤立而闭合。不过此术完全阻断了颈内动脉的供血，故只有在侧支循环已建立，健

侧单眼视力良好的情况下，始能考虑。因为患侧眼动脉的供血往往不能保留故有失明的危险。另外，颈内动脉海绵窦段的其他分支，如有旁路供血时，动静脉瘘仍有复发的可能，因此需经颈部注入肌栓，闭塞瘘孔，以提高疗效。

手术方法：全麻下，先经患侧颈部切开，显露颈内动脉，做好断流准备工作备用。然后以翼点为中心经额颞部骨瓣开颅，切开硬脑膜排出侧裂池脑脊液，沿蝶骨嵴向内显露视神经，切除部分眶顶及视神经管上壁即可见眼动脉起始部。在阻断颈内动脉时最好将眼动脉一并夹闭，以减少逆流供血的机会。如果进行颅内操作时，由于静脉怒张影响显露，则可将颈部颈内动脉暂时断流，有利于手术的顺利进行。颅部手术完毕后，如常关闭颅腔缝合头皮各层。然后重新回到颈部术野，在颈总、颈内及颈外动脉暂时断流的情况下，切开颈内动脉插入一 4mm 内径的塑料管，再用粗丝线扎紧以免漏血。随即向颈内动脉海绵窦段注入肌栓，堵塞瘘孔。术毕，拔出塑料管，结扎颈内及颈总动脉，如常缝合颈部切口。

（2）海绵窦瘘铜丝栓塞术：即利用裸铜丝带有正电，经开颅手术将之插入海绵窦漏孔区，使带负电的血球及纤维蛋白附着栓塞。此法的优点是不影响颈内动脉的通畅，无远端缺血之虞，故适于双侧海绵窦瘘患者。

手术方法：全麻下，经额颞骨瓣开颅显露颅中窝海绵窦外侧壁，必要时可将颞尖部分切除，以利操作。将事先准备好的灭菌细铜丝（0.15～0.2mm 直径）4～5cm 长，用铜丝导引套针刺入窦壁膨隆处。然后将铜丝连续插入 1cm 左右，至有阻力时剪断，另换其他有震颤或膨隆部位再行穿刺插入铜丝，直至海绵窦平复、坚实、震颤消失为止。

2. 血管内栓塞治疗

血管内栓塞治疗是通过血管直接注入栓子或采用介入神经放射学，通过特殊导管栓塞瘘口，是最简单、可靠的方法，治愈率高达 90% 以上。因需要特殊的设备和技巧，故短期内尚难普遍推广。下面简单地介绍颈内动脉栓子注入术及可脱性球囊栓塞术两种方法，以供参考。

（1）颈内动脉栓子注入术：即经颈部暴露颈内动脉，在暂时阻断颈总、颈内及颈外动脉的情况下，于颈外动脉起端处做小切口，将稍小于颈内动脉横径的肌肉栓，用剥离子推入颈内动脉，然后夹闭颈外动脉切口之近心端，开放颈总和颈内动脉，则肌栓被冲至瘘孔区。如此重复 2～3 次常能堵塞瘘孔。由于此法有闭塞颈内动脉或肌栓逸入远端的缺点，现已少用。也有人采用放风筝的方法，用尼龙单丝缚住肌肉栓，并夹一根夹做标记，将肌栓放入颈内动脉后，在尼龙丝的控制下，用 X 线透视调整肌栓的位置直至满意为止。然后将尼龙丝固定在血管外的软组织上，如常缝合颈外动脉切口及颈部切口。

（2）可脱性球囊栓塞法：通过股动脉逆行插管，在 X 线透视下将特制的导引导管插入患侧颈内动脉，然后选择合适的可脱性球囊导管，经导引管插至瘘口部位，注射少量造影剂使球囊呈半充盈状态，以便血流将球囊冲出瘘口。当确认球囊位于海绵窦内之后，用等渗碘水造影剂缓缓充满球囊至杂音消失、海绵窦不复显影而颈内动脉血流保持通畅时止，最后轻轻持续牵拉球囊显微导管，使球囊自动与 Teflon 导管分离。术毕，退出导管，穿刺处压迫 10～20 分钟以防局部血肿形成。

二、常见并发症

（1）可能并发眼部疾病，引起视力下降。

（2）因脑供血不足致大脑功能损害。

（3）如果颈动脉破裂与蝶窦相通，可造成大量鼻出血。

第五节　高血压脑出血并发症

一、高血压脑出血

【概述】

高血压脑出血（Hypertensive intra-cerebral hemorrhage, HICH）发病年龄多在45～65岁，但30～40岁的高血压患者也可发病。男性发病略多于女性。常在情绪激动、过度兴奋、排便、屏气用力或精神紧张时发病。脑出血前常无预感，突然发生，起病急骤，往往在数分钟到数小时内发展到高峰。经较长病程发展到严重程度者较为少见。一般在发病时常突然感到头部剧烈疼痛，随即频繁呕吐，收缩压达180mmHg以上，偶见抽搐等，严重者常于数分钟或数十分钟内神志转为昏迷，伴大、小便失禁。如脉率快速，血压下降，则为濒危征兆。

高血压脑出血是由脑内动脉、静脉或毛细血管破裂引起脑实质内的一种自发性脑血管病，具有高血压特性，又称高血压性脑出血。高血压脑出血是一种高发病率、高致残率和高致死率的全球性疾病，是危害人类健康既常见又严重的疾病。

高血压病常导致脑底的小动脉发生病理性变化，突出的表现是在这些小动脉的管壁上发生玻璃样或纤维样变性和局灶性出血、缺血和坏死，削弱了血管壁的强度，出现局限性的扩张，并可形成微小动脉瘤。高血压

性脑出血即是在这样的病理基础上，因情绪激动、过度脑力与体力劳动或其他因素引起血压剧烈升高，导致已病变的脑血管破裂出血所致。其中豆纹动脉破裂最为多见，其他依次为丘脑穿通动脉、丘脑膝状动脉和脉络丛后内动脉等。因此，高血压性脑出血有其特别的好发部位。据大宗病例统计，55%在壳核（外囊）区，15%在脑叶皮层下白质内，10%在丘脑，10%中桥脑，10%在小脑半球。而发生于延髓或中脑者极为少见。有时血肿扩大可破入脑室内，但一般不会穿破大脑皮层引起蛛网膜下腔出血。病理方面，血肿造成周围脑组织受压、缺血、脑梗塞、坏死，同时伴以严重脑水肿，易由此发生急剧的颅内压增高与脑疝。

高血压脑出血不等同于脑出血（intracerebral hemorrhage, ICH），脑出血又称脑溢血，是指脑实质内的血管破裂引起的大块性出血，约80%发生于大脑半球，以底节区为主，其余20%发生于脑干和小脑。高血压和动脉硬化是脑出血的主要因素，还可由先天性脑动脉瘤、脑血管畸形、脑瘤、血液病（如再生障碍性贫血、白血病、血小板减少性紫癜及血友病等）、感染、药物（如抗凝及溶栓剂等）、外伤及中毒等所致。

【诊断】

1.临床表现

（1）临床症状：为突然出现剧烈头痛，

并且多伴有躁动、嗜睡或昏迷。血肿对侧出现偏瘫、瞳孔的变化，早期两侧瞳孔缩小，当血肿扩大，脑水肿加重，可出现颅内压增高，引起血肿侧瞳孔散大等脑疝危象，同时出现呼吸障碍，脉搏减慢，血压升高。随后即转为中枢性衰竭。出血量少时，血肿可以自行吸收消散，症状逐渐缓解。

（2）壳核、基底节区出血：壳核、基底节区出血是最常见的高血压脑出血的部位，多损及内囊，病人常有头和眼转向出血病灶侧，呈"凝视病灶"状和"三偏"症状，即偏瘫、偏身感觉障碍和偏盲。出血对侧的肢体发生瘫痪，早期瘫痪侧肢体肌张力、腱反射降低或消失，以后逐渐转高，上肢呈屈曲内收，下肢伸展强直，腱反射转为亢进，可出现踝阵挛，病理反射阳性，为典型的上运动神经元性偏瘫。出血灶对侧偏身的感觉减退，针刺肢体、面部时无反应或反应较另一侧迟钝。如病人神志清楚配合检查时还可发现病灶对侧同向偏盲。若血肿破入侧脑室，甚至充填整个侧脑室即为侧脑室铸型，其预后不良。

（3）脑桥出血：常突然起病，在数分钟内进入深度昏迷，病情危重。脑桥出血往往先自一侧脑桥开始，迅即波及两侧，出现双侧肢体瘫痪。大多数呈弛缓性，少数为痉挛性或呈去皮质强直，双侧病理反射阳性。两侧瞳孔极度缩小呈"针尖样"，为其特征性体征。部分病人可出现中枢性高热、不规则呼吸、呼吸困难，常在1～2天内死亡。

（4）小脑出血：轻型病人起病时神志清楚，常诉一侧后枕部剧烈头痛和眩晕，呕吐频繁，发音含糊，眼球震颤。肢体常无瘫痪，但病变侧肢体出现共济失调。当血肿逐渐增大破入第四脑室，可引起急性

脑积水。严重时出现枕骨大孔疝，病人突然昏迷，呼吸不规则甚至停止，最终因呼吸循环衰竭而死亡。

2.诊断检查

高血压脑出血的诊断要点是：①多见于50岁以上的高血压动脉硬化病人；②常在白天活动用力时突然发病；③病程进展迅速，很快出现意识障碍及偏瘫等完全性卒中的表现；④脑脊液为均匀血性；⑤得到CT或MRI扫描证实。

（1）实验室检查：出血进入蛛网膜下腔，发生继发性蛛网膜下腔出血时，腰椎穿刺可能发现血性脑脊液。

（2）其他辅助检查：头颅CT平扫为首选检查，可以迅速明确脑内出血的部位、范围和血肿量，以及血肿是否破入脑室，是否伴有蛛网膜下腔出血等，也可鉴别脑水肿和脑梗死。血肿的占位效应可通过侧脑室的受压移位、大脑镰的移位及基底池的丧失来推测，这有助于治疗方案的选择和预后的判断，还可根据血肿部位和增强后的CT表现来鉴别其他病因，如血管畸形、动脉瘤、肿瘤等。当怀疑引起脑出血的病因是高血压以外的因素时，进行MRI检查是有价值的，可以鉴别诊断脑血管畸形、肿瘤、颅内巨大动脉瘤等。但MRI检查用时较长，病情较重的急性病例在检查时，必须对病人的生命体征和通气道进行监护，以防意外。另外，不同时期血肿的MRI表现也较为复杂，有时反而给诊断带来困难。脑血管造影可以明确诊断动脉瘤或血管畸形，但是当脑血管造影阴性，特别是在脑内血肿较大时，应考虑破裂的动脉瘤或血管畸形被暂时压迫阻塞而不显影；微小的血管畸形，血管造影也可为假阴性。

【鉴别诊断】

与高血压脑出血相鉴别的脑出血病因很多，应根据患者的年龄、既往史及影像学检查进行鉴别。

（1）年轻的病人多为脑血管畸形出血，有慢性高血压的病史支持高血压性出血，长期服用抗凝药物或在心肌梗死抗凝治疗过程中，也可偶尔发生脑出血，出血的部位也很重要。

（2）典型的壳核或丘脑出血基本可以确定为高血压脑出血；脑叶皮质下出血多提示血管畸形；明显的蛛网膜下腔出血提示动脉瘤可能性大。

（3）脑转移瘤特别是黑色素瘤、绒毛膜上皮癌、肾上腺癌、乳腺癌、肺癌的脑转移灶以及原发性脑肿瘤中的胶质母细胞瘤等也易出现自发性出血。

（4）其他引起出血的原因还有脑静脉血栓形成、脑梗死后出血、血液病、动脉炎等。

【治疗】

1. 手术治疗

高血压性脑出血的外科治疗，应在非手术治疗未能奏效而出血尚未引起原发高血压脑出血或继发的致命损害时才有价值。手术治疗的目的在于消除血肿，降低颅内压，解除脑疝的发生和发展，改善脑循环，促进受压脑组织的及早恢复。总之，高血压性脑出血的治疗是有选择性的。出血较少的，可以采取内科治疗；血肿较大时，如外囊或内囊区血肿体积达到20ml以上，及时开颅手术或行脑立体定向手术清除血肿，常有助于解除脑受压，促进恢复。脑立体定向血肿吸除术定位精确，手术损伤小，尤

其适应于脑深部或重要功能区的血肿清除。起病特急，短时间内病情即趋恶化，病人已呈昏迷，去脑强直状态者，手术治疗有时也难以取得效果。

2. 非手术治疗

包括绝对卧床、镇静与稳定血压，应用脱水药、止血药，保持水、电解质平衡，支持疗法，并注意保持呼吸道通畅。昏迷病人应细致护理，及时防治肺炎、胃出血等并发症，术后仍需内科方面的治疗。高血压脑出血多在出血后20～30分钟即停止，止血药物的使用并无确切疗效。

内科治疗适应于以下情况：①出血量较小者，一般认为壳核出血或大脑皮质下出血小于30ml或血肿直径在3cm以下可进行内科治疗；②出血后意识一直清楚或仅嗜睡者；③发病后即陷入深昏迷，或病情已发展至晚期，昏迷不宜手术治疗；④患者年龄大大，且有心、肺及肾脏疾患，或有严重糖尿病者。内科治疗的死亡率较高，为50%～90%。

在过去相当长一段时期内，对脑出血多主张进行内科治疗，较少采取手术治疗。近年来，由于CT检查的应用，对脑出血手术病例进行合理选择，术中应用显微技术清除血肿和双极电凝止血，从而使手术更加精细准确，将损伤减少至最低程度。采取早期手术，即发病后24～48小时内手术，甚至提出超早期手术，在脑出血后7小时内进行手术治疗。由于尽早清除血肿，降低颅内压，不仅能达到救命目的，而且有利于促进脑功能恢复，减轻残疾，近来在脑出血的治疗中又采用了一些新的治疗方法。如施行颅骨钻孔向血肿腔内注入尿激酶以促进血块液化，然后予以抽吸。此法简便易行，疗效肯定。另外，还开展了CT导向脑立体

定向清除血肿及 CT 定位、应用内窥镜进行血肿清除等方法。这些治疗方式不仅损伤小，且疗效亦好，病人乐于接受。随着新的诊疗方法不断涌现，高血压脑出血的治疗效果将不断获得改善。

二、常见并发症

包括脑心综合征、急性消化道出血、中枢性呼吸形式异常、中枢性肺水肿及中枢性呃逆等。这些综合征的出现，常常影响预后，严重者可导致死亡。其发生原因，主要是由于脑干特别是丘脑下部发生原发性或继发性损害。

（一）脑心综合征

【病因】

多与高血压伴心脏损害有关，脑出血后并发心功能不全。

【诊断】

发病后 1 周内心电图检查，可发现 S-T 段延长或下移，T 波低平或倒置，以及 Q-T 间期延长等缺血性变化。

此外，也可出现室性期前收缩，窦性心动过缓、过速或心律不齐以及房室传导阻滞等改变。这种异常可以持续数周之久，有人称为"脑源性"心电图变化。其性质是功能性的还是器质性的，尚无统一的认识。

【鉴别诊断】

应与心肌梗塞、冠心病相鉴别。

【治疗】

临床上最好按器质性病变处理，应根据心电图变化，给予吸氧，服用异山梨酯、合心爽、毛花苷 C 及利多卡因等治疗，同时密切观察心电图变化的动向，以便及时处理。

（二）急性消化道出血

【病因】

高血压脑出血术后或长期大量应用激素的病人，易出现消化道应激性溃疡出血。严重的消化道出血可能引起病人死亡。

【诊断】

经胃镜检查，半数以上出血来自胃部，其次为食管，少数为十二指肠。胃部病变呈现急性溃疡、多发性糜烂及黏膜或黏膜下点状出血。

损害多见于发病后 1 周之内，重者可于发病后数小时内就发生大量呕血，呈咖啡样液体。

【鉴别诊断】

应鉴别上、下消化道出血，前者多表现为呕吐咖啡样胃内农容物，后者以黑便为主。

【治疗】

（1）为了解胃内情况，对昏迷病人应在发病后 24～48 小时安置胃管，每天定时观察胃液酸碱度及有无潜血。

（2）若胃液酸碱度在 5 以上，即给予氢氧化铝胶液 15～20ml，使酸碱度保持在 6～7。此外，给予西咪替丁鼻饲或静滴，以减少胃酸分泌，应用奥美拉唑效果更好。

（3）如胃已出血，可局部应用卡巴克洛，每次 20～30ml 加入生理盐水 50～80ml，3 次／天。此外，云南白药、凝血酶也可胃内应用。

（4）大量出血者应及时输血或补液，防止贫血及休克。

（三）中枢性呼吸形式异常

【病因】

多见于昏迷病人。

【诊断】

呼吸呈快、浅、弱及不规则或潮式呼吸、中枢性过度换气和呼吸暂停。

【鉴别诊断】

应与急性呼吸窘迫综合征相鉴别。

【治疗】

（1）应及时给氧气吸入，人工呼吸器进行辅助呼吸。

（2）可适量给予呼吸兴奋剂，如洛贝林或尼可刹米等，一般从小剂量开始静滴。

（3）为观察有无酸碱平衡及电解质紊乱，应及时行血气分析检查，若有异常，即应纠正。

（四）中枢性肺水肿

【病因】

多见于严重病人的急性期，伴有呼吸系统慢性疾病者多见。

【诊断】

在发病后36小时即可出现，少数发生较晚。肺水肿常随脑部的变化而加重或减轻，常为病情轻重的重要标志之一。

【鉴别诊断】

应与坠积性肺炎相鉴别。

【治疗】

（1）应及时吸出呼吸道中的分泌物，甚至行气管切开，以便给氧和保持呼吸道通畅。

（2）部分病人可酌情给予强心药物。

（3）此类病人易继发呼吸道感染，故应预防性应用抗生素，并注意呼吸道的雾化和湿化。

（五）中枢性呃逆

【病因】

呃逆常见于病程的急性期，多与副交感神经功能紊乱有关。

【诊断】

轻者，偶尔发生几次，并可自行缓解；重者可呈顽固性持续性发作，可干扰病人的呼吸节律，消耗体力，以至于影响预后。

【鉴别诊断】

应与胃肠功能紊乱相鉴别。

【治疗】

（1）一般可采用针灸处理。

（2）药物可肌注哌甲酯，每次10～20mg，也可试服氯硝西泮，1～2mg/次，也有一定的作用，但可使睡眠加深或影响病情的观察。

（3）膈神经加压常对顽固性呃逆有缓解的作用。

（4）部分病人可试用中药柿蒂、丁香等。

第六节　缺血性脑卒中并发症

一、缺血性脑卒中

【概述】

缺血性脑卒是神经病学中的常见病、多发病、致残率高。病因包括：①脑血管形态结构受损；②血液动力学异常；③血液成分改变，血液黏滞度增加。

近几年，随着循证医学概念的应用，国内外对脑血管病信息进行寻找，评价。通过循环医学的综合分析评价，目前只有4种疗法对缺血性卒中有肯定的疗效，那就是卒中单元、溶栓治疗、抗血小板治疗和抗凝治疗。

【诊断】

1.临床表现

根据脑动脉狭窄和闭塞后，神经功能障碍的轻重和症状持续时间，分三种类型。

（1）短暂性脑缺血发作：颈内动脉缺血表现为，突然肢体运动和感觉障碍、失语、单眼短暂失明等，少有意识障碍。椎动脉缺血表现为眩晕、耳鸣、听力障碍、复视、步态不稳和吞咽困难等。症状持续时间短，可反复发作，甚至一天数次或数十次。可自行缓解，不留后遗症。脑内无明显梗死灶。

（2）可逆性缺血性神经功能障碍（RIND）：与TIA基本相同，但神经功能障碍持续时间超过24小时，有的病人可达数天或数十天，最后逐渐完全恢复。脑部可有小的梗死灶，大部分为可逆性病变。

（3）完全性卒中（CS）：症状较TIA和RIND严重，不断恶化，常有意识障碍。脑部出现明显的梗死灶。神经功能障碍长期不能恢复，完全性卒中又可分为轻、中、重三型。

2.诊断检查

（1）脑血管造影：显示不同部位脑动脉狭窄、闭塞或扭曲。存在颈动脉起始段狭窄的，造影摄片时应将颈部包含在内。

（2）头部CT和MRI：急性脑缺血性发作24～48小时后，CT可显示缺血病灶。MPA提示动脉系统的狭窄和闭塞。

（3）颈动脉B型超声检查和经颅多普勒超声探测：可作为诊断颈内动脉起始段和颅内动脉狭窄、闭塞的筛选手段。

（4）脑血流量测定：氙（^{133}Xe）清除法局部脑血流测定，可显示不对称性脑灌注，提示局部脑缺血病变。

【鉴别诊断】

脑CT或MRI能将缺血性脑卒中与脑内出血、血肿或快速生长突然出现症状的肿瘤作出区别。通常MRI在数小时内就能发现进展性脑卒中的区域；而CT有时候在急性脑梗死后数天仍表现为阴性。

只有在诊断有怀疑或考虑血管阻塞有法可治（例如进行外科手术）时才可行动脉造影术。一些无创性检查，例如颈动脉二维多普勒超声检查或MRA，可起帮助作用。

【治疗】

1.颈动脉内膜切除术

适用于颈内动脉颅外段严重狭窄（狭窄程度超过50%），狭窄部位在下颌骨角以下，手术可及者。完全性闭塞 24 小时以内也可考虑手术，闭塞超过 24～48 小时，已发生脑软化者，不宜手术。

2. 颅外–颅内动脉吻合术

对预防 TIA 发作效果较好。可选用颞浅动脉–大脑中动脉吻合，枕动脉–小脑后下动脉吻合，枕动脉–大脑后动脉吻合术。

二、常见并发症

（一）脑水肿

【病因】

脑水肿分两型：细胞毒型和血管源型。细胞毒型水肿在缺血性脑卒中时即刻发生，继发于神经元和胶质细胞肿胀，这个阶段全脑体积下降。血管源型水肿伴有细胞外液体聚积，发生在梗死后 24～48 小时。

【诊断】

大范围脑梗死的患者，经常在脑卒中后 24～48 小时出现嗜睡。患者的这一症状出现，往往是在一侧颈内动脉梗阻或是大脑中动脉栓塞性梗阻时发生。

这种迟发意识水平的变化有两个因素：一是发生了包括对侧大脑半球在内的全脑血流量减少；二是出现了一种能自发逆转的神经机能解离。当大范围梗死区再灌注时就可能发生脑水肿。

【鉴别诊断】

应与脑积水相鉴别。

【治疗】

（1）通常脑水肿缓解后没有不良后果，用皮质类固醇激素对所有缺血性脑卒中患者

抗水肿治疗无明显价值。

（2）当脑水肿引起的嗜睡程度加深并出现呼吸困难或有脑疝危险时，可以用地塞米松 4mg 静脉注射，每 6 小时 1 次。

（3）当患者有急性瞳孔异常改变和可能发生脑疝的紧急情况下，用渗透性利尿剂甘露醇 100g 静脉滴注超过 4 小时，或用 50g 甘油加入 5% 葡萄糖 500ml 中滴注。这其中，甘露醇只能用于反弹作用发生前的第一个 24 小时内，但甘油经静脉、口服或经管鼻饲可以持续应用。

（4）紧急情况下还可以考虑行半脑切除术。

（二）癫痫发作

【病因】

缺血性脑损伤，在约 10% 的脑卒中患者中可以引起刺激性的癫痫发作。发生癫痫的原因与手术操作有关，如未缝合硬脑膜、应用明胶海绵等止血材料，也与出血等因素有关。术中行脑室引流或脑室腹腔分流术后的病人其术后癫痫的发生率也较高。另外，术后酸中毒和低钠血症也可诱发癫痫。

【诊断】

术后出现抽搐症状，意识状态下降，结合影像学检查可诊断。

【鉴别诊断】

主要与原发性癫痫或者术前已经出现的癫痫相鉴别。

【治疗】

（1）当癫痫急性发作但尚能自制时可将 1000mg 苯妥英钠，即每公斤体重 15mg 加入生理盐水静滴，速度为每分钟 50mg。长

时间应用苯妥英钠时，可用 100mg 口服或静脉给药维持，每日 3～4 次，保持患者血药浓度在 10～20μg/ml。

（2）持续性癫痫者，可同时应用苯妥英钠和安定类药物，给安定 5～10mg 静脉慢推或长效氯羟安定 1～2mg 静脉慢推，直到苯妥英钠能够起效时。

（3）苯巴比妥有时需要用于控制对苯妥英钠无效的全身性或局灶性癫痫，静脉给药可以达到 300mg，即每公斤体重 5mg，不需要气管插管。其长期给药，可口服或静脉给药 30mg，每日 3～4 次，血药浓度保持在 20～40μg/ml。

（4）经过上述处理，患者如果仍然持续癫痫发作，可用巴比妥类药物或挥发性气体进行全麻。

（三）血管性痴呆

【病因】

缺血性血管性痴呆，是脑卒中很普遍而长期的并发症。痴呆的定义是，先前智力水平的退化且足以影响患者的日常生活能力。缺血性血管性痴呆或多发梗死性痴呆定义为：根据病史、神经体征或神经影像学证据，有两次或两次以上的缺血性脑卒中发作伴随的痴呆；或脑卒中单次发作，但与痴呆发生有明确的时相关系的。

【诊断】

诊断依据要求患者有影响脑认知区的多发性梗死、短暂性缺血性发作的多次发作史和血管病危险因素，如系统性高血压、冠脉搭桥手术史、心脏病或糖尿病等。

缺血性血管性痴呆也可在已有早老性痴呆的患者中见到。

【鉴别诊断】

主要与早老性痴呆相鉴别。

【治疗】

目前，还没有药物或手术治疗血管性痴呆的肯定的方法。

（1）预防缺血性脑卒中，特别是控制升高的血压可以降低血管性痴呆的发病率。

（2）血管性痴呆一旦发生，持续地控制脑卒中危险因素可能有用。将收缩压控制在 135～150mmHg 范围，并辅助应用阿司匹林每日 325mg，对改善血管性痴呆，比把血压降得低于这个范围更好些。

第七节　烟雾病并发症

一、烟雾病

【概述】

烟雾病又称 Moyamoya 病、自发性基底动脉环闭塞症，是一种以颈内动脉末端及大脑前、大脑中动脉起始部动脉内膜缓慢增厚，动脉管腔逐渐狭窄以至闭塞，脑底穿通动脉代偿性扩张为特征的疾病。造影时扩张血管的形态如同烟囱里的袅袅炊烟，故日本人形象地称之为烟雾病。

烟雾病是日本人最早发现的。随着 1962 年 Subirana 报告第 1 例非日本人烟雾病患者以来，世界各地均有烟雾病的报道，但主要发生于黄种人。发病率最高的是日本，其次是韩国和中国等东南亚地区。发病年龄有两个高峰，一是 4 岁左右的儿童期，二是 30～40 岁的中年期。儿童与成人发病率之比为 5∶2。

烟雾病的病因尚不十分清楚。同胞间发病率比普通人高出 42 倍，患者子女发病率高出 37 倍。最近有学者发现烟雾病可能与遗传有关。烟雾病的主要病理改变是颈内动脉内膜弹力纤维增生，逐渐使颈内动脉管腔狭窄，最终闭塞。血管内膜的病变多发生在颈内动脉的末端，大脑前及大脑中动脉的起始段，偶尔波及到大脑前和大脑中动脉主干及颈外动脉，乃至身体其他部位的血管。因这些颅内供血动脉血管内膜增厚、官腔狭窄导致脑血流量减少，为补偿脑血流量，脑底及脑表面的细小血管代偿性扩张，形成了烟雾状血管。当代偿性血管扩张形成增加脑血流的速度小于因脑供血动脉狭窄脑血流减少的速度时，即产生了脑缺血症状，出现脑梗塞、脑萎缩、脑软化等。

【诊断】

1.临床表现

（1）脑缺血

1）可表现为短暂性脑缺血（TIA）、可逆性神经功能缺失（RIND）或脑梗死。由于缺血性发作短暂，患者就诊时或入院时症状已消失，因此从家属那里获得的病史是很重要的。同时应该详细记录下列内容：首次发病的年龄、发病的方式（缺血性或出血性）、发作的次数、严重程度、神经功能障碍，以及诱发因素和发生时间等。对于上次起病情况和病情变化过程也应做记录，并且要弄清楚目前的体征是上次发作后残留的还是几次发作累积的结果。有些症状是家属无法提供的，要靠我们提示性询问患者，如感觉性发作、头痛和视觉障碍等。

2）TIA 发作常常与过于紧张、哭泣、应激性情感反应、剧烈运动、进餐、过冷或过热有关。

3）运动性障碍常为早期症状，约占 80.5%，主要表现为肢体无力甚至偏瘫，常有上述的诱发因素。见于 TIA 或脑梗死患者。

（2）脑出血

脑出血为首发症状，多见于成人，由于病理发展不同，可表现为脑室内出血、脑内出血和蛛网膜下隙出血。有时因出血量多，或者出血部位邻近重要结构，患者常伴严重神经功能障碍和意识障碍。脑出血的原因多认为是随着年龄的增长，血管壁受到血流的冲击而形成的微小动脉瘤或者脑底部的烟雾血管破裂出血。

（3）癫痫

一些病人以癫痫发作起病，可部分发作或全身性大发作。

（4）不随意运动

不随意运动通常出现在一侧肢体表现舞蹈样动作。面部不随意运动在烟雾病较为少见，睡眠时不随意动作消失。

（5）头痛

部分患者伴头痛。头痛的原因估计与颅内血供减少有关。临床上显示许多伴有头痛的烟雾病患者在做了血管重建手术后症状即自行消失。

（6）智力下降

烟雾病患者由于脑缺血而不同程度地存在智商下降。根据 Matsushima 分型，Ⅰ型的平均智商为 111.4，Ⅱ型的平均智商为 88.9，Ⅲ型的平均智商为 68.9，Ⅳ型的平均智商为 63.9。由此可见脑缺血程度越严重，对智商的影响越大。在患者治疗前和治疗后作智商测定和发育测定，有助于对手术效果的评价。

2.诊断检查

（1）诊断

烟雾病是指包括病变部位相同、病因及临床表现各异的一组综合征。烟雾病这一诊断仅是神经放射学诊断，不是病因诊断，凡病因明确者，应单独将病因排在此综合征之前。仅根据临床表现是难以确诊此病的，确诊有赖于脑血管造影，有些患者是在脑血管造影中无意发现而确诊的。凡无明确病因出现反复发作性肢体瘫痪或交替性双侧偏瘫的患儿，以及自发性脑出血或脑梗死的青壮年，不论其病变部位位于幕上还是幕下，均应首先考虑到此病的可能，并且均应行脑血管造影。至于病因诊断，除详细询问病史外，尚需要其他辅助检查如血常规、脑脊液血清钩端螺旋体凝溶试验、结核菌素皮试等。由于脑电图及 CT 检查均没有特异性，故早期诊断比较困难。

（2）实验室检查

1）一般化验检查：多无特异性改变。一般化验检查包括血常规、血沉、抗"O"、C 反应蛋白、黏蛋白测定、结核菌素试验以及血清钩端螺旋体凝溶试验等。血常规多数病人白细胞计数在 10×10^9/L 以下；血沉可稍高，多数正常；抗"O"可稍高，亦可正常；若病人系结核性脑膜炎所致，结核菌素皮试可为强阳性；若为钩端螺旋体病引起，血清钩端螺旋体凝溶试验可为阳性。

2）脑脊液检查：脑脊液的化验检查与其他脑血管疾病相似。儿童多为缺血性表现，脑脊液检查一般正常，腰穿压力亦可正常。如有结核性脑膜炎，病人的脑脊液则呈结核性脑膜炎反应，即脑脊液细胞数增多，糖与氯化物降低，蛋白增高。如为钩端螺旋体病所致，病人脑脊液钩端螺旋体免疫反应可为阳性。若有破裂出血，腰穿脑脊液检查可出现血性脑脊液或脑脊液中有血凝块。若出血后 24 小时腰穿脑脊液呈红色，脑脊液中可见有均匀的红细胞，24 小时以后脑脊液呈棕黄色或黄色，1～3 周后黄色消失。脑脊液中的白细胞升高，早期为中性粒细胞增多，后期以淋巴细胞增多为主，这是血液对脑膜刺激引起的炎症反应。蛋白含量亦可升高，通常在 1g/L 左右，脑脊液压力多在 1.57～2.35kPa。

（3）其他辅助检查

1）脑电图：一般无特异性变化。无论是出血病人还是梗死病人，其脑电图的表现大致相同，均表现为病灶侧或两侧慢波增多，并有广泛的中、重度节律失调。根据异常电脑图产生的不同波形、不同部位可分为 3 种类型。

①大脑后半球型：以高幅单向阵发性的或非阵发性的 δ 波为主，局限在大脑后半球，以缺血明显侧占优势。

②颞中回型：以中高幅、持续性的 δ 波和 θ 波为主，局限于颞叶的中部，亦是以缺血明显侧占优势。

③散发型：呈弥漫性低中幅的 θ 波。过度换气可诱发慢波，提高脑电图诊断的阳性率。过度换气诱发慢波的机制，可能与脑组织血液供应的动态变化以及脑部动脉血的 pH 变化有关。

2）脑血管造影术：脑血管造影是确诊此病的主要手段，其脑血管造影表现为以下特点。

①双侧颈内动脉床突上段和大脑前、中动脉近端有严重的狭窄或闭塞：以颈内动脉虹吸部颈 1 段的狭窄或闭塞最常见，几乎达

100%，延及颈2段者占50%，少数病人可延及颈3、颈4段。而闭塞段的远端血管形态正常。双侧脑血管造影表现基本相同，但两侧并非完全对称。少数病例仅一侧出现上述血管的异常表现。一般先始于一侧，以后发展成双侧，先累及Willis环的前半部，以后发展到其后半部，直至整个动脉环闭塞，造成基底节、丘脑、下丘脑、脑干等多数脑底穿通动脉的闭塞，形成脑底部异常的血管代偿性侧支循环。

②在基底节处有显著的毛细血管扩张网：即形成以内外纹状体动脉及丘脑动脉、丘脑膝状体动脉、前后脉络膜动脉为中心的侧支循环。

③有广泛而丰富的侧支循环形成，包括颅内、外吻合血管的建立：其侧支循环通路有以下三类。

A.当颈内动脉虹吸部末端闭塞后，通过大脑后动脉与大脑前、中动脉终支间吻合形成侧支循环。

B.未受损的动脉环及虹吸部的所有动脉分支均参与基底节区的供血，构成侧支循环以供应大脑前、中动脉所属分支。因此，基底节区形成十分丰富的异常血管网是本病的最重要的侧支循环通路。

C.颈外动脉的分支与大脑表面的软脑膜血管之间吻合成网。

3）CT扫描：烟雾病在CT扫描中可单独或合并出现以下几种表现。

①多发性脑梗死：这是由于不同部位的血管反复闭塞所致，多发性脑梗死可为陈旧性，亦可为新近性，并可有大小不一的脑软化灶。

②继发性脑萎缩：多为局限性的脑萎缩。这种脑萎缩与颈内动脉闭塞的范围有直接关系，并且颈内动脉狭窄越严重，血供越差的部位，脑萎缩则越明显。而侧支循环良好者，CT上可没有脑萎缩。脑萎缩好发于颞叶、额叶、枕叶，2～4周达高峰，以后逐渐好转。其好转的原因可能与侧支循环建立有一定的关系。

③脑室扩大：约半数以上的病人出现脑室扩大，扩大的脑室与病变同侧，亦可为双侧，脑室扩大常与脑萎缩并存。脑室扩大与颅内出血有一定的关系，严重脑萎缩伴脑室扩大者，以往没有颅内出血史，而轻度脑萎缩伴明显脑室扩大者，以往均有颅内出血史。这可能是蛛网膜下腔出血后的粘连，影响了脑脊液的循环所致。

④颅内出血：61.6%～77.3%的烟雾病患者可发生颅内出血。以蛛网膜下腔出血最多见，约占60%，脑室内出血亦较常见，占28.6%～60%，多合并蛛网膜下腔出血，其中30%的脑室内出血为原发性脑室内出血。这是菲薄的异常血管网破裂所致。脑内血肿以额叶多见，形状不规则，大小不一致。邻近脑室内者，可破裂出血，血肿进入脑室。邻近脑池者可破裂后形成蛛网膜下腔出血。

⑤强化CT扫描：可见基底动脉环附近的血管变细，显影不良或不显影。基底节区及脑室周围可见点状或弧线状强化的异常血管团，分布不规则。

4）MRI：磁共振可显示烟雾病以下病理形态变化：

①无论陈旧性还是新近性脑梗死均呈长T_1与长T_2，脑软化灶亦呈长T_1与长T_2。在T_1加权像上呈低密度信号，在T_2加权像上则呈高信号。

②颅内出血者在所有成像序列中均呈高信号。

③局限性脑萎缩以额叶底部及颞叶最

明显。

④颅底部异常血管网因流空效应而呈蜂窝状或网状低信号血管影像。

【鉴别诊断】

此病需要与脑动脉粥样硬化、脑动脉瘤或脑动静脉畸形相鉴别。一般根据临床表现及脑血管造影的改变多不难鉴别。

1. 脑动脉硬化

因脑动脉硬化引起的颈内动脉闭塞患者多为老年，常有多年的高血压、高血脂病史。脑血管造影表现为动脉突然中断或呈不规则狭窄，一般无异常血管网出现。

2. 脑动脉瘤或脑动静脉畸形

对于烟雾病出血引起的蛛网膜下腔出血时，应与动脉瘤或脑动静脉畸形相鉴别。脑血管造影可显示出动脉瘤或有增粗的供血动脉、成团的畸形血管和异常粗大的引流静脉，无颈内动脉狭窄、闭塞和侧支循环等现象，故可资鉴别。

【治疗】

由于本病病因尚不明确，并且对病情发展难以预测，一些患者由于得到足够侧支供血，改善了脑缺血状态，可自发性痊愈。但另一些患者由于失代偿而造成不可逆神经功能障碍，因此在临床治疗中应考虑到这两种情况。

1. 内科治疗

主要是对症处理。对于缺血性起病可应用血管扩张药、抗凝药。对脑出血患者应用止血药物和抗纤维蛋白溶解药等。对于癫痫患者和不随意运动者宜做相应的对症治疗。脑出血患者伴颅内高压应适当控制颅内压力。

2. 外科治疗

（1）目的：在脑组织出现不可逆神经功能障碍前，通过手术方法增加脑的侧支循环，改善脑供血，恢复正常神经功能。

（2）手术方法：可分为直接和间接的血管重建手术。

1）直接血管重建术：①颞浅动脉—大脑中动脉吻合术。②枕动脉—大脑中动脉吻合术。③枕动脉－大脑后动脉吻合术。

直接血管重建术可立即改善脑部的缺血情况，但由于大多数受体动脉变细，手术操作上有难度，尤其是儿童。另外，在手术时需短暂性夹闭大脑中动脉分支，有加重脑缺血的危险。

2）间接血管重建术：①脑－硬脑膜－动脉－血管融合术；②脑－肌肉－血管融合术；③脑－肌肉－动脉－血管融合术；④脑－硬脑膜－动脉－肌肉－血管融合术；⑤环锯钻洞、硬脑膜和蛛网膜切开术；⑥大网膜移植术。

（3）手术方法的选择：取决于脑缺血部位、性质以及外科医生对某种手术方法的喜好。一般来说，直接血管重建术可立刻为缺血半球供血，但是它在技术上要求高，如果儿童的血管细小，则增加了手术的难度。间接法的优点是方法简单易行，对已附在来自头皮和硬膜动脉的侧支不产生影响，也不需要暂时阻断脑血管分支。因此，对儿童患者宜采用脑－硬脑膜－动脉－血管融合术，通常在术后4～20天（平均10天）脑缺血症状改善。这种脑缺血的症状改善估计是颅内和颅外的血管在早期阶段通过伤口愈合所产生的新生血管自发性交通。这些新生血管与颈外动脉连接，由于压力的梯度使颈外动脉的血流入颈内动脉系统，形成初期的、持续性供血。术后2～3个月，手术切口处硬脑膜动脉增粗、脑血流增加。当足够的脑血流建立时，缺血性发作自行消失。一般平均术后

239 天脑缺血性发作消失。如缺血性发作消失持续 6 个月以上，可称为缺血性发作中止。

（4）手术时机：采用内科治疗仅半数患者在 4～5 年内缺血性发作消失，其余的患者可持续 7 年仍有缺血性发作。烟雾病的缺血性发作在自然病程中将持续很长一段时间，并且病程越长对智商的影响也越大。据报道，如将智商定在 86 为正常，那么在烟雾病患者起病 4 年内 92% 的患者智商是正常的，起病后 5～9 年 40% 患者的智商是正常的，病程 10～15 年仅 33% 患者的智商是正常的。因此，一旦烟雾病诊断明确应尽早手术，术后不但能改善脑缺血发作，智商也有不同程度的提高。年龄小于 5 岁的患者(尤其小于 2 岁)，脑梗死发生率高，病情发展较快，预后和康复率较差；同时年龄越小，智商下降出现得越早，手术治疗对此期年龄的儿童同样有价值。但是对于症状较少或者仅仅以头痛、癫痫和不随意运动为主要症状的患者，则应选择性地采用手术治疗。

（5）双侧手术问题：如病人一般情况好，可一次麻醉行双侧半球血管重建。如分期手术，有下列情况的半球应先手术：反复 TIA、优势半球，脑血流动力学研究显示脑血流量和灌注储备量减少较重。一般在首次间接手术至少 6 个月，患者神经系统症状和体征稳定，方可行另一侧手术。

二、常见并发症

烟雾病可能伴随的疾病包括肾动脉狭窄性高血压、颅内动脉瘤、脑血管畸形、原发性肺源性高血压、周期性斜颈和发育障碍等。

（一）脑动脉瘤

【病因】

伴随烟雾病的脑动脉瘤有两种类型：

（1）普通颅内动脉瘤：以 Willis 环上的动脉瘤多见，但分布不同，主要位于基底动脉的顶端。这与本病的椎基底动脉血流动力学负荷增大有关，其次发生在颈内动脉。大脑中动脉和前交通动脉瘤很少见。

（2）烟雾血管或侧支血管上动脉瘤：这些动脉瘤如有足够的血供代偿或血管重建手术后可自行消失。在成人这些动脉瘤是脑内出血、脑室内出血和蛛网膜下隙出血的原因之一。

【诊断】

全脑血管造影（DSA）为脑动脉瘤诊断的金标准。

【鉴别诊断】

应与脑动静脉畸形、海绵状血管瘤相鉴别。

【治疗】

可视情况行动脉瘤夹毕术或血管内介入治疗。

（二）慢性硬膜下血肿

【病因】

可能与脑梗死部位高度脑萎缩及使用阿司匹林等抗血小板制剂有关。

【诊断】

头颅 CT 可见硬膜下新月形高密度或等密度影，可伴有中线结构移位。

【鉴别诊断】

应与硬膜外血肿相鉴别。

【治疗】

可行钻孔引流术，引流出硬膜下血性液，解除压迫

（三）吻合部脑内血肿

【病因】

可能与吻合受血动脉壁菲薄破裂及术后高血压有关。

【诊断】

诊断主要依靠头颅 CT，术后颅内见高密度病灶。

【鉴别诊断】

应与脑缺血性疾病相鉴别。

【治疗】

若合并脑疝形成，需行颅内血肿清除、去骨瓣减压术。

（四）缺血症状

【病因】

可能与受血动脉过细，吻合困难，颞肌压迫脑组织，吻合时血流暂时阻断，原有侧支循环被破坏以及术中低碳酸血症等因素有关。

【诊断】

术后头颅 CT 见手术区域广泛低密度病灶，伴周边脑水肿。

【鉴别诊断】

应与术后脑出血相鉴别。

【治疗】

CT 见有大面积脑水肿时，可静点甘露醇和激素，减轻脑水肿。巴比妥类药物对预防和治疗脑缺血发作有一定作用。常规应用苯巴比妥、硫喷妥钠和依托咪酯可以保护缺血的脑组织，并有轻度的镇静作用。术后出现大脑半球的缺血性梗死，占位效应明显，或经保守治疗后颅内压增高无法控制，可以行去骨瓣减压术。

（五）其他不良反应

术后可引起头痛、癫痫等。

第六章

颅脑和脊髓先天性疾病并发症

第一节　颅裂及脑膜膨出并发症

一、颅裂及脑膜膨出

【概述】

颅裂伴脑膜膨出是先天性颅骨发育异常造成的，与胚胎时期神经管发育不良有关。一般多发生在颅盖部和颅底骨的中线部位。脑膜膨出在新生儿的发生率为万分之一，其中鼻咽部占 10%。

颅裂是一种先天性发育异常，表现为颅骨闭合不全，常为颅底或颅盖部正中线上骨的局部缺损，颅内组织经缺口膨出，形成包块。颅裂的成因与胚胎期中胚叶的局部发育停滞有关，常与神经管闭合障碍同时出现。颅裂分隐性和显性两类，隐性颅裂仅是简单的颅骨缺损，无颅内容物突出，显性颅裂较常见，有颅腔内容物自颅骨缺损处呈囊样向外膨出。

根据膨出的颅内容不同，可分为以下 5 种。①脑膜膨出：肿物内容仅有脑膜和脑脊液；②脑膨出：内容物为脑实质；③脑膜脑膨出：是脑膜膨出和脑膨出的合并型；④脑囊状膨出：脑实质和脑室一部分突出，脑膜和脑实质间无脑脊液贮留；⑤脑膜脑囊状膨出：同脑囊状膨出，但肿包内脑膜和脑实质间有脑脊液贮留。

颅裂好发于颅骨中线部位，偏于一侧者少见。颅盖部者多发生于枕部，少数见于额部、顶部或颞部。颅底部者多发生于鼻根部，少数见于眼眶、鼻腔或鼻咽腔。

鼻咽部的脑膜膨出有 4 种类型：①鼻额间脑膜膨出；②鼻筛及额骨间脑膜膨出；③额泪筛骨间脑膜膨出；④额骨间脑膜膨出。以鼻额间脑膜膨出最为常见，约占 90% 以上。

【诊断】

1. 临床表现

（1）局部症状：可见头颅某处囊性膨出包块，大小各异，包块表面软组织厚薄相差悬殊。薄者可透明甚至破溃，引起脑脊液漏，反复感染。厚者软组织丰满，触之软而有弹性，其基底部蒂状或广阔基底；有的可触及骨缺损边缘。触压包块时可有波动感，患儿哭闹时包块增大。透光试验阳性，脑膜脑膨出时有可能见到膨出的脑组织阴影。

（2）神经系统症状：轻者无明显症状。重者可出现智力低下、抽搐，不同程度瘫痪，腱反射亢进，不恒定的病理反射。另外，视发生部位，可出现该处脑神经受累表现。

（3）邻近器官的受压表现：膨出发生的部位不同，可有头形的不同改变。如发生在鼻根部出现颜面畸形、鼻根扁宽，眼距加大，眶腔变小，有时出现"三角眼"。

2. 辅助检查

头颅 X 线片可见枕外粗隆与枕大孔间的中线部有一圆形骨缺损，边缘硬化，外翻；颅脑 CT 扫描能显示囊内容物，脑积水和并发的脑畸形；脑室造影可了解膨出囊与脑脊液循环通路有否交通；脑血管造影能进一步了解囊内容物的血供，从而可判断膨出脑组织的解剖区域，以及显示静脉窦的解剖，对指导手术有意义。

【鉴别诊断】

（1）鼻咽部脑膜膨出应与该部位的肿瘤相鉴别。

（2）眶内脑膜膨出应与眶内肿瘤相鉴别。

（3）头皮及颅骨外生性肿物。

以上行头颅平片及 CT、MRI 检查即可鉴别。

【治疗】

1. 单纯隐性颅裂

一般无需治疗，合并膨出者均需手术治疗。手术时间最好在出生后 6～12 个月为宜。目的是切除膨出囊，还纳膨出的组织等内容物，修补不同层次的裂孔。根据需要有的需二期手术以整形。一般均应手术治疗，但有大量脑组织突到囊内、肿块巨大者属禁忌。囊壁将破、尚未发生脑膜炎者，应紧急手术。手术时，取俯卧位，围绕囊颈做一横梭形切口，若需同时探查小脑幕上、下，需做直切口，剥离囊壁，直达颅骨缺损处，显露囊颈，于囊顶切开囊壁，注意不要损伤静脉窦。对于颅骨缺损小，囊内仅含 CSF 者，只需缝扎囊颈，重叠缝合囊壁；若囊内含有脑组织者，应将其回纳至颅腔内，回纳困难者，应扩大颅骨缺损。只有当确认膨出脑组织无功能时，方可切除。回纳或切除囊内容物后，重逐严密缝合硬脑膜。术后发生急性脑积水或脑脊液漏者，应做脑室外引流或脑脊液分流术。

2. 巨型脑膜脑膨出或脑膜脑室膨出

合并神经系统症状，智力低下，有明显脑积水者，因预后差，手术不能解决其畸形及智力低下问题，故无需手术治疗。枕部膨出，可在生后 6～12 个月内手术，多余脑组织可以切除，颅骨缺损用骨膜翻转缝合修补，皮肤切除不可过多，防止缝合时有张力。

3. 合并脑积水

可先治疗脑积水。鼻根部膨出可在 1 周岁后手术，采用颅内入路的方法，突出的脑组织予以切除，颅骨缺损处用术前备好的有机玻璃片或钛片充填，然后覆盖筋膜片缝合固定，鼻根部皮肤必要时可再次做整形手术，也可经颅外手术。眶部膨出者可经颞下部入路进行修补。

4. 预防感染、对症等治疗

二、常见并发症

单纯脑膜膨出的手术治疗效果一般较好，可降低死亡率和脑积水发生率，缓解神经系统损害症状。

脑膜脑膨出因合并神经系统功能障碍、智力低下和其他部位畸形手术效果不佳,预后差。

单纯脑膜膨出的术后病儿有一半可发育正常，而脑膜脑膨出术后发育正常者占 1/5。

第二节　狭颅症并发症

一、狭颅症

【概述】

狭颅症又被称为颅骨狭窄症、颅缝早闭症等，是由于一个或多个颅缝早期闭合导致颅骨畸形、脑功能障碍的先天发育障碍疾病。男女发生率约为 2 : 1，新生儿发病率为 1/1000 ～ 1/10000，占全部头颅畸形的 38% 狭颅症亦称为颅缝早闭或颅缝骨化症，是一种先天发育畸形。可有家族史，属于常染色体隐性遗传，可能与胚胎期中胚叶发育障碍或因骨缝膜性组织出现异位骨化中心所致，颅腔容积的过早固定，限制了脑的正常发育，以至于产生头颅畸形、颅内压增高、智能发育障碍和眼部症状。

【诊断】

1.临床表现

（1）头颅畸形：根据颅骨形态、颅缝骨化二者之间的关系,狭颅症分为三角头畸形(部分额缝闭合过早)、舟状头畸形（矢状缝闭合过早）、斜头畸形（一侧冠状缝、鳞状缝闭合过早）、短头畸形（冠状缝闭合过早）、尖头畸形（全部颅缝闭合过早）。

（2）颅内压增高：颅缝过早闭合，限制了脑的发育所致。

（3）眼部症状：包括双眼突出、下视、眼球运动障碍、视神经水肿或继发萎缩、视力障碍或失明。

（4）精神智力障碍：表现为智力低下、癫痫发作、精神障碍。

（5）其他合并畸形：对称性并指／趾最为常见，另外可有唇裂、腭裂、面骨及鼻骨畸形、脊柱裂、先天性心脏病、外生殖器异常等。

2.辅助检查

（1）颅骨X线平片:可见一些骨缝钙质沉积、密度增高、骨化，未骨化的骨缝增宽甚至分离。

（2）螺旋 CT 颅骨三维重建：可见到颅骨畸形，一些颅缝骨化、消失，其他颅缝代偿性增宽甚至分离，内面观可见脑回压迹明显增多。

根据典型的头颅畸形，诊断不困难。头颅 X 平片、CT 三维重建对明确诊断极有帮助。

【鉴别诊断】

1.分娩后头颅变形

分娩后由于产道挤压易出现头颅变形，一般在出生后 1 ～ 2 周恢复正常。X 平片和 CT 检查各颅缝宽度正常，无异常闭合现象，无脑回压迹增多等颅内高压表现。

2. 小头症

小头症是一种原发性的脑发育障碍，头颅不随年龄而增大；也有颅缝出现闭合的，是一种继发的颅骨闭合症。病人常无颅内高压表现，精神、智力障碍明显。X 线及 CT 检查无颅内压增高的间接和直接征象。

【治疗】

1. 治疗原则

手术治疗是惟一有效的方法，手术时机越早效果越好，一般在生后 7 个月内手术效果较好。

2. 手术目的

①恢复脑组织正常的生长、发育空间；②改善头颅畸形，减轻头颅畸形给患者带来的心理损害。

3. 手术方法

分为颅缝再造术和颅骨切除术两大类。前者通过切除骨化的骨缝再造正常颅缝，切除宽度约 1.5cm，颅骨断端用聚乙烯薄膜包裹以延长骨缝愈合时间；后者是将颅骨切割成多块游离骨或带蒂的骨瓣后再复位。

（1）尖头畸形：常采用全颅缝切开和再造术。手术分二期完成，一期顶部冠状切口完成冠状缝、矢状缝前部切开和再造；二期沿同一切口行人字缝、矢状缝后部切开和再造。

（2）舟状头畸形：该类畸形进展缓慢，颅内高压少见，手术的目的主要是矫正畸形，达到美容的目的。对头颅穹隆畸形而无额骨发育畸形者单纯矢状缝再造术即可达到目的，由于手术跨越人字缝和冠状缝，术中出血较多，可平行矢状缝双侧各切除一宽约 1.5cm 骨沟，骨沟间距 2～3cm，这种方法可以减少术中出血。对畸形严重且有颅内压增高者，宜采用颅骨切开术进行颅骨整形，解除颅内压增高。

（3）三角头畸形：在新生儿期即可出现明显的头部畸形，严重者可发生额叶发育不良。常采取发际内冠状切口额骨缝切除术，于前囟或冠状缝处钻孔，切除额骨中线骨嵴，直至鼻根部，并切除约 3cm 宽的额骨骨膜。还可在此基础上游离双额骨，额缝骨缘以聚乙烯薄膜包裹，复位游离的骨片，眶上固定 1～2 针，两骨片间松散地固定 1 针。这种术式可有效恢复头颅外形的作用，美容整形效果好。

（4）斜头畸形：一般主张采取单侧颅面整形手术，即一侧额骨切开并游离，塑形后复位，但整形效果差。采用双侧额骨切开修补整形效果更好。

（5）短头畸形及颅骨狭窄症：单纯的冠状缝切除术不能改善额骨的位置，对面部畸形的矫正作用不大。1977 年 Marchac 和 Kenier 发明的浮动骨瓣术值得推崇。手术切开、分离冠状缝后，将前移的上颌固定于额带上，其后缘和两侧是游离的冠状缝颅骨缺损带。该手术可以解除影响面部发育生长的病理性额筛缝、额蝶缝骨化。

二、常见并发症

狭颅症手术治疗的并发症可分术中及术后并发症两类。术中并发症包括静脉窦破裂出血、硬脑膜损伤、硬膜下血肿、脑水肿等。术后并发症包括硬脑膜外血肿、复苏失败、感染、脑脊液鼻漏、头皮张力过高、骨瓣吸收等。

（一）静脉窦破裂出血

【病因】

发生率为 5.1%，常为上矢状窦（1.9%）、横窦（1.3%）和颅骨板障静脉窦（1.9%）。

【诊断】

上矢状窦破裂可引起大量失血而发生循

环系统功能障碍。若能很快复苏成功，可不留任何后遗症。静脉窦破裂常因剥离硬脑膜或分离骨瓣时撕裂所致。

【鉴别诊断】

应与硬膜外出血相鉴别，多见于硬膜撕裂出血，采取压迫止血有效。

【治疗】

（1）可做单纯缝合修补术。

（2）若为颅骨板障静脉出血，可用骨蜡填塞止血。

（二）硬脑膜损伤

【病因】

绝大多数为硬脑膜小裂伤，为颅骨内板骨嵴插入硬脑膜所致，发生率为70%。

【诊断】

术中由于操作不当造成硬脑膜撕裂，诊断较为明确。

【鉴别诊断】

应与静脉窦破裂出血相鉴别，静脉窦出血量较大，出血难于控制。

【治疗】

（1）可做缝合修补。

（2）硬脑膜大裂伤少见，少数需要做骨膜贴补缝合。

（三）硬膜下血肿

【病因】

发生率为1.3%，为术中剥离硬膜时皮质硬脑膜静脉破裂出血所致。

【诊断】

出血位于脑表面，沿脑沟脑回弥散，头颅 CT 可见硬膜下新月形高密度影。

【鉴别诊断】

应与硬膜外血肿相鉴别。多为硬脑膜损伤所致，头颅 CT 可见硬膜外梭形高密度影。

【治疗】

常为额叶前片状小血肿，可经硬脑膜开孔排除血肿。

（四）脑水肿

【病因】

为通气障碍造成，常影响颅底的暴露。

【诊断】

术中可见脑组织肿胀，颅内压增高。

【鉴别诊断】

应与脑积水相鉴别。

【治疗】

解除通气障碍后，脑水肿即消失。一般不留术后后遗症。

（五）硬脑膜外血肿

【病因】

术中颅内压降低，脑组织塌陷，硬膜血管撕裂出血，积聚在硬脑膜外形成血肿。

【诊断】

发生率为1.9%，其临床表现不典型，很难做出诊断。因此，术后早期有异常症状和体征者，应毫不犹豫地行 CT 扫描，可见硬脑膜外梭形高密度影。

【鉴别诊断】

应与术后硬膜下血肿相鉴别，CT 多为硬膜下新月形高密度影。

【治疗】

多可采取保守治疗，若有中线结构移位，脑疝形成，则需行血肿清除术。

（六）复苏失败

【病因】

在整个手术过程中可能持续失血。如手术中发生大出血，对婴儿来说是致命的，常发生呼吸困难、急性肺水肿而死亡。其发生率为1.3%。

【诊断】

术中出血量多于 500ml，血压急剧下降，血氧饱和度降低，生命体征不稳，严重时可出现急性呼吸窘迫综合征。

【鉴别诊断】

应与麻醉后反应相鉴别，多可在麻醉后数小时内恢复。

【治疗】

呼吸机辅助呼吸，纠正生命体征紊乱，必要时行心肺复苏。

（七）感染

【病因】

术后感染包括切口感染、脑膜炎及骨髓炎等。多与术中消毒不彻底有关。

【诊断】

切口感染表现为切口红肿，无发热，一般情况多无大的变化。

【鉴别诊断】

应与切口缝合线排斥反应相鉴别，一般无分泌物，拆除缝合线后可消除。

【治疗】

（1）经局部处理及全身用药，一般可以控制。

（2）若形成骨髓炎，局部引流冲洗无效时，需全部切除感染的骨瓣。

（3）个别患者可能发生脑膜炎，常常危及生命。

（八）脑脊液鼻漏

【病因】

发生率为1.9%，常发生在颅面狭窄症术后，常并发脑膜炎。

【诊断】

术后鼻腔见水样液体溢出，脑脊液常规可见蛋白含量升高，可支持诊断。

【鉴别诊断】

应与鼻腔出血相鉴别，多无蛋白升高。

【治疗】

可经腰穿蛛网膜下腔引流减压治愈。预防的方法是在磨除骨质处，尤其是骨质缺损的边角处，必须用骨蜡严密封闭，必要时在骨蜡的上面覆盖一层脂肪、肌肉或筋膜，用生物胶固定。

（九）头皮张力过高

【病因】

头皮张力过高可致切口裂开或头皮坏死，这种情况罕见，头皮张力过高亦可使骨瓣移位。

【诊断】

术中缝合时张力过大，术后出现切口愈合不良，严重时出现头皮坏死。

【鉴别诊断】

应与头皮下血肿相鉴别。

【治疗】

广泛游离头皮可以减轻其缝合的张力。

（十）骨瓣吸收

【病因】

骨瓣吸收是罕见的，发生率为 0.7%，但这是颅骨骨瓣成形术中最令人担心的并发症之一。一旦骨瓣吸收，势必导致手术失败。

【诊断】

头颅 CT 可见颅骨缺损,手术部位骨质吸收。

【鉴别诊断】

应与颅内高压相鉴别。

【治疗】

一旦出现，愈合较差，颅骨修补术效果亦欠佳。

第三节　颅底陷入症并发症

一、颅底陷入症

【概述】

颅底陷入症是指以枕骨大孔为中心的颅底骨组织内翻，环椎、枢椎齿状突等上颈椎结构陷入颅内，致使颅后窝容积缩小和枕骨大孔前后径缩短而产生症状，又称颅底压迹或颅底内翻症。主要特点是枕骨大孔周围的颅底结构向颅内陷入枢椎齿突高出正常水平，甚至突入枕骨大孔；枕骨大孔的前后径缩短和颅后窝狭小，因而使延髓受压和局部神经受牵拉。

【诊断】

1. 临床表现

婴幼儿颅底和颈椎骨化尚未完成，组织结构松而富于弹性。故此期多不出现临床症状，成年以后，由于枕骨大孔区域的筋膜、韧带、硬脑膜和蛛网膜的增厚、瘢痕、粘连以及损伤等因素，导致局部神经组织和血管受损，出现颈神经根、后组颅神经受损症状和延髓、小脑功能障碍。严重者尚可出现颅内压增高，并可因小脑扁桃体疝而致死。症状多为缓慢进行性加重，其间可有自行缓解期。除上述症状外，还可有颈项粗短、枕后发际较低、头颅歪斜、面颊和耳廓不对称等特殊外观。

（1）颅底陷入症本身表现：颈项短粗、头颈偏斜、后发际低、颈部活动受限、面颊不对称。

（2）继发神经损害表现：

1）颈神经根刺激症状：枕项疼痛、感觉减退，一侧或两侧上肢麻木酸痛等。

2）颅神经受累症状：声音嘶哑、吞咽困难、语言不清等。

3）上颈髓与延髓受压症状：四肢无力或瘫痪、感觉障碍、尿潴留、吞咽困难等。

4）小脑症状：眼球震颤，步态蹒跚，Romberg 征阳性等。

5）椎动脉供血障碍：突然发作性眩晕、视力障碍、呕吐和假性球麻痹等。

（3）晚期出现颅内压增高表现：头痛、呕吐、双侧视乳头水肿。

2. 辅助检查

在 X 线颅骨侧位片上，自硬腭后缘至枕骨大孔的后上缘做一联线，如枢椎齿状突超出此联线 3mm 以上，即可确诊。本病还需与单纯的扁平眼底相鉴别，后者不引起压迫症状。MRI 能清楚地显示延髓、颈髓的受压部位和有无小脑扁桃体疝，便于估计病情和制订手术方案。

（1）环枕区 X 线照片（包括断层片）：检查示枢椎齿状突分别高出腭枕线 3mm，基底线 9mm，二腹肌沟连线 12mm 以上。

（2）气脑造影、碘苯酯椎管造影、计算机体层摄影：有助于脑室系统和枕骨大孔区压迫情况的了解。磁共振检查发现小脑扁桃体下极疝出到枕大孔以下，脑室扩大等。

【鉴别诊断】

1. 脊髓空洞症

脊髓空洞症常与颅底凹陷症并存，其临床特征为颈胸段脊髓分布区呈分离性感觉障碍，手部小肌肉多有萎缩，甚至畸形。如症状持续加重，并有颅内结构受损表现，应考虑有颅底凹陷症的可能,CT 及 MRI 有助于诊断。

2. 上颈髓肿瘤

本病可表现为颈部及枕部疼痛、膈肌和肋间肌麻痹，四肢硬瘫，症状进行性加重。早期症状类似颅底凹陷症，但缺乏颅底凹陷症的特征外貌及颅内结构受累的症状。X 线检查或脊髓造影有助于鉴别诊断。

3. 原发性侧索硬化

主要表现为两侧锥体束征阳性，即四肢瘫痪。如病变波及皮质延髓束，尚可出现吞咽困难及声音嘶哑，但无感觉障碍。颅颈 X 线检查多正常。

4. 进行性脊髓性肌萎缩

由于病变常从下颈段及上胸段脊髓前角细胞开始，一般最早表现为双手指无力，持物不稳，手部小肌肉萎缩及肌纤维震颤，并逐渐发展至前臂、臂部和肩部，一般无感觉障碍。颅底 X 线检查正常。

5. 颈椎病

主要表现为上肢肌肉萎缩以及长束征，常有神经根性疼痛，在病变水平明显的节段性感觉障碍少见，可有椎动脉供血不足的症状，但缺乏脑神经受累及小脑症状，一般无颅内压增高表现。颈椎 X 线检查可以诊断。

6. 脊髓梅毒

在出现增殖性颈髓硬脊膜炎时，可出现上肢感觉障碍、萎缩以及无力和下肢锥体束征，缺乏颅内结构损害的表现。脊髓造影显示蛛网膜下腔阻塞。患者多有梅毒病史，脊髓症候病史短，血及脑脊液华氏及康氏反应阳性。颅颈 X 线检查可明确诊断。

7. 其他

本病尚需与颅后窝肿瘤、颈椎间盘突出和肌萎缩性侧束硬化症等相鉴别。

【治疗】

1. 一般治疗

颅底陷入的病人如没有明显的神经系统症状和体征无需特殊治疗。但要防止颈部外伤，禁忌做颈部按摩及强制性的颈部旋转活动，以防止出现突然的延髓压迫、呼吸中枢衰竭。如病情逐渐进展的可以观察随访，进展明显者需手术治疗。

2. 手术治疗

（1）手术目的：解除小脑及延髓和脊髓的压迫，扩大后颅窝的体积达到小脑、延髓和脊髓的减压。

（2）手术准备：同其他一般的后颅窝及上颈髓探查手术，麻醉可采用全麻或局麻。对需要行气管内插管的病人应特别小心。因病人颈短又有小脑和延髓的压迫，颈部过度后仰可因局部受压造成呼吸困难甚至呼吸停止。因此，可经鼻插管或做气管切开。

有一部分病人延髓压迫主要来自腹侧面的枕大孔前缘向后移位的枢椎齿状突，主要表现为锥体束损害。在 MRI 检查的矢状位图像上可以明确地看到压迫是来自腹侧，这样只做后枕部减压无明显效果，可以经颈部或口腔咽部前入路行减压术。去除枕大孔前缘、环椎前弓和齿状突手术中不要打开硬膜，以防止脑脊液漏。对于腹侧受压迫，行前减压术后可取得良好的效果。对寰枕区稳定性差的病人，在前入路手术后，还需要从后入路再行减压和枕骨颈椎植骨融合术。

二、常见并发症

术中及术后常出现呼吸紊乱或衰竭。

【病因】

颅底陷入在进行手术治疗时由于手术在延髓和上颈髓区进行，该处又有畸形，空间相当小，手术危险性比一般枕肌下减压术大得多，手术操作也困难，术中可发生突然呼吸停止，发生率为3%～5%。其主要原因包括以下几种。

（1）颅后窝的蛛网膜下腔及脑池受压甚至闭塞，可缓解空间太小，如术中颈部牵拉扭动，头部过度屈曲，推压硬脑膜会直接或间接压迫延髓引起呼吸障碍。

（2）枕骨大孔区畸形骨结构长期压迫神经组织束缚其发育，当手术减压后，神经组织骤然松解，容易发生脑干和上颈部脊髓的水肿，从而造成中枢性呼吸功能障碍。

（3）在充分切除枕骨鳞部枕骨大孔后半、寰椎后弓及第2、第3颈椎椎板后，剩下的变形、变性的骨关节及软组织薄弱局部稳定性差，可发生颈椎脱位而压迫高颈髓。

（4）术前及术后病人常发生不同程度的上颈椎关节滑脱，加重了延髓及上颈髓的压迫。

【诊断】

术后出现呼吸紊乱，间歇样呼吸，呼吸频率不规则，头颅 CT 或 MRI 可见脑干缺血改变。

【鉴别诊断】

应与术后出血相鉴别，头颅 CT 可见颅内高密度影。

【治疗】

（1）术中勿过度屈颈，操作要轻柔细心，在咬除寰椎后弓和枕大孔后缘时尤应小心谨慎。

（2）术前术中及术后禁用呼吸抑制剂。

（3）对于有脑积水或颅内压增高者，术前可行脑室引流术。

（4）术中术后静滴20%甘露醇、激素等药，以防止脑干和上颈髓水肿，必要时应用呼吸兴奋剂及人工辅助呼吸。一旦术中发生呼吸骤停，应立即行头颈牵拉、人工辅助呼吸等。

（5）术中术后应固定头颈部不得随意扭曲，以免进一步压迫上颈髓危及生命，术后1～2周才能逐渐开始活动。

（6）术后应取仰卧位保持头颈与脊椎不扭曲，头脊柱行轴位翻身转头要轻柔。

（7）必要时术后行头部牵引或给颈托等，以保证头颈部稳定。

第四节　脊髓空洞症并发症

一、脊髓空洞症

【概述】

脊髓空洞症（Syringomyelia）是一种缓慢进展的脊髓变性疾病，其病理特点是髓内中央部分空洞形成及胶质增生。主要临床表现为受损节段分离性感觉障碍及肌肉萎缩与营养障碍。如病变侵及脑干则称延髓空洞症。

1. 病因

确切病因尚不清楚，可分为先天发育异常性和继发性脊髓空洞症两类，后者罕见。

（1）先天性脊髓神经管闭锁不全：本病常伴有脊柱裂、颈肋、脊柱侧弯、环枕部畸形等其他先天性异常支持这一观点。

（2）脊髓血液循环异常引起脊髓缺血、坏死、软化，形成空洞。

（3）机械因素：因先天性因素致第四脑室出口梗阻，脑脊液从第四脑室流向蛛网膜下腔受阻，脑脊液搏动波向下冲击脊髓中央管，致使中央管扩大，并冲破中央管壁形成空洞。

（4）其他，如脊髓肿瘤囊性变、损伤性脊髓病、放射性脊髓病、脊髓梗死软化、脊髓内出血、坏死性脊髓炎等。

2. 发病机制

（1）先天性病因：大体有四种学说。

1）Gardner 的流体力学理论：1958 年开始，Gardner 报道了大量 Chiari I 型畸形伴脊髓空洞症的病例，他推测由于枕大孔区的梗阻（先天畸形或蛛网膜炎等），使脑脊液不能从四脑室流出，脑脊液在脉络膜丛动脉源性搏动的作用下，就会不断冲击脊髓中央管，使其扩大，并破坏中央管周围的灰质，形成空洞。手术中也发现四脑室与中央管是交通的；部分病人脑室造影时，可观察到造影剂经四脑室进入中央管；经皮肤穿刺向空洞内注入空气，气体也可溢入四脑室；而且空洞内液体蛋白含量低，与脑脊液相似。但也有不同意见：部分病人在造影。手术及尸检中未发现四脑室与中央管的交通；腰穿注入造影剂虽不流入四脑室，但空洞可显影；部分空洞与中央管分离，并且是多房的。有的学者计算了脉络丛动脉源性搏动的压力，发现压力很小，不可能造成空洞。另外，此学说无法解释延髓空洞症的产生。

2）Williams 的颅内与椎管内压力分离学说：1969 年以来，Williams 进行了一系列研究，对脑室、空洞及蛛网膜下腔做了压力测定。认为人在咳嗽、打喷嚏及用力时，可引起颅内及椎管内静脉压上升，使脑脊髓蛛网膜下腔的压力随之升高，此时正常人是通过脑脊液在蛛网膜下腔的往返流动来平衡的。而有小脑扁桃体轻度下疝的病人，由于脑脊液循环障碍，就出现了压力的不平衡。Williams 发现在咳嗽初期，腰部蛛网膜下腔的压力高于基底池，以后则相反。由此他推测小脑扁桃体可能有活瓣作用，当脊髓蛛网膜下腔压力升高时，脑脊液可上推下疝的扁桃体而流入颅内；随着脊髓蛛网膜下腔压力的下降，小脑扁桃体再度下疝，使脑脊液不能回流，造成颅内压增高，促使脑脊液从四脑室向中央管灌注，这是颅内与脊髓、中央管与脊髓外产生的压力差，Williams 称为脑脊液压力分离。这个压力差反复间断地作用很多年，就可以形成交通性脊髓空洞症。通过空洞穿刺及动物实验也发现空洞内压力高的特点。部分病人在咳嗽用力时，也有症状加重的临床报道。脊髓空洞症病人中央管与空洞的交通不是一直开放的，由于枕大孔处组织反复受压及其他原因，可以关闭。由此在空洞的进展上提出了脑脊液冲击理论，在枕大孔明显受压的病人，当咳嗽等用力时，脊髓蛛网膜下腔的压力突然升高，由于不能向颅内传递，就向脊髓内空洞传递，因空洞的开口被关闭或有活瓣作用，空洞内液体不能流入颅内，就向上面中央管旁的灰质冲击，久而久之，空洞逐渐向上扩展，并在脊髓空洞的基础上形成延髓空洞。由此说明延髓空洞不可能单独存在，此点与临床观察相符。

3) 脑脊液脊髓实质的渗透学说：1972 年 Ball 在脊髓空洞症的尸检中发现脊髓实质内血管周围间隙的明显增宽，他在空洞内注入墨汁可沿血管周围间隙扩散，并在局部形成一些小池，特别是脊髓背侧白质明显。由此推测由于枕大孔区畸形，静脉压及脊髓蛛网膜下腔压力反复一过性的升高，长期作用于脊髓，使血管周间隙逐渐扩大，脑脊液由此渗入而形成空洞。1979 年 Aboulker 提出神经轴突组织是能透过水的，脑脊液可沿神经组织向脊髓内渗透。临床上也有报道术中确实证实四脑室与中央管无交通的病人，在延迟脑脊液造影像上空洞可显影，而且部分空洞远离中央管，多偏在靠近脊髓表面最近的后角部分等。

4) 循环障碍学说：Netsky 在脊髓空洞症病人尸检中发现髓内有血管异常，特别是后角明显。他推测随着年龄的增长，异常血管周围可发生循环障碍而导致空洞。脊髓对脑脊液的灌注或冲击的损害有保护性机制，胶质纤维增生，这些纤维会影响脊髓实质的血液供应，缺血可能是空洞产生及进展的原因之一。脊髓实质（主要在后角）先天性异常并不是发病的唯一因素。脊髓后角先天异常，加之枕大孔区畸形及静脉压等因素，使脑脊液很容易从先天异常侧的脊髓后根侵入，在局部形成空洞，随着空洞的扩展可与中央管交通，继之中央管逐渐扩大，最后可与四脑室相通。

（2）后天性病因：多由脊髓肿瘤、蛛网膜炎及外伤等因素引起。外伤可使脊髓中心部坏死，造成渗出液及破坏产物的积聚，使渗透压升高，液体潴留，由于髓内压力升高，可破坏周围组织，使空洞逐渐扩大。动物实验中发现，在切断的脊髓断端附近出现一些微小囊肿，由此可推测这些囊肿的破裂、汇合可能是空洞形成的原因。对于蛛网膜炎后的脊髓空洞症，主要由于缺血及静脉栓塞造成。脊髓肿瘤引起的脊髓空洞症主要与肿瘤细胞分泌蛋白性液体有关。

脊髓空洞症发病机制复杂，枕大孔区畸形或梗阻是导致空洞形成的重要因素之一。由于每个人的病因、体质及机体代偿能力的不同，空洞的形成和发展也各不相同，所以应根据临床特点及病期的不同，进行不同病因探讨及综合分析。

脊髓空洞症多发生于颈段及上胸段的中央管附近，靠近一侧后角，形成管状空洞，可延续多个脊髓节段，并不一定与中央管相通。在脊髓横断面上，可见空洞腔占据了大部分的髓质，前角背侧也可受累，前后连合结构常被破坏。随着空洞腔的进一步发展，后角也可受累、甚至包括后索的腹侧。空洞可局限于脊髓的一侧，也可占据两侧。空洞形状不一，在脊髓同一平面有可能存在多个空洞腔，它们可相互隔开，也可互相联通。此症有的与延髓空洞同时存在。空洞向上有延至脑桥与中脑者。腰段以下空洞症较少见。少数情况于脊髓末端见有小的空洞，并且与脊柱裂共存。

脊髓受压变性常是空洞扩大的必然结果。空洞部位脊髓呈梭形膨隆，颜色变淡，软膜血管减少。空洞可位于中央或偏于一侧，或偏于前或后，使脊髓灰质、侧索、后索受压变性。空洞壁光滑，为增生的胶质及趋于变性的神经纤维，颜色变白，周围的神经纤维呈现水肿。晚期脊髓空洞巨大者，脊髓组织菲薄，可造成椎管腔的梗阻。

依照病理状况，脊髓空洞症可分为两种类型：一类为交通性脊髓空洞症，即脊髓空洞与第四脑室、蛛网膜下腔脑脊液相交通，常合并小脑扁桃体下疝Ⅰ型与Ⅱ型畸形。它可能系生长发育过程中的某些异常因素的作用所致，例如脊髓中央管可能在较高的脑脊液压力的作用下，液体不断渗漏入周围神经组织，使之发生持续性扩张而形成本病。另一类为非交通性脊髓空洞症，空洞与脑脊液循环通路不相交通。它的形成与髓内肿瘤、外伤性截瘫和一些变性疾病有一定关系。

【诊断】

1. 临床表现

发病年龄 31～50 岁，儿童和老年人少见。男多于女，曾有家族史报告。脊髓空洞症的临床表现有三方面，症状的程度与空洞发展早晚有很大关系。一般病程进展较缓慢，早期出现的症状多呈节段性分布，最先影响上肢。当空洞进一步扩大时，髓内的灰质和其外的白质传导束也被累及，于空洞腔以下出现传导束功能障碍。因此，早期病人的症状比较局限和轻微，晚期症状则表现广泛甚至出现截瘫。

（1）感觉症状：根据空洞位于脊髓颈段及胸上段，偏于一侧或居于中央，出现单侧上肢与上胸节之节段性感觉障碍，常以节段性分离性感觉障碍为特点。痛、温觉减退或消失，深感觉存在。该症状也可为两侧性。

（2）运动症状：颈、胸段空洞影响脊髓前角，出现一侧或两侧上肢弛缓性部分瘫痪症状。表现为肌无力及肌张力下降，尤以两手的鱼际肌、骨间肌萎缩最为明显，严重者呈现爪形手畸形。三叉神经下行根受影响时，多发生同侧面部感觉呈中枢型痛、温觉障碍，面部分离性感觉缺失形成所谓"洋葱样分布"，伴咀嚼肌力弱。若前庭小脑传导束受累，可出现眩晕、恶心、呕吐、步态不稳及眼球震颤。而一侧或两侧下肢发生上运动元性部分瘫痪，肌张力亢进，腹壁反射消失及 Babinski 征阳性。晚期病例瘫痪多加重。

（3）自主神经损害症状：空洞累及脊髓（颈8颈髓和胸1胸髓）侧角的交感神经脊髓中枢，出现 Horner 综合征。病变损害相应节段、肢体与躯干皮肤可有分泌异常，多汗或少汗症是分泌异常的唯一体征。少汗症可局限于身体的一侧，称之为"半侧少汗症"，而更多见于一侧的上半身，或一侧上肢或半侧脸面。

通常角膜反射亦可减弱或消失，因神经营养性角膜炎可导致双侧角膜穿孔。另一种奇异的泌汗现象是遇冷后排汗增多，伴有温度降低，指端、指甲角化过度，萎缩，失去光泽。由于痛、温觉消失，易发生烫伤与碰伤。晚期病人出现大小便障碍和反复性泌尿系感染。

（4）病变发展损及锥体束及锥体外束后，下肢逐渐出现痉挛性瘫痪，同时双下肢锥体束征阳性。当一侧颈髓受损后，破坏了下行的交感纤维，同侧可出现 Hornor 综合征。较常见的自主神经障碍，有皮肤营养障碍如皮肤角化、汗毛减少、血管舒缓障碍等。本病的后期，空洞常累及三叉神经脊束核出现面部洋葱皮样痛温觉缺失，自外侧向鼻唇部发展；累及疑核引起吞咽困难饮水呛咳；累及舌下神经核伸类肌及肌束颤动；累及面神经核出现周围性面瘫；前庭小脑通路受累出现眩晕、眼震和步态不稳。

2. 辅助检查

（1）实验室检查：脑脊液常规及动力学检查无特征性改变，空洞较大可引起椎管轻度梗阻和 CSF 蛋白增高。

（2）CT 扫描：80% 的空洞可在 CT 平扫时被发现，表现为髓内边界清晰的低密度囊腔，其 CT 值与相应蛛网膜下腔内脑脊液相同，平均较相应节段脊髓 CT 值低 15Hu，相应脊髓外形膨大。少数空洞内压力较低而呈萎缩状态，此时其外形欠规则。当空洞较小或含蛋白量较高时，平扫可能漏诊。椎管内碘水造影 CT 延迟扫描，可在脊髓空洞内见到高密度造影剂。当空洞部直接与蛛网膜下腔相通时，造影剂可通过脊髓血管间隙或第四脑室的交通进入空洞，因此，注射造影剂后延迟扫描发现髓内高密度影的机会较高。伴发脊髓肿瘤时，脊髓不规则膨大，密度不均，空洞壁可较厚。外伤后脊髓空洞常呈偏心性，其内常可见分隔。

（3）MRI：其矢状面图像能清晰地显示空洞全貌。T_1 加权图像表现脊髓中央低信号的管状扩张，T_2 加权图像上空洞内液呈高信号，无论 T_1 或 T_2 加权图像，空洞内液信号均匀一致。横断面上空洞多呈圆形，有时形态不规则或双腔形，边缘清楚光滑。在空洞的上、下两端常有胶质增生，当增生的胶质组织在空洞内形成分隔时，空洞呈多房性或腊肠状。空洞相应节段的脊髓均匀膨大。由于脑脊液的搏动，T_2 加权像上脑脊液呈低信号，这种现象称为脑脊液流空现象。脊髓空洞内液与脑脊液相交通，并可具有搏动，因此这些病人在 T_2 加权图像上可见到低信号的流空现象，与 T_1 加权所见颇为相似。由于空洞内液搏动程度不同，信号缺失区的形态可与 T_1 加权时的范围不一致。多房性空洞由于分隔的存在导致搏动较弱，流空现象出现率较低，但当其交通以后空洞内流空现象出现率明显增多，因此如发现流空现象缺失则提示多房分隔的存在。非搏动性空洞常为单发，其长度直径均小，施行分流术后空洞内搏动幅度减弱甚至消失，因此空洞内流空现象的观察亦可作为手术疗效观察的指标之一。MRI 是诊断的最有效工具，在绝大多数病例均能显现。

（4）其他：采用感应电流检测肌肉收缩功能，对于有严重肌麻痹者可出现电变性反应，检测运动时值常有增加。肌电图检查对于脊髓下运动神经元通路任何水平的损害有意义。

根据慢性发病和临床表现的特点，有节段性分离性感觉障碍，上肢发生下运动神经元性运动障碍，下肢发生上运动神经元性运动障碍等，多能做出明确诊断。结合影像学的表现，可进一步明确诊断。

【鉴别诊断】

1. 脊髓肿瘤

脊髓髓外与髓内肿瘤都可以造成局限性肌萎缩以及节段性感觉障碍，在肿瘤病例中脊髓灰质内的星形细胞瘤或室管膜瘤分泌出蛋白性液体积聚在肿瘤上、下方使脊髓的直径加宽，脊柱后柱侧突及神经系统症状可以类似脊髓空洞症，尤其是位于下颈髓部位有时难以鉴别。但肿瘤病例病程进展较快，根痛常见，营养障碍少见。早期脑脊液中蛋白有所增高，可以与本病相区别。对疑难病例 CT、MRI 可鉴别。

2. 颈椎骨关节病

可以造成上肢肌肉萎缩以及长束征象，但根痛常见，病变水平明显的节段性感觉障碍是少见的。颈椎摄片、必要时做脊髓造影以及颈椎 CT 或 MRI 有助于证实诊断。

3. 颈肋

可以造成手部小肌肉局限性萎缩以及感觉障碍，伴有或不伴有锁骨下动脉受压的证据，而且由于在脊髓空洞症中常伴有颈肋，诊断上可以发生混淆。不过，颈肋造成的感觉障碍通常局限于手及前臂的尺侧部位，触觉障碍较痛觉障碍更为严重，上臂腱反射不受影响，而且没有长束征，可以做出鉴别，颈椎摄片也有助于建立诊断。

4. 尺神经麻痹

可产生骨间肌及中间两个蚓状肌的局限性萎缩。但感觉障碍相对比较轻微而局限，触觉及痛觉一样受累，在肘后部位的神经通常有压痛。

5. 麻风

可以引起感觉消失，上肢肌肉萎缩，手指溃疡。但有正中、尺及桡神经及臂丛神经干的增粗，躯干上可以有散在的脱色素斑。

6. 梅毒

可以在两方面疑似脊髓空洞症。在少见的增殖性硬脊膜炎中，可以出现上肢感觉障碍、萎缩以及无力和下肢锥体束征，但脊髓造影可以显示蛛网膜下腔阻塞，而且病程进展也较脊髓空洞症更为迅速，脊髓的梅毒瘤可以表现出髓内肿瘤的征象，不过病程的进展性破坏迅速，而且梅毒血清反应阳性。

7. 肌萎缩性侧索硬化症

不容易与脊髓空洞症相混淆，因为它不引起感觉异常或感觉缺失。

8. 穿刺伤或骨折移位

有时可引起髓内出血，聚集在与脊髓空洞症相同的脊髓平面内，但损伤病史及 X 线片中的脊椎损伤证据均足以提供鉴别的依据。

【治疗】

1. 一般治疗

采用神经营养药物，过去曾试用放射治疗，但疗效皆不确切。

2. 手术治疗

鉴于本病为缓慢进展性，以及常合并环枕部畸形及小脑扁桃体下疝畸形，而且这些又被认为与病因有关，因此在明确诊断后应采取手术治疗。但目前尚缺乏公认的、统一的手术方式。手术的效果仍需要通过较大量病例的实践与较长时期的观察。

（1）手术的理论依据是：①进行颅颈交界区域减压，处理该部位可能存在的畸形和其他病理因素，消除病因，预防病变发展与恶化；②做空洞切开分流术，使空洞缩小，解除内在压迫因素，以缓解症状。

（2）手术方式

1）颅后窝、颅颈交界区减压术：按常规颅后窝减压术方式进行，包括切除部分枕骨和上颈椎椎板，将硬膜广泛敞开，分离粘连，着重于解除枕骨大孔区之小脑扁桃体下疝、蛛网膜粘连，使第四脑室中孔脑脊液流出畅通。对脊髓空洞症有较好的效果。如发现有肿瘤、囊肿等病理因素，需一并处理。

2）脊髓空洞切开引流术：行枕、颈切开术，将硬脊膜切开，探查空洞部位之脊髓，一般情况下可发现脊髓膨隆。于脊髓最膨隆处的背侧中线、沿后正中裂选择一无血管区，纵形切开脊髓，到达空洞腔。显露脊髓空洞，然后切开空洞并排放液体，于切开处向囊腔内放置一片硅胶膜，以丝线缝合于硬脊膜的边缘作为持续引流的引物，可改善症状。

3）脊髓空洞转流术：按颅颈术式打开枕颈区，于空洞内放置一条细硅胶管，做脊髓空洞－蛛网膜下腔引流术；或将导管送至小脑延髓池或桥池做分流术，对解除脊髓空洞症状有较好效果。

（3）手术成功的关键：在于改善蛛网膜下腔的通畅性，手术应该注意以下几点：

1）在没有明确的蛛网膜粘连证据的情况下，保持蛛网膜完整，不进入蛛网膜下腔，以尽量避免损伤中枢神经和人为造成粘连；

2）尽可能避免做小脑扁桃体切除；

3）在必须打开蛛网膜时，尽量减少其破坏，如行空洞置管分流时，我们只需约 0.5cm 长的蛛网膜小口，置管完成后予以严密缝合；

4）手术中尽可能切开硬膜，以充分解除骨性、硬膜和筋膜的压迫，而保持蛛网膜完整，蛛网膜富有弹性和延展性，能提供充分的减压和扩张空间，同时保证神经系统与外界隔离；

5）手术中贯彻微创理念：尽量减少伤口软组织和骨结构的破坏；尽量减少对中枢神经系统的干扰。这对于维持颈椎的稳定性和减少术后蛛网膜下腔的粘连都是至关重要的。

综上所述，脊髓空洞症手术治疗的根本目的在于防止或延缓病情的进展。同时，临床工作中常见脊髓空洞伴有疼痛、麻木等刺激症状，以及肢体力量减弱而神经尚未完全损伤者，可能见到症状好转。因此，一味鼓吹脊髓空洞症手术治疗疗效是不恰当的。脊髓空洞无张力，病情静止无发展，尤其中年以上患者，可暂不手术，密切观察；病情进展、伴有疼痛等刺激症状者建议手术治疗。

3. 其他治疗

包括维生素 B 族、血管扩张剂、神经细胞代谢功能活化剂等，均可应用。

药物治疗的适应证：①临床症状多年稳定，没有表现出明显的进行性时，可以接受药物治疗；②病人年龄过高者不适合手术治疗；③合并环枢椎脱位者手术治疗可能导致神经症状恶化，宜用药物保守治疗；④不愿承担风险接受手术治疗者；⑤术后需要康复的病人。尚可根据病情采用体疗、理疗、针刺疗法，以促进术后神经功能恢复。

二、常见并发症

（1）脊髓空洞症常合并其他先天性畸形，如脊柱侧弯或后突畸形、隐性脊柱裂、颈枕区畸形、小脑扁桃体下疝和弓形足等。

（2）病变发展损及锥体束及锥体外束后，下肢逐渐出现痉挛性瘫痪，同时双下肢锥体束征阳性。当一侧颈髓受损后，破坏了下行的交感纤维，同侧可出现 Hornor 综合征。

（3）较常见的自主神经障碍，有皮肤营养障碍，如皮肤角化、汗毛减少、血管舒缓障碍等。

（4）本病的后期，空洞常累及三叉神经脊束核出现面部洋葱皮样痛温觉缺失，自外侧向鼻唇部发展；累及疑核引起吞咽困难饮水呛咳；累及舌下神经核伸类肌及肌束颤动；累及面神经核出现周围性面瘫；前庭小脑通路受累出现眩晕、眼震和步态不稳。

第五节 小脑扁桃体下疝畸形并发症

一、小脑扁桃体下疝畸形

【概述】

小脑扁桃体下疝畸形为神经系统发育异常性疾病也称神经系统先天性疾病，本组疾病主要分为两类。一类是子宫内脑和神经系统发育障碍，部分神经元的产生、移行和组织异常导致出生后颅骨、神经组织及覆盖被膜畸形和精神发育迟滞，主要原因可能为遗传性，也有部分环境因素影响胚胎或胎儿。另一类是胎儿分娩时产伤窒息所致，由于头部遭受过度挤压或较长时间缺氧，导致脑组织损伤和发育异常。最终伴随幼儿一生的是受损伤结构及功能不良的脑，需要终身接受启智和功能矫正治疗。此外，先天性因素有时不易与后天性病因如产伤、窒息及新生儿期代谢紊乱鉴别，但已有先天性缺陷的胎儿更易受到产期或产后期不良环境因素的影响。神经系统发育异常性疾病多达上百种，有些很罕见，病因及发病机制不完全清楚。胚胎期特别是妊娠前3个月神经系统处于发育旺盛期，胎儿易受到母体内外环境各种致病因素侵袭导致发病，症状可出现于出生时或在出生后神经系统发育过程中逐渐出现。本组疾病与遗传性疾病的区别是，病因更多为自身或环境性因素，而后者是由遗传基因决定。

小脑扁桃体下疝畸形起病缓慢，女性多于男性；年龄13～68岁，平均38岁。Ⅰ型多见于儿童及成人，Ⅱ型多见于婴儿，Ⅲ型多见于新生儿期，Ⅳ型常于婴儿期发病。小脑扁桃体延长成楔形进入枕骨大孔或颈椎管内，严重者部分下蚓部也疝入椎管内，舌咽、迷走、舌下等后组脑神经及深部颈神经根被牵拉下移，枕骨大孔及颈上段椎管被填塞，脑脊液循环受阻脑积水。本病常伴其他颅颈区畸形如脊髓脊膜膨出、颈椎裂和小脑发育不全等。

【病因】

1. 发病机制

对于其发病机制学者们持有不同意见，其中牵引学说是以往最为流行的观点，认为脊柱裂、脊髓脊膜膨出的患者，由于脊髓固定在脊柱裂处，在生长发育过程中，脊柱和脊髓生长速度不同，脊髓不能按正常情况上移造成脊髓及小脑组织向下牵移，而产生小脑扁桃体下疝。

也有人认为脊髓受牵拉的影响主要局限在腰骶部，胸段以上很少受累，同时脊髓栓系综合征的患者不都合并有小脑扁桃体下疝畸形，故认为脊髓脊膜膨出与小脑扁桃体下疝无关，而是延髓、小脑、脊髓枕骨和脑的原发性畸形，在发育过程中，后颅窝容积小，脑组织生长过度以致部分脑组织疝出枕骨大孔。小脑扁桃体下疝的同时，延髓也有不同程度的下移，严重者延髓可完全移位到枕骨大孔外，这样造成了延髓背侧屈曲，脑神经、颈神经受牵拉脊髓受压变扁，疝出的脑组织与脊髓及周围结构粘连，枕骨大孔闭塞，中脑水管或第四脑室中孔粘连闭塞，形成梗阻性脑积水，又可加重小脑扁桃体下疝，正中孔闭塞时可伴有脊髓空洞或其他枕骨大孔畸形。

另外，还有人提出脑积水学说，认为小脑扁桃体下疝是由于婴儿脑积水向下压迫所致。

小脑扁桃体延长，经枕骨大孔向颅外疝出是其基小脑扁桃体下疝畸形理改变，严重者疝入上颈段椎管，并伴有延髓和第四脑室同时向下延伸。延髓变长并疝入椎管内第四脑室下半部也疝入椎管内也是本畸形的一重要特征。小脑扁桃体常充满小脑延髓池，伴有该部位组织粘连，蛛网膜下腔闭塞有时形成囊肿；由于小脑延髓池闭塞，第四脑室中孔粘连，或中脑水管粘连闭塞可造成梗阻性脑积水；延髓和上颈髓受压变形扭曲，颈髓向下移位，小脑下牵，使脑神经牵拉变长，上颈神经向外上方向进入椎间孔；可有中脑下移，并可合并桥池外侧池、环池闭塞等。

2. 分型

（1）根据病变的严重程度，分为3型。

Ⅰ型：是最轻的一型。表现为小脑扁桃体通过枕骨大孔向下疝入椎管内，延髓轻度向前下移位，第四脑室位置正常。常伴颈段脊髓空洞症、颅颈部骨畸形。

Ⅱ型：是最常见的一种类型。表现为小脑扁桃体伴或不伴蚓部疝入椎管内，第四脑室变长、下移，某些结构如颅骨、硬膜、中脑、小脑等发育不全，90%有脑积水，常合并脊髓空洞症、神经元移行异常、脊髓脊膜膨出等。

Ⅲ型：为最严重的一型，罕见。表现为延髓、小脑蚓部、四脑室及部分小脑半球疝入椎管上段，合并枕部脑膜脑膨出，并有明显头颈部畸形、小脑畸形等。

Chiari重新将之分为4型，他在前3型的基础上又增加第Ⅳ型，即小脑发育不全，但不疝入椎管内。该型不被人们所接受。

常见的体征有下肢反射亢进和上肢肌肉萎缩。约50%以上的病人有感觉障碍，上肢常有痛、温觉减退，而下肢则为本体感觉减退。眼球震颤常见，出现率43%。软腭无力伴呛咳者占26.7%。视盘水肿罕见，而有视盘水肿者多同时伴有小脑或桥脑肿瘤。

（2）Saez根据其主要体征不同分为6型。

1）枕骨大孔区受压型：占38.3%，为颅椎结合处病变累及小脑、脑干下部和颈髓。表现为头痛、共济失调、眼球震颤、吞咽困难和运动无力，以及皮质脊髓束、脊髓丘脑束和背侧柱的症状。各种症状综合出现，很难确定哪一结构是主要受累者。

2）发作性颅内压力增高型：占21.7%，其突出的症状是用力时头痛，头痛发作时或头痛后伴有恶心、呕吐、视力模糊和眩晕。神经系统检查正常或仅有轻微和不太明确的定位体征。

3）脊髓中央部受损型：占20%，其症状体征主要归于颈髓内部或中央部病变。表现为肩胛区的痛觉分离性感觉障碍，节段性无力或长束症状，类似脊髓空洞症或髓内肿瘤的临床表现。

4）小脑型：占10%，主要表现为步态、躯干、或肢体的共济失调、眼球震颤、呐吃和皮质脊髓束症。

5）强直型：占6.7%，表现为强直状态，发作性尿失禁，肢体有中重度痉挛，下肢比上肢更明显。

6）球麻痹型：占3.5%，有后组脑神经功能单独受损的表现。

【诊断】

1. 临床表现

（1）小脑扁桃体下疝畸形起病缓慢，女性多于男性；年龄13～68岁，平均38岁。

Ⅰ型多见于儿童及成人，Ⅱ型多见于婴儿，Ⅲ型多见于新生儿期，Ⅳ型常于婴儿期发病。

（2）畸形最常见的症状为疼痛，一般为枕部、颈部和臂部疼痛，呈烧灼样放射性疼痛，少数为局部性疼痛通常呈持续性疼痛，颈部活动时疼痛加重。其他症状有眩晕，耳鸣复视，走路不稳及肌无力。Ⅰ型临床可无症状，或有轻度后组脑神经及脊神经症状。Ⅱ型临床上常有下肢运动、感觉障碍和小脑症状。Ⅲ型多见于婴儿和新生儿，临床上常有下肢运动、感觉障碍及脑积水脑干和脊髓受压症状、小脑症状。

（3）常见的体征有下肢反射亢进，上肢肌肉萎缩。多数患者有感觉障碍，上肢常有痛温觉减退，而下肢则为本体感觉减退。眼球震颤常见，出现率43%。软腭无力伴呛咳常见。视盘水肿罕见，而有视盘水肿者多伴有小脑或脑桥肿瘤。

2. 辅助检查

（1）颅椎平片：颅骨及颅椎平面可显示其合并的骨质畸形，如基底凹陷症、寰枕融合、脊柱裂、Klippel-Feil综合征。

（2）CT扫描：CT扫描主要通过椎管和脑池造影并结合冠状扫描和矢状重建技术，来显示各种病理改变。

CT表现为：

Ⅰ型：①小脑扁桃体向下移位，程度不等地疝入椎管内，轴位像椎管上端脊髓背外侧两卵圆形软组织块影，向上与小脑相延续。脑池造影与冠状位显示更清楚。但应注意，小脑扁桃体低于枕骨大孔3mm以内仍属正常范围，介于3～5mm为界限性异常，5mm以上则为病理状态；②延髓与第四脑室位置正常，但第四脑室可延长；③可伴脑积水（0～40%）；④常合并脊髓空洞症等，约1/3～1/2患者有颅骨脊椎融合畸形。

Ⅱ型：CT表现除有Ⅰ型的表现外尚有颅骨、硬膜、脑质脑室与池等改变。

（3）MRI检查：尤其矢状位像可清晰显示小脑扁桃体下疝，以及继发囊肿、脊髓空洞症等，是诊断的重要依据。

（4）颅骨与硬膜改变：出生时可见颅盖骨缺裂，出生后2～4周或数月内渐消失。小脑在狭小的颅后窝内生长，以至压迫侵蚀斜坡与颞骨岩部，轻者岩部后缘变平或凹陷，内耳道变短，严重者两岩部与斜坡形成一前凸的扇形改变，枕骨大孔增大。大脑镰发育不良或穿孔，以前中2/3最易受累。轴位及冠状位增强扫描见不到完整线状强化的大脑镰或线状强化中断。小脑幕附着于枕骨大孔附近，使颅后窝更为狭小。小脑幕孔扩大失去正常的"V"形而形成"U"形。

根据以上的临床表现，结合MRI检查，诊断不难成立。MRI检查可以清楚地显示小脑扁桃体下疝的具体部位，有无延髓及第四脑室下疝，脑干的移位，有无脊髓空洞及脑积水等。X线平片检查及CT可了解颅颈部骨性畸形情况。

【鉴别诊断】

应与小脑半球肿瘤鉴别。头颅CT或MRI可见小脑半球占位病变，多为髓母细胞瘤，可形成小脑扁桃体下疝。

【治疗】

小脑扁桃体下疝畸形的主要治疗手段为手术治疗，手术的目是为了解除枕骨大孔和上颈椎对小脑、脑干脊髓、第四脑室及该区其他神经结构的压迫，在可能的范围内分离枕大池正中孔和上颈髓的蛛网膜粘连，解除神经症状，缓解脑积水。

1.手术适应证

（1）威胁生命的呼吸障碍并发症是手术的绝对指征。

（2）脊髓空洞伴有小脑扁桃体下疝畸形。

（3）脊髓空洞伴有枕大孔区畸形，如扁平颅底、颅底凹陷、环枕融合畸形，且有临床症状者。

（4）颈椎分节不全、脊髓脊膜膨出、神经管闭合不全、髓内肿瘤等并发脊髓空洞且有临床症状者。

（5）单纯脊髓空洞压迫脊髓实质已变菲薄者，既使临床症状不重，也应手术治疗。

（6）手术后症状无好转反而加重，复查显示空洞扩大、下疝加重的病人，可以实施扩大成形术式或分流术。

（7）年龄不要太大。

2.手术方式

包括枕下开颅上颈椎椎板切除减压或脑脊液分流术。有人认为 I 型可行枕下减压术，而 II 型仅做分流术即可。一般做颅后窝充分减压术，即广泛切除枕骨鳞部及第 1～3 颈椎椎板，切开硬膜并分离粘连，探查第四脑室正中孔对于有梗阻性脑积水手术未能解除者，可行脑脊液分流术。

二、常见并发症

（一）Arnold-Chiari 畸形

常合并其他枕骨大孔区畸形和脊髓脊膜膨出缺陷。包括脊髓空洞症、颅骨脊椎融合畸形、基底凹陷症蛛网膜粘连、硬脑膜束带、颈髓扭结、脑积水等。

（二）其他畸形

包括多小脑回畸形、灰质异位、脊髓积水、中脑水管的胶质增生或分枝、四叠体 beak-like 畸形、颅顶骨内面凹陷、脊膜膨出、脊髓纵裂、第四脑室囊肿等。

第七章

颅内感染并发症

第一节　化脓性脑膜炎并发症

一、化脓性脑膜炎

【概述】

化脓性脑膜炎系由各种化脓菌感染引起的脑膜炎症。小儿尤其是婴幼儿常见。自使用抗生素以来，其病死率已由50%～90%降至10%以下，但仍是小儿严重感染性疾病之一。其中脑膜炎双球菌引起者最多见，可以发生流行，临床表现有其特殊性，称流行性脑脊髓膜炎。流行性脑脊髓膜炎(简称流脑)，是由脑膜炎双球菌引起的化脓性脑膜炎。多见于冬春季，儿童发病率高。脑膜炎双球菌为革兰氏阳性菌，由呼吸道侵入人体，在上呼吸道繁殖产主大量内毒素，在抵抗力低下时病原体侵入血液，继而侵入脑膜，形成化脓性脑膜炎。

【诊断】

1. 临床表现

（1）发病：多数起病急，常先有上感症状。前有易激惹、目光呆滞，脑膜炎双球菌所致者可呈暴发型起病，24小时内危及生命。

（2）全身感染中毒症状：如发热、头痛、精神萎靡、淤点淤斑等，重者有DIC、休克。

（3）颅压增高表现：头痛、呕吐、前囟饱满、血压升高、嗜睡、昏迷、惊厥、疝。

（4）脑膜刺激征：颈强直、Kernig征、Brudzinski征阳性。

（5）视神经、动眼神经、面神经和听神经受累时有相应功能障碍。

（6）脑动脉受累：肢体瘫痪（血管闭塞、坏死出血或脑梗塞）、脑膜脑炎（脑实质有细胞浸润、出血坏死变性）。

（7）视乳头水肿：脑脓肿、硬脑膜下积脓或静脉窦栓塞。

2. 实验室检查

有暴发性或急性起病的发热、头痛、脑膜刺激征、脑脊液典型变化者即应考虑本病。于新生儿和婴幼儿如有发热伴原因不明的呕吐、精神萎靡、惊厥、囟门饱满等可疑症状时，即使无神经系统客观指征也应及早腰穿，有时甚至需要反复多次脑脊液检查以明确诊断。但本病的确切诊断应有病原学依据，除做脑脊液细菌涂片镜检外，应常规进行脑脊液细菌培养。

【鉴别诊断】

1. 病毒性脑膜炎（viral meningitis）

一般全身中毒症状轻。CSF：外观清亮；细胞数为零至数百个，以淋巴细胞为主；蛋白轻度升高或正常，糖含量正常，细菌阴性。

2. 结核性脑膜炎（tuberculous mening-itis）

多数起病缓慢，婴幼儿可急，常有 TB 接触史和肺部结核病灶。CSF：毛玻璃样；细胞数多 $< 500 \times 10^6 / L$，淋巴为主；蛋白较高，糖和氯化物降低，抗酸染色可能找到结核菌，PPD 结核菌培养或动物接种阳性者有助诊断。

3. 脑膜炎双球菌脑膜炎（meningococcal meningitis，epidemic cerebrospinal mening-itis）

冬春流行，起病急，较多出血点或大块淤斑。休克型（常有 DIC）、脑膜脑炎型：常呈暴发，若无及时抢救可迅速致死。

4. Mollaret meningitis

少见，病因不明，多次复发的无菌性脑膜炎。临床与 CSF 与化脑相似，CSF 细菌阴性，可找到 Mollaret 细胞，肾上腺皮质激素治疗有效。

【治疗】

1. 早期经验治疗

化脑病情发展快，可迅速危及生命，应及早采用易于透过血脑屏障的抗生素治疗。临床上一般选择对常见致病菌（脑膜炎双球菌、肺炎链球菌及流感嗜血杆菌等）敏感且易透过血脑屏障的药物。文献报道，化脑常见三种致病菌对青霉素耐药率可达 40%～50%，金葡菌对青霉素 G 耐药率高达 86.1%，因此对病因未明的化脑宜选用广谱的第三代头孢菌素如头孢曲松、头孢噻肟等。对 B- 内酰胺类抗生素过敏的患儿可选用氯霉素治疗。三代头孢对常见致病菌所致的化脑多数有明显效果。对头孢菌素治疗无效者，可应用万古霉素。对于静脉用药难以控制的严重颅内感染，可考虑直接椎管内给药以增强疗效。党西强等报道，对 2 例由葡萄球菌感染引起、前期经各种抗生素治疗效果不好的化脑患儿，根据年龄体重不同分别给予万古霉素 10～15 次，适量盐水稀释后鞘注给药，4～6 次后取得满意疗效。

2. 针对病原菌的治疗

病原菌明确的化脑，应参照细菌药物敏感试验结果选用易透过血脑屏障的抗生素。

（1）肺炎链球菌：常用药物是广谱的第三代头孢菌素头孢曲松和头孢噻肟。如对 B- 内酰胺类抗生素过敏，可选用万古霉素联合氯霉素治疗，但应注意前者的肾毒性和后者对血液系统的影响。抗生素一般用至脑脊液完全正常后 2 周左右停用，全部疗程需 3～4 周。

（2）流感嗜血杆菌：头孢曲松常作为首

选用药,其半衰期长,对 B- 内酰胺酶稳定,毒性极低,杀菌力强,易于通过血脑屏障,对此菌效果较好。头孢吡肟也已用于治疗流感嗜血杆菌细菌性脑膜炎,该药对流感嗜血杆菌、脑膜炎双球菌及肺炎链球菌的体外抗菌活性与头孢噻肟和头孢曲松相仿,对肠杆菌属细菌和铜绿假单胞菌作用更强。

(3)脑膜炎双球菌:磺胺类药物仍为治疗流脑首选药,但近年发现脑膜炎双球菌对磺胺类药物的耐药率达 48.3%~70%。目前,该菌大多数对大剂量青霉素治疗依然有效。对青霉素耐药者常用头孢曲松、头孢噻肟及头孢他啶等,一般效果较好。

(4)其他病原菌:革兰阴性杆菌脑膜炎患儿病死率高,预后较差,治疗更应该重视,治疗上国外推荐第三代头孢菌素类如头孢曲松和头孢噻肟单用或联合氨基糖苷类,其他可供选择的药物有氨曲南、美罗培南和第四代头孢菌素如头孢吡肟、头孢匹罗等。临床氨基糖苷类由于透入脑脊液有限及对儿童耳、肾方面的不良反应,国内应用较少。

3. 其他药物治疗

(1)地塞米松:对化脑虽无直接治疗作用,但使用后有利于退热及缓解颅内高压、感染中毒等。可抑制炎症因子产生、降低血管通透性,从而减轻脑水肿和颅高压,并减少颅内炎症粘连。目前临床上已公认,地塞米松辅助治疗能减少脑膜炎患者后遗症发生;明显增加具有潜在神经保护作用的脑源性神经营养因子在脑组织中的表达,从而间接产生一定的神经保护作用。

(2)糖皮质激素:对血脑屏障的渗透性产生影响,且自身有副作用,可能导致部分患儿胃肠出血。

(3)丙种球蛋白:用于治疗新生儿化脑治疗亦有报道。报道认为,静注丙种球蛋白辅佐治疗新生儿化脑有效,患儿静脉注射后热退时间及抽搐停止时间均比常规治疗组缩短,并发症发生率亦低于常规组。

二、常见并发症

(一)硬脑膜下积液

【病因】

发生硬脑膜下积液的机制尚不完全明确,推测原因:①脑膜炎症时,血管通透性增加,血浆成分渗出,进入潜在的硬脑膜下腔;②脑膜及脑的表层小静脉,尤其穿过硬膜下腔的桥静脉发生炎性栓塞,导致渗出和出血,局部渗透压增高,水分进入硬膜下腔形成硬膜下积液。

【诊断】

头颅透光检查和 CT 扫描可协助诊断。

硬脑膜下腔的液体如超过 2ml,蛋白定量在 0.4g/L 以上,可诊断为硬脑膜下积液。

【鉴别诊断】

可与硬膜下血肿相鉴别。行头颅MRI检查,血肿 T_1 和 T_2 一般为高信号,积液与脑脊液信号一致,表现为 T_1 低信号,T_2 高信号,即可鉴别。

【治疗】

头颅透光检查和 CT 扫描可协助诊断,但最后确诊,仍有赖硬膜下穿刺放出积液,同时也达到治疗目的。积液应送常规和细菌学检查。正常婴儿硬脑膜下积液量不超过 2ml,蛋白定量小于 0.4g/L。

（二）急性弥漫性脑水肿

【病因】

基本发病机制是炎症介质导致微血管通透性增高，从而形成脑水肿。

【诊断】

1. 临床表现

颅内压增高和脑疝的表现，有呼吸、神志变化和精神症状。小儿可有高热和抽搐。

2. 检查

有无瞳孔变化和视神经乳头水肿，有无球结膜水肿或眼压增高，在婴儿有无囟门饱满、张力增设。

3. 检验

注意有无低血钠、低血氯、血浆蛋白降低，酸中毒及其他中毒。

【鉴别诊断】

导致颅内压增高为常见合并症，如程度严重，进展急速，则可发生颞叶氏钩回疝或枕骨大孔疝。

【治疗】

1. 对些认识不足，未及早采用脱水疗法及时抢救，可以危及生命。

2. 颅内高压病儿在转院时尤需注意，应先用渗透性利尿剂减压，待病情稳定后才可转送。由于婴儿前囟、骨缝尚未闭合，可直到代偿作用，故颅内压增高的表现常不典型，脑疝的发生率亦较年长儿相对少见。

（三）脑室管膜炎

【病因】

多见于婴儿、诊治不及时及革兰阴性杆菌感染者。临床特点为频繁惊厥，甚至呼吸衰竭。病情危重，疗效不佳，是造成神经系统严重后遗症的原因之一。

（1）头皮准备或无菌条件不够。

（2）手术操作中的污染。

（3）置管时间过长。

（4）不恰当的脑室注药或冲洗。

（5）更换引流瓶无菌观念不强，引起污染。

（6）脑脓肿的直接蔓延或破入脑室者。

（7）化脓性脑膜炎及不规则治疗也可并发此症。

【诊断】

（1）脑室液细菌培养、涂片获阳性结果，且多与腰椎穿刺液检查结果一致。

（2）脑室液白细胞数 $\geqslant 50 \times 10^6$/L，以多核细胞为主。

（3）脑室液糖 < 300mg/L 或蛋白定量 > 400mg/L。

（4）脑室液炎性改变（如细胞数增多、蛋白升高、糖量降低）较腰穿脑脊液改变明显。

这4项指标中，第一项单独存在，即可作为确诊条件。第二项应再加上第3、第4项中之一项始可确诊。

【鉴别诊断】

应与无菌性脑膜炎相鉴别。

【治疗】

应尽早查清致病菌及药物敏感试验以便选用能透过血脑屏障的强效抗生素及药物尽快投给。如果脑室系统没有梗阻，选用的抗菌药物有效感染常能得以控制随之脑脊液细胞数即减少病情亦迅速改善。设若是脑室系统存在阻塞或敏试有效的药物透过血脑屏障较差时则应在全身用药的同时，反复行脑室穿刺引流，并经脑室内给药。

（四）脑积水

【病因】

患脑膜炎时，脓性渗出物易堵塞狭小孔道或发生粘连而引起脑脊髓循环障碍，产生脑积水。常见于治疗不当或治疗过晚的病人，尤其多见于新生儿和小婴儿。粘连性蛛网膜炎好发于枕骨大孔，可阻碍脑脊液循环；或脑室膜炎形成粘连，均为常见的引起梗阻性脑积水的原因。

【诊断】

1. 病史

有脑炎和脑膜炎史。

2. 体格检查

（1）头围增大，囟门膨出，颅缝裂开，头颅外形变圆，叩诊有破壶音，颅骨变薄，甚至呈半透明状。额和颞部可见静脉怒张。颅骨透照试验阳性。

（2）两眼落日状，多数病人有眼球震颤。

（3）病人常有抽动，或有反复惊厥发作。另外，可见颅神经麻痹，肢体瘫痪，肌张力高或共济失调等体征。

3. 辅助检查

（1）头颅调线检查或 CT 检查示颅腔增大，颅骨变薄，颅缝分离和前囟增大。

（2）侧脑室注射中性酚红 1ml，2～12 分钟内做腰椎穿刺，CSF 可见酚红，提示系非阻塞性脑积压水。若 20 分钟 CSF 仍未见酚红出现，提示为阻塞性脑积水。

（3）脑室造影，用过滤的氧气缓缓地注射于脑室内，然后做 X 线检查，可观察到脑室扩大及大脑皮层变薄。若大脑皮层厚度在 2cm 以上，并且脑积水能够被消除，提示病

人智力可望恢复。同时脑室造影也可帮助确定阻塞部位，或发现颅内肿瘤。脑室气体或水溶性碘剂造影，能显示脑室系统形态和大小，以及大脑皮质厚度。

（4）头颅二维超声检查可见脑中线波无移位，而脑室系统扩大。

（5）CT 或 MRI 扫描见脑室系统明显扩大，有时能查出脑积水原因。

【鉴别诊断】

应与先天性脑积水相鉴别。

【治疗】

1. 减少脑脊液分泌的手术

脉络丛切除术后灼烧术，现已少用。

2. 解除脑室梗阻病因手术

如大脑导水管形成术或扩张术，正中孔切开术及颅内占位病变摘除术等。

3. 脑脊液分流术

手术目的是建立脑脊液循环通路，解除脑脊液的积蓄，兼用于交通性或非交通性脑积水。常用的分流术有侧脑室－小脑延髓池分流术，第三脑室造瘘术，侧脑室－腹腔、上矢状窦、心房、颈外静脉等分流术等。

（五）脑性低钠血症

【病因】

化脑患儿除因呕吐、不进饮食等原因可引起水、电解质紊乱外，还可见脑性低钠血症。其发生原理与感染影响脑垂体后叶，使抗利尿激素分泌过多导致水潴留有关。

【诊断】

出现错睡、惊厥、昏迷、浮肿、全身软

弱无力、四肢肌张力低下、尿少等症状。

平衡。

【鉴别诊断】

应与肾功能异常致低钠相鉴别。

【治疗】

主要以及时、充分补液和补充氯化钠的摄入为主。反复多次检查电解质，纠正酸碱

（六）脑实质损害

由于脑实质损害及粘连可使颅神经受累或出现肢体瘫痪，亦可发生脑脓肿、颅内动脉炎及继发性癫痫、暴发型流脑可伴发DIC、休克。此外，中耳炎、肺炎、关节炎也偶可发生。

第二节 脑脓肿并发症

一、脑脓肿

【概述】

脑脓肿（Intracerebral abscess）是指化脓性细菌感染引起的化脓性脑炎、慢性肉芽肿及脑脓肿包膜形成，少部分也可是真菌及原虫侵入脑组织而致脑脓肿。脑脓肿在任何年龄均可发病，以青壮年最常见。

【诊断】

1.临床特点

依据病人原发化脓感染病史，开放性颅脑损伤史，随后出现急性化脓性脑膜炎、脑炎症状及定位症状，伴头痛、呕吐或视乳头水肿，应考虑脑脓肿的存在。

2.影像学检查

（1）X线照片：X线平片可显示颅骨与副鼻窦、乳突的感染灶。偶见脓肿壁的钙化或钙化松果体向对侧移位。外伤性脑脓肿可见颅内碎骨片和金属异物。

（2）超声波检查：幕上脓肿可有中线波向对侧移位，幕下脓肿常可测得脑室波扩大。

（3）脑血管造影：颈动脉造影对幕上脓肿定位诊断价值较大。根据脑血管的移位及脓肿区的无血管或少血管来判断脓肿部位。

（4）电子计算机断层脑扫描（CT）及磁共振成像检查（MRI）：自从CT及MRI用于临床，对颅内疾患，尤其占位病变的诊断有了重大突破。CT可显示脑脓肿周围高密度环形带和中心部的低密度改变。MRI对脓肿部位、大小、形态显示的图像信号更准确。由于MRI不受骨伪影的影响，对幕下病变检查的准确率优于CT。CT和MRI能精确地显示多发性和多房性脑脓肿及脓肿周围组织情况。

【鉴别诊断】

1.化脓性脑膜炎

有高热、脉快，脑膜刺激征明显，但无局限神经定位征，脑脊液白细胞和蛋白质增高，脑超声检查，脑血管造影和CT扫描均正常。

2.硬膜外或硬膜下积脓

常与脑脓肿合并存在，很少独立发生。脑血管造影脑表面为一无血管区，CT发现脑表面有半月形低密度影。

3.血栓性窦感染

细菌栓子脱落，沿静脉窦扩散所致，表现为周期性脓毒败血症，不规则寒战，弛张热、脉快，末梢血粒细胞增加，但脑脊液无改变，可借助脑超声、脑血管造影和CT扫描鉴别。

4.化脓性迷路炎

由化脓性中耳炎所致，症状类似小脑脓肿，但头痛较轻，呕吐、眩晕严重，眼震多呈自发水平和旋转混合型，共济失调为双侧性或不明显，无脑膜刺激征，无视乳头水肿，腰穿正常。

5.脑肿瘤

发病缓慢，无感染病史，仅颅内压增高，脑脊液细胞正常，经颅平片、血管造影、CT扫描不难鉴别。

【治疗】

脑脓肿的处理原则是：在脓肿尚未完全局限以前，应进行积极的抗炎症和控制脑水肿治疗。脓肿形成后，手术是唯一有效的治疗方法。

1.抗感染

应针对不同种类脑脓肿的致病菌，选择相对应的细菌敏感的抗生素。原发灶细菌培养尚未检出或培养阴性者，则依据病情选用抗菌谱较广又易通过血脑屏障的抗生素。常用青霉素、氯霉素及庆大霉素等。应用抗生素要注意：

（1）用药要及时，剂量要足。一旦诊断为化脓性脑膜脑炎或脑脓肿，即应全身给药。为提高抗生素有效浓度，必要时可鞘内或脑室内给药。

（2）开始用药时要考虑到混合性细菌感染可能，选用抗菌谱广的药，通常用青霉素和氯霉素，以后根据细菌培养和药敏结果，改用敏感的抗生素。

（3）持续用药时间要够长，必须体温正常，脑脊液和血常规正常后方可停药。

在脑脓肿手术后应用抗生素，不应少于2周。青霉素钠盐或钾盐1000～2000万U/d，分2～4次静脉点滴；增效磺胺甲基异恶唑4支（相当SMZ1600mg，TMP320mg），分2次静脉点滴；氯霉素每天50mg/kg，分2～3次静脉给药；苯甲异恶唑青霉素12～18g/d，分2次静脉给药；氨苄青霉素每天150～200mg/kg，分2～4次静脉点滴；丁胺卡那霉素每天200～400mg，分2次肌肉或静脉给药；庆大霉素每天3mg/kg，分2～3次静脉点滴；妥布霉素每天5～7mg/kg，分2～3次给药；第三代头孢菌素，如菌必治每天1～2g，分1～2次静脉点滴；羧苄青霉素每天300～500mg/kg，分2～4次静脉给药；万古霉素每天1～2g，分2次静脉点滴；利福平每天1200mg，分2次口服；灭滴灵每天15～20mg/kg，分2～4次静脉给药。鞘内注射抗生素：庆大霉素10000～20000U/次，每天1～2次；丁胺卡那霉素5～10mg/次（最大剂量40mg/次），每天1次；先锋I号15～100mg/次，每天1次；头孢噻啶12.5～50mg/次，每天1次；多黏菌素10000～50000U/次，每日1次；万古霉素20mg/次，每天1次；两性霉素B首剂0.05mg，以后逐渐增至<1mg；咪康唑10～20mg/次。可选用1～2种抗生素作鞘内注射，用生理盐水把药稀释，注射时要缓慢，使药液逐渐在脑脊液中弥散，并根据病人反应调整针尖位置和注射速度，以减少

药液对神经组织的毒性反应。当伴有脑室炎时，鞘内给药脑室内药浓度很低，仅为椎管内浓度的 $1/40 \sim 1/10$，因此应装置头皮下贮液囊，作脑室内给药。脑室内给药同鞘内，但药剂量减半。当急性化脓性脑炎发展迅速，出现高颅压，危及病人生命，经脱水剂治疗无效时，可开颅切除炎性坏死脑组织，并在残腔内放置导管，以便术后作引流和注入抗生素。

2. 降颅压治疗

因脑水肿引起颅内压增高，常采用甘露醇等高渗溶液快速、静脉滴注。激素应慎用，以免削弱机体免疫能力。

3. 手术治疗

（1）穿刺抽脓术：此法简单易行，对脑组织损伤小。适用于脓肿较大，脓肿壁较薄，脓肿深在或位于脑重要功能区，婴儿、年老或体衰难以忍受手术者，以及病情危急，穿刺抽脓作为紧急救治措施者。

（2）导管持续引流术：为避免重复穿刺或炎症扩散，于首次穿刺脓肿时，脓腔内留置一内径为 $3 \sim 4mm$ 软橡胶管，定时抽脓、冲洗、注入抗生素或造影剂，以了解脓腔缩小情况，一般留管 $7 \sim 10$ 天。目前 CT 立体定向下穿刺抽脓或置导管引流技术更有其优越性。

（3）切开引流术：外伤性脑脓肿，伤道感染，脓肿切除困难或颅内有异物存留，常于引流脓肿同时摘除异物。

（4）脓肿切除术：最有效的手术方法。对脓肿包膜形成完好，位于非重要功能区者；多房或多发性脑脓肿；外伤性脑脓肿含有异物或碎骨片者，均适于手术切除。脑脓肿切除术的操作方法与一般脑肿瘤切除术相似，术中要尽可能避免脓肿破溃，减少脓液污染。

二、常见并发症

脑脓肿可发生两种危象。

（一）脑疝形成

【病因】

颞叶脓肿易发生颞叶钩回疝，小脑脓肿则常引起小脑扁桃体疝，而且脓肿所引起的脑疝较脑瘤者发展更加迅速。有时以脑疝为首发症状而掩盖其他定位征象。

【诊断】

1. 颅内压增高的症状

表现为剧烈头痛及频繁呕吐，其程度较在脑疝前更形加剧，并有烦躁不安。

2. 意识改变

表现为嗜睡、浅昏迷以至昏迷，对外界的刺激反应迟钝或消失。

3. 瞳孔改变

两侧瞳孔不等大，初起时病侧瞳孔略缩小，光反应稍迟钝，以后病侧瞳孔逐渐散大，略不规则，直接及间接光反应消失，但对侧瞳也仍可正常，这是由于患侧动眼神经受到压迫牵拉之故。此外，患侧还可眼睑下垂、眼球外斜等。如脑疝继续发展，则可出现双侧瞳孔散大，光反应消失，这是脑干内动眼神经核受压致功能失常所引起。

4. 运动障碍

大多发生于瞳孔散大侧的对侧，表现为肢体的自主活动减少或消失。脑疝的继续发展使症状波及双侧，引起四肢肌力减退或间歇性地出现头颈后抑，四肢挺直，躯背过伸，呈角弓反张状，称为去大脑强直，是脑干严重受损的特征性表现。

5. 生命体征的紊乱

表现为血压、脉搏、呼吸、体温的改变。严重时血压忽高忽低，呼吸忽快忽慢，有时面色潮红、大汗淋漓，有时转为苍白、汗闭，体温可高达 41℃ 以上，也可低至 35℃ 以下而不升，最后呼吸停止，终于血压下降、心脏停搏而死亡。

【鉴别诊断】

应与感染性休克致昏迷相鉴别。

【治疗】

处理脑疝是由于急剧的颅内压增高造成的，在做出脑疝诊断的同时应按颅内压增高的处理原则快速静脉输注离渗降颅内压药物，以缓解病情，争取时间。当确诊后，根据病情迅速完成开颅术前准备，尽快手术去除病因，如清除颅内脓肿等。如难以确诊或虽确诊而病因无法去除时，可选用姑息性手术，以降低颅内高压和抢救脑疝。

（二）脓肿破裂而引起急性脑膜脑炎、脑室管膜炎

【病因】

当脓肿接近脑室或脑表面，因用力、咳嗽、腰椎穿刺、脑室造影、不恰当的脓肿穿刺等，使脓肿突然溃破，引起化脓性脑膜炎或脑室管膜炎并发症。

【诊断】

常表现突然高热、头痛、昏迷、脑膜刺激症、角弓反张、癫痫等。其脑脊液可呈脓性，颇似急性化脓性脑膜炎，但其病情更凶险，且多有局灶性神经系统体征。

【鉴别诊断】

可与蛛网膜下腔出血、癫痫、结合性脑膜炎、病毒性脑膜炎等相鉴别，以上均可引起发热、头痛、脑膜刺激征等，但脑脓肿多有诱因引起以上症状，行头颅 CT 或 MRI 可以进一步鉴别。

【治疗】

应进行积极的抗炎症和控制脑水肿治疗，必要时行手术清除脑脓肿原发病灶，同时取脓液做药敏试验，针对敏感抗生素治疗。如脑室系统存在阻塞或敏试有效的药物透过血脑屏障较差时，则应在全身用药的同时，反复行脑室穿刺引流，并经脑室内给药。

第三节 颅内结核性肉芽肿并发症

一、颅内结核性肉芽肿

【概述】

脑结核瘤即颅内结核性肉芽肿，是脑实质或脑膜的一种局灶性结核，多数由身体其他部位的结核病灶播散到颅内形成的肉芽肿性病变，少数为弥散性结核性脑膜炎残留感染所致，脑结核瘤的发病率为 1.4%。可发生于颅内任何部位，位于幕下较幕上者多，多发生于儿童和青少年。近年来，由于生活水平的提高和抗结核药物的应用，脑结核瘤的发病率呈下降趋势。

【诊断】

根据病史和临床表现，配合辅助检查，

多可明确诊断。

（1）颅内结核性肉芽肿由于缺乏特异的影像学表现，临床上易误诊为颅内肿瘤。但CT及MRI检查为发现主要手段。

（2）多慢性起病，病程多为数周，也可起病不明显病程更长。小儿可因突然癫痫发作而查出。根据临床上有无活动性结核病灶，其临床表现可分为全身型和局限型。

（3）诊断要点为有颅外结核病灶史，慢性病容；30岁以下的青少年和儿童多见；病程多为亚急性；有颅内增高征和局灶性神经系体征，尤其有癫痫发作。

【鉴别诊断】

主要与颅内肿瘤、颅内寄生虫囊肿、结核性脑膜炎相鉴别。

1. 结核性脑膜炎

CT平片见蛛网膜下腔，尤以鞍上池和侧裂池变形，形态模糊和密度增高，约有50%的病人见鞍区钙化，增强扫描后显示鞍上池和侧裂池显著强化，脑室扩大。而结核性肉芽肿，CT平扫显示等密度，高密度或混合密度的结节，典型结核球呈环状或蛋壳状钙化，同时伴有病灶周围水肿。增强CT后见环状或结节状强化，典型者为环状强化包绕中心结节钙化或强化，称为"靶样征"。

2. 血行播散多发结核结节

CT平扫不能显示，增强后CT见多个圆形结节，偶尔结节中心有低密度区。

【治疗】

通过抗结核药物和对症治疗，在治疗过程中，随时采用CT或MRI复查，不少病人采用药物治疗获得成功，而外科治疗组的功能恢复不如药物治疗组。因此，目前对结核性肉芽肿的治疗原则，多主张先采用药物治疗4～8周，再通过CT或MRI复查，若症状不改善，结核性肉芽肿不缩小，再考虑手术切除。

常用的药物为异烟肼，利福平、乙胺丁醇、链霉素。常规治疗方案：以异烟肼为主，联合链霉素，利福平或乙胺丁醇，或异烟肼，利福平和乙胺丁醇三联疗法，如经治疗后症状好转，3个月后可改为异烟肼和乙胺丁醇二联疗法，总疗程为1.5～2年。

二线抗结核药物有吡嗪酰胺、对氨基水杨酸、乙硫异烟胺、环丝氨酸、卡那霉素、丁胺卡那霉素等。

由于抗结核治疗的耐药情况有逐渐增加的趋势，因而采用3～4个一线药物联用，或一、二线药物合用。另外，肾上腺皮质类固醇激素有减轻脑水肿、抗炎、溶解渗出物等作用，一般与抗结核药同时应用，成人15～40mg/d，儿童1～2mg/kg·d，也可应用地塞米松等。

二、常见并发症

（一）全身型

【病因】

病人同时存在其他脏器的活动结核性病灶。

【诊断】

表现为全身情况差、发热、盗汗、乏力、消瘦等。

（1）乏力、体重减轻、发热、盗汗。

（2）咳痰，X线胸片示肺部浸润性改变。

（3）结核菌素试验阳性。

（4）痰液涂片抗酸染色阳性。

（5）痰培养结核杆菌阳性。

【鉴别诊断】

若为肺结核，可有咳嗽、咯血、胸痛等。其他如淋巴结肿大，甚至粟粒性结核伴结核性脑膜炎，此型少见，一般病情较重。

【治疗】

治疗同脑结核治疗原则相同，但要兼顾全身其他脏器的治疗，在消除原发病灶的同时，对其他活动病灶严格控制，尽可能消除病灶。

（二）局限型

【病因】

结核病灶不存在于其他脏器，无远处转移。

【诊断】

（1）无其他脏器明显活动性结核病灶，临床上以颅内病变为主。

（2）表现为颅内压增高和局灶性症状。

颅内压增高表现为头痛、呕吐、视盘水肿（早期发生率约为10%～27%）。

（3）幕上半球病变以癫痫发作最为常见，发生率达85%；尚可有偏瘫、失语、视力改变等。幕下病变可先出现颅内压增高征，随后出现眼震、共济失调等局灶症状。

（4）脑干病变可先出现脑神经功能障碍，以后出现交叉性瘫痪等。

总之，可因结核球的单发、多发、大小及所在部位的不同而临床表现也不同。

【鉴别诊断】

可与脑出血、大面积脑梗塞、脑脓肿等相鉴别，以上均可以出现颅内压增高表现，但脑结核是可以找到原始的结核病灶，头颅CT，MRI是简单必要的检查。

【治疗】

治疗以降低颅内压，预防脑疝的发生为主，必要时行开颅支骨瓣减压以解除脑疝。同时行抗脑内结核病灶的治疗。

第四节　真菌性肉芽肿并发症

一、真菌性肉芽肿

【概述】

颅内肉芽肿不是新生物，但属于颅内占位性病变，故也引起颅内压增高及局限性病灶，故在未有 CT 及 MRI 检查之前，临床上不易与颅内肿瘤鉴别。颅内肉芽肿是一组病变，多数是由于慢性炎症或各类感染的结果，

除了真菌性感染以外，尚包括脑结核球、脑梅毒瘤，各种寄生虫性肉芽肿，如脑血吸虫病、脑肺吸虫病浆液原虫等，以及结节病、黄色瘤病、嗜酸性肉芽肿等。真菌感染比细菌感染少见得多。

【诊断】

1. 临床表现

本症可发生于任何年龄，但 2/3 病例发生在 30～50 岁，男性多于女性。起病缓

慢或亚急性，如新型隐球菌与曲霉菌脑内感染都原发于上呼吸道（鼻腔）黏膜和肺，经血行播散。大多数原发病变症状尚不明显时，即出现神经系统症状。病人一般有低热，偶有高热，首发症状多为头痛，伴恶心、呕吐，有颈项强直等脑膜刺激症。病程数周至半年偶有超过1年者少数病例可有缓解和复发。

2. 辅助检查

（1）脑脊液涂片：若脑脊液涂片找到真菌即可确诊。脑脊液压力正常或增高，外观澄清或微浊，白细胞数轻至中度增多，（20～700）×10^6/L以上，以淋巴细胞和中性粒细胞为主，蛋白质含量增高，糖含量降低，氯化物轻至中度降低，一般不低于85mmol/L，50%～80%的病例脑脊液墨汁染色可见带有荚膜的圆形隐球菌。应用酶联免疫吸附试验，大约90%以上的病例血清或脑脊液中可以查出荚膜抗原。乳胶颗粒凝集试验有相当高的特异性，在诊断上有很高的价值。

（2）其他辅助检查

1）CT扫描：①脑基底池及外侧裂失去正常低密度，密度增高，为渗出物占据，明显强化；②脑动脉炎引起脑梗死呈低密度灶；③脑膜粘连致交通性或梗阻性脑积水；④基底节与丘脑多发囊性灶，不强化有特异性；⑤脑实质内的肉芽肿CT平扫时呈等或高密度影像增强后，显示大小不一多发的、边界锐利、明显强化的结节或呈不均匀强化、环形强化，周围伴有或不伴有水肿。

2）MRI扫描：脑基底池的T_1和T_2弛豫时间缩短，增强后表现为明显强化与低信号的脑组织间形成良好的对比。脑实质的肉芽肿在T_2加权像上呈等或略低信号，T_2加权像上脑表面表现为多发的、直径约5mm的低信号。

【鉴别诊断】

本病的临床表现和脑脊液检查与结核性脑膜炎相似，故应反复做脑脊液检查和涂片如查到真菌有助于鉴别诊断。

【治疗】

真菌感染一旦形成肉芽肿，药物治疗则难以消除，手术切除为主要手段但手术前后都需要抗真菌药物治疗，并对原发感染灶进行系统治疗。

1. 开颅病灶切除术

手术方法同脑结核球、脑结核性肉芽肿。术前、术后皆需继续药物治疗。

2. 药物治疗

目前治疗真菌的药物有两性霉素B、氟康唑、氟胞嘧啶等。对于不同的真菌需用不同的药物，可以合并用药，如隐球菌致病可选择两性霉素B和氟康唑合用，则疗效更佳。

（1）两性霉素B：目前仍是治疗中枢神经系统隐球菌感染的首选药物，首次剂量1mg/d静脉滴入，注意本药禁忌溶于生理盐水中。以后根据病人的耐受性每天增加2～5mg，直至1mg/（kg·d），但浓度不能超过0.1mg/ml，每次静脉滴入的时间至少6h，并避光。如用药期间副作用明显，则不宜继续加量，严重者需停药数天，一次用药可维持24～48小时故可每天或隔天1次。治疗期间可每周做腰椎穿刺，送脑脊液培养，培养阴性后再持续治疗4周。如疗效不佳或肾功能健康状况不良需减量时，可采用鞘内或脑室内注射0.1mg加1～2ml注射用水，再用脑脊液5ml稀释缓慢注入并反复用脑脊液稀释，可逐渐加量直至达0.5mg，每周可重复2～3次，但总量不能超过1.5mg。毒性反应包括发热、寒战恶心、呕吐、食欲不振、全身酸痛和静脉炎等，个别病人可出现不同程度的肝、肾功能损害血小板减少、心律失常和血钾降低等，如用药前加用地塞米松和异丙嗪(非那根)等,可减轻副作用,但需治疗量已加足时再用激素,以免真菌扩散。新型隐球菌合成荚膜时需要硫胺,故应用两性霉素B治疗过程中避免使用硫胺,并注意低硫胺饮食3个月以上。

(2)氟胞嘧啶:口服有效,且能通过血-脑脊液屏障,剂量为50～150mg/kg,分次每6小时服用1次。本药最好以每天150mg/kg与两性霉素B0.3mg/(kg·d)的剂量合用,既可以减少两性霉素B的毒性,还可以减少真菌耐药性的出现,全疗程共6周。最严重的副作用为骨髓抑制,此时可以单独使用两性霉素B治疗。

(3)咪康唑:是广谱抗真菌药健康搜索,毒性低,较安全,开始用200mg溶于50～100ml静脉注射用溶液中,15～30分钟内滴完。常用剂量1200～2400mg/d,分3次每8小时注入1次,加入5%葡萄糖或生理盐水溶液250～500ml中,30分钟以上滴完,3～12周为一个疗程。对病人最好做心电图监测,以保证不发生不良的心脏反应,严重病例可同时鞘内注射每次20mg,3～7天1次。

3.预后

如能采取及时有效的药物治疗,同时手术切除肉芽肿,预后良好。

二、常见并发症

(1)少数较大的肉芽肿可产生相应的颅内压增高征和局灶性神经系统体征,如头痛,呕吐,视神经乳头水肿,有甚者出现一侧肢体运动障碍等。

(2)严重者出现意识障碍,重者发生昏迷的可能,常常并发脑积水。

第五节 脑寄生虫感染并发症

一、脑寄生虫感染

【概述】

由寄生虫虫体、虫卵或幼虫侵入脑内引起过敏炎症、内芽肿形成或脑血管阻塞的脑病。脑寄生虫病常见的有几种。脑囊虫病系猪囊尾蚴,寄生于脑内引起的一种疾病,以东北、华北、沈阳地区多见,西北博导地区及云南省次之,长江以南少见。经由权威多种途径进入胃的绦虫卵,在十二指肠中孵化成囊尾蚴钻入肠壁,经肠膜静脉进入体循环和脉络膜而进入脑实质蛛网膜下腔和脑室系统,引起各种危害。

脑包虫病系由狗绦虫幼虫寄生于脑内或(和)颅骨硬膜之间发育成包虫囊肿的一种疾病。脑弓形体病是由刚地弓形体原虫引起的一种脑部寄生虫病,中国弓形体血清现任抗体阳性率为5.84‰脑弓形体病是弓形体病致死的主要原因。脑旋毛虫病由旋毛虫幼虫侵入脑内的一种较少见的脑寄生虫病。

【诊断】

1.临床表现

可为急性脑膜脑炎,或为局限性癫痫发作或伴有定位体征的颅内高压症,亦可为智能衰退或精神障碍。建国前本病呈地区流行,现已少见。

2. 诊断依据

疫区感染史及脑外该寄生虫病病史，血和脑脊液酸性细胞增多，抗原皮内试验和血清补体结合试验阳性，脑血管造影或颅脑CT可发现病灶。按各该寄生虫病治疗，必要时需外科手术。

3. 颅内压增高

轻重不同，与脑内的囊虫数量有密切关系。病人表现为头痛、恶心、呕吐、视物模糊等。

4. 脑局限病灶症状

如轻偏瘫、偏盲、小脑损害等。第二及五至十一对脑神经受累，可出现三叉神经痛等症状。

5. 精神症状

如定时和定向力丧失、精神错乱等。

6. 查体

皮下结节，全身皮下，特别是四肢皮下可摸到黄豆粒大小的结节。大便检查：常发现成虫脱落节片或绦虫卵。血液检查：血清猪囊虫补体结合试验 80% 为阳性。脑脊液检查：淋巴细胞增多。X 线检查：小腿软组织X 线摄片，多能发现囊虫结节钙化影。CT或 MRI 检查：特别是 MRI 检查，能显示颅内单个或多个囊虫影。

【鉴别诊断】

脑寄生虫病容易产生颅内多发病变，极易误诊为颅内多发血肿及转移瘤。对于颅内多发病变者，在诊断每天时要考虑脑寄生虫病。

【治疗】

由寄生虫虫体、虫卵或幼虫侵入脑内引起过敏炎症、内芽肿形成或脑血管阻塞的脑病。原为寄生虫病病人，病程中出现脑病症状。临床表现可为急性脑膜脑炎，或为局限性癫痫发作，或伴有定位体征的颅内

高压症，亦可为智能衰退或精神障碍。建国前本病呈地区流行，现已少见。诊断依据疫区感染史及脑外该寄生虫病病史，血和脑脊液酸性细胞增多，抗原皮内试验和血清补体结合试验阳性，脑血管造影或颅脑CT可发现病灶。按各该寄生虫病治疗，必要时可行外科手术。

二、常见并发症

常见并发症主要为脑寄生虫病。

【病因】

脑寄生虫病容易产生颅内多发病变，极易误诊为颅内多发血肿及转移瘤。对于颅内多发病变者在诊断时要考虑脑寄生虫病。

脑寄生虫病可发生于任何年龄，有脑囊虫、包虫以及肺吸虫病，多为外来感染，它可侵犯人体多个部位。

【诊断】

（1）由于感染部位，虫体及个体免疫差异，其症状多样，临床上以癫痫型最多见，癫痫发作结合典型的片诊断不难，但由于病变的复杂性，往往造成误诊。

（2）原为寄生虫病病人，病程中出现脑病症状有：

1）脑血管吸虫病：虫卵随血行入脑引起；

2）脑囊虫病：猪绦虫幼虫囊尾蚴寄生于脑引起；

3）颅内包虫病：犬绦虫幼虫蚴寄生于颅内所致；

4）脑肺吸虫病：成虫侵入脑内并在脑内移行引起；

5）脑型疟疾：疟原虫阻塞脑内毛细血管引起。

【鉴别诊断】

颅内多发血肿及转移瘤相鉴别，脑寄生虫病可发生于任何年龄，有脑囊虫包虫以及肺吸虫病。多为外来感染，它可侵犯人体多个部位，综合临床症状主要取决于虫体的寄生位置、范围、数量，周围组织反应的改变血液循环及脑脊液循环障碍的程度。有的表现像颅内点位性病变，有的酷似多发性硬化脑炎，给诊断移植带来一定困难。头颅 X 线可以确定病变部位，大多数还能显示脑积水或脑萎缩及形态改变。对于不典型患者应结合卫生免疫导师学试验给予诊断性治疗。

【治疗】

1. 一般治疗

肠道有绦虫的患者应给予驱虫治疗，防止自身感染。

2. 手术治疗

（1）弥散性病变，有严重颅内压增高和视力减退者，应行一侧或双侧颞肌下减压术。

（2）皮质部囊虫引起癫痫局限性发作、脑室内囊虫出现阻塞症状者，应手术摘除囊虫。

（3）脑底葡萄状虫体造成交通性脑积水者，可手术摘除虫体。

第八章

功能性疾病并发症

第一节　癫痫并发症

一、癫痫

【概述】

癫痫发作（epileptic seizure）是大脑神经元反复地、自限性、过渡地和／或超同步化电发放，导致一过性脑功能障碍的临床表现。癫痫疾病（epileptic disorder）是指某一种以反复性癫痫发作为特征的慢性神经综合征。WHO 报告就年龄而言有两个高峰，即 10 岁以前和 60 岁以后。

癫痫发作是由多种病因引起的。主要的治疗方法为应用抗癫痫发作药控制发作。经过正规的抗癫痫药物治疗，80% 的患者可以完全缓解，其余 20% 在适应证明确，癫痫灶定位确切的情况下可以考虑外科治疗。但癫痫患者能被正确诊断和接受正规治疗者只有 50% 左右。

【诊断】

癫痫（epilepsies）是多种疾病引起的一组包括多种发作（seizures）类型的"病症"或综合征，目前还没有诊断的金标准。

1. 病史和特殊检查

详细的病史对诊断及分型是十分重要的。但在多数患者发作时有意识障碍，自己难以叙述发作时的病史。因此，患者亲属或目击者的叙述十分重要。尽可能请他们描述发作前、发作中以及发作后的详细的细节，并请患者补充发作前的感受，这有助于判断是否有先兆以及发作后的症状。每次发作持续时间一般仅持续 3～5 分钟，不可能持续很长时间。每次发作的表现有助于判断是单一类型的发作还是有一种以上的发作类型，后者常见于儿童患者。此外发作频率、可能的诱因、家庭史都是必要询问的内容。详细的神经系统检查和全身的体格检查有助于发现可能的病因。

2. 实验室检查

根据病史和体检提供的线索做有针对性的实验室检查。

（1）脑电图：脑电图检查是必需的。癫痫样波（棘波、尖波、棘慢复合波）可以做为癫痫诊断的依据，但必须结合临床。上述波形同样可见于非癫痫性疾病，甚至健康人。常规脑电图仅可在 30% ～ 40% 的患者中发现癫痫样波。必要时应做 24 小时脑电图监测或录像脑电图监测，尤其是后者对癫痫的鉴别诊断及分型有重要价值。

（2）神经影像学检查：CT、MRI、MRA 可有助于发现癫痫的病因，但对癫痫本身的诊断无任何意义。

（3）单光子断层扫描（SPECT）和正电子断层扫描（PET）：癫痫灶在发作间期呈现局部脑血流量下降和葡萄糖代谢降低，反之在发作时两者均增高。因此，可以作为外科治疗前手术定位的一种检查，但不能仅仅依靠这两种检查的结果定位。SPECT 及 PET 对癫痫本身的诊断及病因诊断没有价值。因为同样结果可以见于多种非癫痫性疾病。

【鉴别诊断】

（1）癫痫发作需与其他发作性疾病如癔病发作，猝倒发作，TIA 和偏头痛等鉴别。

（2）根据临床表现和各自发作特点鉴别不难，必要时行 EEG 鉴别。

【治疗】

癫痫最主要的内科治疗是应用抗癫痫药控制癫痫发作。目前尚无对所有发作类型皆有效和能完全控制发作的抗癫痫药物。抗癫痫药只有控制发作的对症治疗效应，无消除病因和癫痫发生源的根治效应，故需长期应用。正规应用抗癫痫药才能提高疗效和减少不良反应。

1. 一般原则

（1）癫痫未确诊前或仅发作一次，可以继续观察，不要开始应用抗癫痫药。

（2）癫痫的诊断和治疗应在专科医生指导下进行。

（3）抗癫痫药物应根据发作类型用药，不同的抗癫痫药有不同的抗发作机制，因此某种抗癫痫药只对某一种或某几种发作类型有效。

（4）单一药物治疗原则：单药治疗已是国际公认的用药原则，单药治疗至少有 65% 以上的患者可以控制发作。其优点是：①避免药物间的相互作用；②不良反应少而且容易明确；③依从性好；④费用少；⑤可以提高生活质量。

（5）一线药物应作为首选抗癫痫药使用。一线药物包括丙戊酸钠、卡马西平、苯妥英钠和苯巴比妥等。当一线药单药治疗失败时，可选用两个，甚或三个一线药物联合治疗。一线药联合治疗不能满意控制的患者所剩无几，约 5%，这少数患者且多为 Lennox-Gastaut 综合征和 West 综合征等脑病患者。对这些少数被称作耐药癫痫或顽固性癫痫或难医性癫痫患者，可选用二线药物与一线药联合应用或替代一线药单独使用。

（6）长期规则用药：为了保持稳态有效血浓度，发挥最佳疗效，应长期规则用药。抗癫痫药治疗失败多是因用药不合理和不正规所造成，有条件时应测定所用药物的血浆浓度以确定。

（7）抗癫痫药的应用需从小剂量开始，逐渐递增，一般约需时1周方可达到有效的血浆药物浓度。

（8）应用抗癫痫药应了解最基本的药代动力学特点，包括半衰期、有效浓度范围，达峰浓度时间等，这些与疗效、不良反应有密切关系（表8-1）。每次用药间隔时间应短于其半衰期，否则难以达到稳态有效浓度。只有用药时间超过5个半衰期才能达到稳态浓度，此时才能发挥最大疗效。判断一个抗癫痫药是否有效，需要观察5倍于过去发作平均间隔时间，如患者每月平均发作两次，至少应观察2.5个月。

表 8-1　一线抗癫痫药的剂量、药代动力学及主要不良反应

药物	成人初始量 mg	成人维持量 mg	儿童维持量 mg/kg·日	半衰期 h	有效浓度 μg/ml	达峰浓度时间 h	主要不良反应	治疗的血浆浓度 μg/ml
苯妥英钠	100	300～400	5～10	22	10～20	3～8	共济失调，视力模糊，齿龈增生，镇静	10～20
卡马西平	100	300～1200	15～20	8～22	8～12	4～8	共济失调，复视肝损害，骨髓抑制，皮损	4～12
苯巴比妥	30	60～180	2～6	100	15～40	3～8	镇静，认知障碍	10～40
丙戊酸钠（镁）	200	600～1800	20～30	15～20	50～100	3～8	胃肠紊乱，脱发，体重增加，肝中毒	5～150

注：1. 从小剂量开始逐渐增加剂量，直到维持量，或最大有效剂量。
　　2. 每个患者应有其本人的最佳剂量。

（9）儿童、老年人和孕妇，以及慢性疾病长期应用其他药物的患者，在选用抗癫痫药和使用剂量时，应按具体情况确定。

（10）随时观察和定期检测患者对的耐受性和不良反应，并做出相应的处理。

2.抗癫痫药物

（1）一线抗癫痫药物：按照不同发作类型和患者具体情况可选用的一线药物。

1）全面性强直阵挛发作、局限性发作伴有或不伴有继发性全面发作：可选用的有丙戊酸钠、卡马西平、苯妥英钠。

2）失神发作、肌阵挛和失张力发作：丙戊酸钠。

3）混合型发作：混合多种发作类型者易选广谱抗癫痫药丙戊酸钠。

4）苯巴比妥（phenobarbital）：WHO在我国和其他发展中国家应用苯巴比妥临床试验证实，在医疗条件、经济和文化发展滞后的地区，应用苯巴比妥能增高癫痫患者接受治疗的百分率，是值得推广的药物。苯巴比妥也属广谱抗癫痫药，其不良反应有影响患儿的学习能力和增加多动症等。

（2）二线抗癫痫药物：

1）新开发的二线抗癫痫药有：氨己烯酸（vigabatrin）、拉莫三嗪（lamotrigine）、加巴喷丁（gabapetin）、妥吡酯（topiramate）、噻加宾（tiagabine）、奥卡西平（oxcarbazepine）、唑尼沙胺（Zonisamide）、司替戊醇（stiripentol）和左乙拉西坦（levetiracetam）。曾常用的二线药有：氯异安定（clobazam）、乙酰唑胺（acetazolamide）和氟桂利嗪（flunarizine）等。新二线抗癫痫药仍未证实疗效和不良反

应是否优于一线药等原因，所以仍把二线药物列为一线药的辅加抗癫痫药（adjunctive therapy）。单药治疗有效的二线药物可作为一线药物治疗失败或不能耐受的替换药物。二线药物的疗效也可控制癫痫发作减少，但对 Lennox–Gastaut 综合征和 West 综合征等脑病患者的智力进行性衰退等非癫痫发作症状无益。新二线抗癫痫药中，拉莫三嗪、妥吡酯和左乙拉西坦与丙戊酸钠同属广谱抗癫痫药；氨己烯酸，因其向心性视野缺损应作为最后选

用的二线抗癫痫药。拉莫三嗪和奥卡西平对肌阵挛发作效果较好。老二线抗癫痫药氧异安定和乙酰唑胺当其他药物治疗失败时，对全面和局限发作有时有效，氟桂利嗪也有用于治疗儿童期获得性癫痫性失语（Landau Kleffner 综合征）。

2）二线抗癫痫药的适应证：二线抗癫痫药的适应证是耐药癫痫发作（drug–resistent epileptic seizures）。二线抗癫痫药的剂量和不良反应见表 8–2。

表 8–2　二线抗癫痫药的剂量和不良反应

药名	初始剂量 mg/ 日	用药次数	递增剂量 mg/ 日	维持剂量 mg/ 日	不良反应
加巴喷丁	900	tid	300 间隔 24 小时	900～3600	嗜睡，头晕，复视，共济失调，头痛
拉莫三嗪	50	bid	50 间隔 2 周	300～500	皮疹，共济失调，眩晕，头痛，嗜睡
左乙拉西坦	1000	bid	1000 间隔 2 周	1000～3000	嗜睡，疲乏，头昏，上呼吸道感染
奥卡西平	600	bid	600 间隔 1 周	600～2400	眩晕，构音障碍，复视，疲乏，嗜睡，恶心，呕吐，头痛，震颤，低钠血症
妥吡酯	25～50	bid	20～50 间隔 1 周	200～400	体重减轻，头昏，嗜睡，注意力不集中，疲乏，发烧，肾结石

3. 抗癫痫药物治疗中的监测

（1）开始用药前应做脑电图、血常规及肝肾功能检查作为基础。

（2）治疗过程中应定期随访，发作频繁者应每 2 周，一般患者应每月随访 1 次。应询问间发作频率的增减，发作类型有否变化，是否有不良反应以及是否按医嘱服药。

（3）肝功能，每 3 个月测 1 次。丙戊酸钠有出现致死性肝中毒的可能，应每月测肝功能 1 次。

（4）血常规，应每 3 个月测 1 次。用卡马西平者偶致再生障碍性贫血的出现率为 2/57.5 万，应定期测全血细胞。

（5）脑电图，可每 6 个月做 1 次。发作次数增多时应及时做脑电图检查。

（6）药物血浓度，有条件的医院在下列情况可以测药物血浓度：①治疗开始估计已达到稳态血浓度时，作为基础；②确定依

从性；③确定剂量相关的不良反应；④多药治疗加用或停用 1 种抗癫痫药时；⑤未能控制或治疗中发作增多者。

（7）患者具有可能使药物浓度改变的情况，如低蛋白血症、妊娠、肾功能不全、肝功能不全、胃肠道疾患等。

4. 开始用药和终止用药

（1）第一次癫痫发作开始用药：只有强直–阵挛发作的第一次发作时需考虑开始用药，一般原则是：①先前有肌阵挛、失神发作病史；②脑电图有癫痫样波；③存有先天性神经系统缺陷；④患者不愿再有发作，能排除因酒精和药物（如苯二氮䓬类）戒断等因素所致的偶发癫痫发作。

（2）终止抗癫痫药：停用抗癫痫药目前还没有公认的标准，应视患者的具体病情决定。一般于发作完全控制后再继续按原剂量

服用 2～3 年方可考虑停药，青少年肌阵挛癫痫以 5 年为宜，儿童良性癫痫 1 年即可。应逐渐停药，停药的过程为 0.5～1 年。停药后复发率为 20%～40%，多出现在停药后 2 年以内。

5. 癫痫的外科治疗

20% 癫痫患者药物治疗无效时，可以考虑外科治疗。

（1）适应证：①正规充分抗癫痫药物单药或多药联合治疗 2 年以上，证明无效者；②影像学检查颅内有结构性病变，其部位是可以进行手术治疗，且对患者脑功能影响不严重的区域。

（2）手术时机：随着癫痫发病机制的研究逐渐深入，神经元的可塑性、致癫痫的损害、认知与行为的建立等概念逐步明确。早期外科干预能够避免反复癫痫发作的破坏性作用和慢性的心理影响，提高长期生存质量。有研究表明癫痫病史短的患者获得完全控制癫痫发作的几率远大于病史长的患者。如果两种药物治疗不能得到满意的癫痫控制效果，进一步添加药物的治疗获益甚微，应当早期进行癫痫外科治疗评估。儿童癫痫的外科治疗也提倡早期手术，以早期切除导致癫痫的局灶病变组织，将癫痫对儿童智力、行为和心理的损害减至最低。

（3）禁忌证：①原发性癫痫；②病灶部位于重要脑功能区如运动皮质、语言中枢；③智商低于 70；④进行性内科或神经系统病变；⑤病灶对侧半球功能障碍，包括记忆力功能、认知功能及心理功能。

（4）手术方式的选择：癫痫外科的手术治疗主要是切除致痫灶（epileptogenic zones，EZ）本身或阻断传导通路两种方式，主要有以下几种，具体病例应依个体特性选择合适的一种或几种术式联合治疗。

1）颞叶切除术：多数难治性颞叶癫痫患者采取此术式，颞叶切除的范围根据脑电图以及功能影像学检测定位确定，依据其病理基础可分为两大类。一是颞叶内侧癫痫（MTLE）与颞叶内侧硬化及海马、杏仁核、海马旁回的硬化有关；另一类是病变相关性颞叶癫痫，主要由来源于新皮层的肿瘤、血管畸形、发育异常等病变导致。而手术方法依赖术前评价和病理基础，可以分为颞叶前内侧切除术和选择性杏仁核、海马切除术以及新皮层病灶切除术。该术式总的癫痫控制率可达到 60% 以上，并发症较少出现。大范围新皮层切除（即距颞极 4～6cm）术的一个常见并发症是视野缺失，所以通常行颞叶前内侧切除术时要注意外侧新皮层的切除范围限制在距颞极 3.5cm 以内，并且注意保留颞上回。另一个少见的并发症是轻偏瘫，术中如过分牵拉脉络膜前动脉或骚扰其分支，可出现偏瘫症状。

2）颞叶以外的病灶切除：由于颞叶癫痫的发病率最高，而额叶、顶叶、枕叶、岛叶等脑叶以及脑深部变导致的癫痫较零散，而且并没有像颞叶癫痫外科治疗那样的经典术式，所以这些部位的癫痫外科治疗多选择直接的 EZ 切除术，手术切除区域要小心避开重要功能区。另外需要注意多脑叶 EZ 的患者，往往由于 EZ 定位不准或不全，行 EZ 切除手术后发作率较高，此类患者更适宜行传导通路阻断术。而对于深部病变，应用立体定向引导的方法能够减少不必要的损伤。

3）大脑半球切除术：大脑半球切除术曾经一度成为被放弃的手术，现在由于外科麻醉技术的进步，对于儿科癫痫症状和病程以及术后转归的深入了解，成为治疗严重难治性全半球癫痫的重要治疗模式。适合于婴儿偏瘫伴难治性癫痫、Sturge-Weber 综合征、Rasmussen 脑炎以及偏侧巨脑症等。单侧全半球的损害导致此半球没有功能或仅有残余的极少功能。执行该手术必须权衡其破坏性与威胁生命的癫痫发作的风险。6岁以前进行该手术，儿童的语言能力能够被对侧半球代偿。

4）胼胝体切开术：该方法的理论基础是基于假设广泛发作的放电扩布能够籍于胼胝体的切开而被切断，使发作局限于一侧半球。适用于全身强直或失张力大发作的患者，尤其对一侧大脑半球放电传导至对侧大脑半球的患者有效。具体术式可分为胼胝体前部切断和胼胝体后部切断术。常见副作用主要表现在行为和神经心理方面，但总体疗效对癫痫症状的改善远大于这些副作用。前部切断术后常出现一过性的下肢无力、语言障碍及攻击性行为等，但常为数天到几周，不会影响患者的长期生存状态。而后部切断部分病例会产生典型的分离综合征表现。

5）多处软膜下横切：适用于病灶位于大脑皮层重要功能区，阻断皮质内的皮质—皮质间水平通路，从而达到减少癫痫放电扩布的作用。但这种技术仅仅能够缓解症状，其本身也可能因导致脑皮质胶质增生而诱发新的癫痫。

6）伽玛刀放射外科：伽玛刀放射外科作为一种高效能聚焦的靶向放射毁损治疗手段，可用于重要功能区手术切除风险较大的病灶所致癫痫。应用于下丘脑错构瘤患者，能有效改善大约一半的患者痴笑发作。

7）深部电极刺激术：使用高频刺激诱发神经结构的电神经抑制作用。研究的刺激部位有丘脑的前核、中央中核、小脑、丘脑底核等，虽然具有理论优势，但由于其疗效尚不确切，尚不能成为临床常规使用的治疗技术。

6. 癫痫持续状态的治疗

在癫痫持续状态中80%中为惊厥持续状态，如持续30分钟以上会造成全身及神经系统损害，病死率达10%～12%。所以应尽可能在短时间内控制发作。

（1）一般处理：对癫痫持续状态的患者应做紧急处理。首先应判断呼吸道是否通畅，循环功能和其他生命体征是否稳定，并做血常规及生化检查，如有异常应做相应处理。

（2）迅速控制癫痫发作：选用合适的抗癫痫药，原则是：①静脉用药；②可以快速通过血脑屏障进入大脑；③在脑内维持时间长。

一般不用肌内注射，因为其吸收不稳定难以维持有效血浓度，婴儿可以直肠用药。应一次用足够剂量达到完全控制发作的目的，切忌少量多次重复用药。首选苯二氮䓬类药物。成人安定10mg静脉注射（每分钟不超过2mg）可使85%的患者在5分钟内控制发作，儿童为0.1～1.0mg/kg。应注意静脉注射速度过快可抑制呼吸。如无效可于20分钟后再用同一剂量，也可用安定40mg溶于250ml生理盐水中缓慢静点。应注意将安定快速加于生理盐水中可成为混浊液，此时应先用10ml注射用水稀释安定，而后边摇荡输液瓶边缓慢加入稀释后的安定注射液。也可用苯妥英钠，用量为20mg/kg，静脉注射，速度不应过快，应低于50mg/分钟，可在10～30分钟内使41%～90%的患者控制发作。应同时监测血压及心电图。

（3）发现和处理诱因和病因：在处理发作的同时就应开始积极寻找诱因或病因，并及时做相应处理。完全控制发作后，应建立正规抗癫痫药治疗方案，避免再发。

二、常见并发症

癫痫最常见的并发症主要是呼吸道感染、

不同程度的脑水肿、呼吸性酸中毒、急性肾功能衰竭等，还可能伴有急性早幼粒细胞白血病、脑中风、精神抑郁症等。

（一）外伤性癫痫的并发症

（1）可并发穿透性颅脑损伤硬脑膜下血肿及脑内血肿脑挫伤颅骨骨折等疾病。

（2）晚期的外伤性癫痫常伴有加重的趋势，可由局部性发作而演变为全身性发作，严重有记忆力减退、人格障碍、智力低下等表现。

1）语言障碍：可产生部分失语或重复语言多。

2）记忆障碍：对熟悉事物产生没有体验过的感觉，或对过去经受过的事物不能快速回忆。

3）识别障碍：对事物的辨别能力差，包括梦样状态、时间感知的歪曲、不真实感、分离状态。

4）情感障碍：表现为不愉快的状态，带有自卑感或伴有抑郁。

5）错觉：表现在与物体的真实大小、距离、外型产生差异。

6）幻觉：在没有任何外界变化的情况下可产生视、听、味、空间感及物体成像等方面的变化和错觉。

（二）癫痫持续状态的并发症

（1）酸中毒当惊厥持续时间较长时会继发一系列代谢改变，最早的变化之一是血 pH 值明显下降，这是因肌肉强烈运动所致的乳酸中毒以及呼吸性酸中毒引起的。

（2）心律失常阵挛发作后，去甲肾上腺素及肾上腺素水平急骤升高，甚至升高达 40 倍，可致心律失常，为患者死亡的重要因素。

（3）脑疝代谢紊乱、代谢性酸中毒等多因素的影响可合并脑水肿和脑细胞损伤，进一步发展可引起脑疝。

（4）呼吸衰竭：癫痫持续状态除影响气体在肺内的交换，也会影响通过毛细血管床的液体，肺血管内压明显升高导致肺水肿使呼吸系统衰竭，患者可发生猝死。

（5）循环衰竭：因严重缺氧和大量耗氧，可以导致循环衰竭，出现休克状态，造成心、脑、肝、肾等全身重要脏器的缺氧性损害。

（6）下肾单位肾病：肌肉过度活动除产生大量乳酸外，还可产生肌红蛋白尿，致下肾单位肾病。

（7）另外，还可出现电解质紊乱、糖代谢紊乱、高热、脱水等。

第二节　三叉神经痛并发症

一、三叉神经痛

【概述】

三叉神经痛（Trigeminal neuralgia）又称痛性抽搐（ticdouloureux）系指三叉神经分布区内短暂反复发作的撕裂样疼痛。三叉神经痛的年发病率为 5.5/10 万～15.5/10 万，患病率约为 45.5/10 万。发病原因尚不明确者称为特发性三叉神经痛，凡由三叉神经行径中的肿瘤、炎症、脱髓鞘性疾病、血管性疾病及颅骨疾病等病因所致者，称继发性三叉神经痛。

【诊断】

（1）有疼痛发作典型的临床表现，发作间期正常。

（2）神经系统检查正常，没有三叉神经损害的体征，无感觉支分布的面部感觉减退、角膜反射消失，运动支受累的咀嚼肌萎缩和张口下颌偏斜等。

【鉴别诊断】

原发性三叉神经痛的诊断主要依靠病史和体格检查，确诊必须与下列疾病鉴别。

1. 继发性三叉神经痛

疼痛的发作与原发性三叉神经痛相似，但发作期间常有持续性钝痛，出现扳机点者少见。神经系统检查，常有三叉神经受损的体征。颅骨 X 线摄片、CT/MRI 或（和）脑脊液检查，可见三叉神经受损的部位和病因。

2. 三叉神经炎

常因病毒感染（如 HSV-1）、副鼻窦炎、下颌骨骨髓炎、酒精中毒、三氯乙烯及铅中毒等所致，疼痛多呈持续性，压迫神经分支可使疼痛加剧，有三叉神经受累体征。

3.Raeder 三叉旁综合征（Raeder para-trigeminal syndrome）

常由颅凹肿瘤，鞍旁肉芽肿、外伤等所致，部分病例原因不明。多为一侧额颞部上颌和眼眶周围的疼痛，可呈偏头痛样发作，Horner 综合征及动眼、滑车、外展神经受损的症状和体征。颅脑 CT/MRI 或（和）CSF 检查对明确诊断很有帮助。

4. 疱疹性神经痛或疱疹后神经痛（Pos-tzoster neuralgia）

因带状疱疹病毒感染所致。病损多位于一侧三叉神经的眼支，有疱疹病毒感染史，呈钝痛、灼痛或撕裂样疼痛，麻木和感觉丧失是常见的症状和体征。部份病例以受累区内的疼痛为首发症状，数天后才出现皮肤疱疹，密切观察甚为重要。

5. 舌咽神经痛

疼痛常位于病侧的舌根、软腭、扁桃体、咽部及外耳道等处，可向下面部放散。进食、说话和吞咽等活动可诱发疼痛发作，扁桃体可有压力痛，1% 地卡因（dicaine）在咽部、扁桃体及舌根部喷涂可缓解疼痛。

6. 牙痛

多有牙病史，受累牙及相邻部位有叩痛或（和）压痛，咀嚼、进食冷或热的食物可加剧疼痛。多呈持续性钝痛，口腔检查和 X 线摄片有助诊断。

7. 非典型面痛（atypical facial neuralgia）

病因未明，多为一侧或双侧面颊部或鼻—颊角部深在的持续性钝痛。年轻女性多见，常伴有抑郁、焦虑症状，各种镇痛剂效果不佳，但对抗抑郁和焦虑的治疗有效。

【治疗】

治疗的目的是缓解疼痛，减少复发，争取根治。常用的治疗方法有：

1. 药物治疗

（1）卡马西平（carbamazepine）：为首选治疗药物，70%～80% 病例可缓解疼痛。开始 0.1g，每日 2～3 次，口服。以后逐渐增加剂量，一般 0.6～0.8g/d，最大量不超过 1.2g/d。眩晕，走路不稳、皮疹、白血球减少和肝损害等是常见不良反应，应注意观察。

（2）苯妥因钠（phenytoin）：有效率为 20%～50%，可以单独应用或与卡马西平联合应用。0.3～0.4g/d，分 3～4 次口服，头晕、嗜睡、齿龈增生、共济失调等是常见的不良反应。

（3）巴氯芬（baclophen）：有效率为70%，常用于不能耐受卡马西平治疗的病例，开始5mg，每日3次，口服。以后逐渐增加剂量达30～40mg/d，最大量不超过80mg/d，头晕、头痛、嗜睡、乏力、恶心等是常见的不良反应。

（4）其他药物：包括奥卡西平（oxcarbazepine），又称曲莱（trileptal），开始0.2g，每日1次，以后逐渐加量，可达0.2g，每日2～3次，不良反应与卡马西平类似，但可出现过敏反应和低血钠症。丙戊酸（valproic acid，600～1200mg/d），加巴喷丁（gabapentin，600～1200mg/d），拉莫三嗪（lamotrigine，150～600 mg/d），氯硝基西泮（clonazepine，0.5～8 mg/d，逐渐加量）、（维生素B_{12}（1000～3000μg/次，每周2～3次，肌肉注射）等可酌情选用。

2. 射频热凝疗法

采用立体定向控温技术，对三叉神经根或三叉神经半月节行加热凝固，达到破坏三叉神经的痛觉纤维，产生镇痛作用。适用于经药物治疗失败或难以耐受药物的不良反应者。

3. 手术治疗

（1）病变性骨腔清除术：近年来，有学者发现部分三叉神经痛的发病与牙源性感染有关。临床研究发现，有些三叉神经痛的病例可在其上下颌骨内找到病变性骨腔的存在，病理学研究显示这些骨腔为慢性炎症病灶，表现为血管丰富的骨组织的异常愈合反应。这些病灶骨腔的位置多在以前的拔牙创附近，在临床上可以根据"扳机点"或触痛最明显处定位。当彻底刮除这些病变性骨腔后，部分病例的疼痛症状明显减轻。病变性骨腔清除术即先根据"扳机点"所在部位及已往拔牙部位行X线检查，如在X线片上显示有病变性骨腔，则按手术常规，从口内行"颌骨内病变骨腔清除术"。

（2）三叉神经周围支切断撕脱术：该方法是通过手术将三叉神经周围支的末端切断并撕脱一部分，阻断神经末梢向中枢传导的冲动，使该神经支配的区域感觉丧失，从而达到止痛的目的。此法操作简单，容易掌握，并发症少，但由于神经纤维有再生作用，术后复发率较高。临床较多应用于药物治疗和注射疗法无效，年老体弱、不能耐受更彻底的开颅手术者，但对三叉神经多支痛及深部痛效果不佳。该手术方法多适用于下牙槽神经和眶下神经痛，可选择口内入路或口外入路。

（3）三叉神经后根切断术和三叉神经脊髓束切断术：三叉神经后根切断术的原理是切断神经的节后纤维，则其中枢端发生退行性变，神经不会再生，是治疗三叉神经痛的有效方法之一。三叉神经脊髓束切断术的原理是：三叉神经传导痛觉、温觉及部分触觉的3个神经纤维分支，均通过三叉神经脊髓束终止于三叉神经脊束核的尾侧核，当三叉神经脊髓束下行经过延髓下段时行于延髓外侧的表浅部位，在此部位切断三叉神经脊髓束（感觉传导束），既能解除疼痛，又能保留面部的感觉，从而避免了角膜溃疡、口腔食物残留及咬颊等并发症。但开颅手术操作复杂，切断脊髓束的位置要求准确无误，并严密观察患者的血压、呼吸、脉搏、瞳孔及肢体活动的变化，否则会出现患者对侧肢体感觉减退或消失等并发症甚至危及生命。

（4）三叉神经微血管减压术：Dandy于1934年首次提出血管压迫三叉神经根导致三叉神经痛的观点，其后的一些临床研究也相继证实了血管压迫是三叉神经痛的致病因素之一。因此血管减压术就成为了治疗三叉神经痛的一种有效方法。该方法适用于保守治疗无效的原发性三叉神经痛患者、双侧性三叉神经痛患者、不愿接受切断感觉根遗留面部麻木者。该手术方法可以最大限度地保留三叉神经的功能，较少产生永久性地神经功能障碍，但由于此法亦需开颅，有一定的风险，术后复发率较高，限制了其应用。

4. 神经阻滞治疗

采用无水酒精、甘油或维生素 B_{12} 等注入三叉神经的分支或半月节内，使之凝固坏死，阻断痛觉传导达到镇痛作用。该法虽然操作简便安全，但镇痛作用维持时间较短，易于复发。

5. 伽玛刀（γ-刀）治疗

对药物治疗和神经阻滞治疗无效者可试用，但确切疗效有待进一步评价。

二、常见并发症

（一）半侧面部痉挛

【病因】

周围血管对三叉神经的压迫。

【诊断】

三叉神经支配区也可发生不典型的面部疼痛，但疼痛的性质与三叉神经痛不同，每次发作的持续时间总是长于数秒，通常为数分钟，或呈持续性疼痛。

疼痛本身为钝性、压榨性或烧灼样。

【鉴别诊断】

依据临床症状可与面肌痉挛、癫痫发作相鉴别。

【治疗】

对不典型疼痛者，外科治疗无效，有时导致抑郁症。

（二）三叉神经微血管减压术并发颅内血肿

【病因】

该并发症发生率低，但最为凶险，是病人死亡的主要原因。脑脊液放出过度，致使脑组织塌陷严重，桥静脉断裂所致。

【诊断】

（1）病人临床症状加重，生命体征不稳定，有颅内压增高症状表现。

（2）头颅 CT 检查可见三叉神经处及周围出血灶。

【鉴别诊断】

可与颅内其他部位出血和三叉神经周围的颅内肿瘤卒中相鉴别。

【治疗】

术中缓慢释放脑脊液，牵拉小脑轻柔，用力均匀，术后及时补充足量液体，尽快纠正颅内低压，术后 48 小时卧床，避免头部剧烈活动等，均有助于降低出血发生率。

（三）三叉神经微血管减压并发颅内低压征

【病因】

发生率一般在 41.6% 左右。因术中吸除大量脑脊液，加上术后颅内渗血刺激导致脑脊液分泌减少，术后患者有头痛、眩晕、呕吐等低颅压的表现。

【诊断】

头痛是主要症状，大都在项枕部，胀痛或板紧感，体位性头痛是其显著的特征。它与其他类别头痛迥异，决非多因素发生或加重。2/3病例伴恶心呕吐，部分伴耳鸣、视物模糊。多数有颈颈强直等的脑膜刺激征，急性发作者给人以蛛网膜下腔出血的可疑印象，缓慢起病者可使怀疑是否为结核性脑膜炎。腰穿压力≤0.686kPa，CSF可含RBC，蛋白含量轻至中度增高。

上述症状、体征与腰穿结果综合分析，诊断不难。

【鉴别诊断】

应与颅内高压相鉴别。

【治疗】

术中尽量减少出血，手术结束前冲洗术野直至清洁；关硬脑膜前，颅内要注水。

（四）三叉神经微血管减压术并发口唇疱疹

【病因】

多于术后2～3天出现；均发生在术侧上、下唇及口角，有学者认为这是三叉神经半月节潜伏的单纯疱疹病毒（HSV）在手术时被激活所致。

疱疹因疱膜破裂而形成糜烂或继发性感染。

【诊断】

口唇疱疹常在口唇黏膜处出现针头大小的小疱，常为一群，也有两三群，自觉有轻度烧灼感，历时1周左右可自愈，亦可反复发作。如果疱疹出现后因机体免疫机制的调整不当，或破溃后而继发感染，会延长病程。

【鉴别诊断】

口炎是口腔黏膜的炎症，可波及颊黏膜、舌、齿龈、上腭等处。在小儿时期较多见，尤其是婴幼儿，可单纯发病也可继发于腹泻、营养不良、急性感染、久病体弱等全身性疾病时。引起口炎的主要有细菌、病毒及真菌，因受伤感染或全身抵抗力下降而诱发。

【治疗】

采用1%甲紫涂抹患处，给予利巴韦林、维生素B、局部予金霉素眼膏，一般3～7天疱疹消退。

（五）三叉神经微血管减压后出现脑脊液漏

【病因】

术中硬脑膜和切口缝合不严密，术后颅内压增高，而患者多系年老体弱，切口愈合不佳所致。

【诊断】

脑脊液漏的诊断首先是确定溢液的性质，脑脊液含糖量较高，故可用"尿糖试纸"测定。有时漏出液混有血液，系列化测定难于确诊，故可采用红细胞计数法，比较漏液与血液的血球计数来判定。不过确切的诊断仍须依靠特殊检查方法。颅骨X线平片可以了解有无跨过鼻副窦或岩骨的骨折；CT扫描有助于发现有无气颅，并通过窗位调节观察颅底骨折；放射性核素脑池造影，可采用 ^{131}I 标记的人血清白蛋白（HISA）、^{99m}Tc 或169Yb-DTPA经腰穿注入蛛网膜下腔行脑池造影，观察漏孔部位或采用水溶性造影剂

（Metrizamide）注入蛛网膜下腔，在透视下调节病人体位，使造影剂进入脑底部脑池，然后行颅底的薄层 CT 扫描以显示漏孔部位。

【鉴别诊断】

若耳鼓膜有破裂时溢液经外耳道流出，鼓膜完整时脑脊液可经耳咽管流向咽部，甚至由鼻后孔返流到鼻腔再自鼻孔溢出，酷似前窝骨折所致之鼻漏，较易误诊，应注意借助辅助检查予以鉴别。

【治疗】

（1）为避免发生脑脊液漏，要严密缝合硬脑膜和切口，必要时可以用肌筋膜或硬脑膜补片进行修补。

（2）如果发生脑脊液漏，应抬高头位，用降颅压药物，无菌下缝合漏口，切口处加压包扎，腰穿放脑脊液，同时加强抗炎预防颅内感染。

（六）三叉神经微血管减压术后其他并症

（1）有相当一部分病人常揉擦同侧面部以求减轻疼痛，久而久之面部皮肤变得粗糙、增厚和眉毛脱落。有少数患者出现跳动、抽搐，也有伴有面部潮红、流泪、流涕、出汗、高血压等症。

（2）发热：其原因多为无菌性脑膜炎及颅内感染。经对症、积极腰穿及抗感染治疗均可治愈。

第三节　舌咽神经痛并发症

一、舌咽神经痛

【概述】

舌咽神经痛也称为舌咽神经痛性抽搐，临床上较少见，系指局限于舌咽神经感觉支支配区内，有时伴有迷走神经耳支和咽支的分布区内反复发作性的一种灸痛或刺痛。其特征为扁桃体、咽后、舌后和中耳内的阵发性剧痛。

本病可呈自发性，但常由吞咽、谈话或触及扁桃体咽后部而突然发作。可分为原发性及继发性两种。舌咽神经痛病因不明，也无病理变化发现（除了罕见的病例有桥小脑角肿瘤或颈部肿瘤）。男性病例多于女性病例，通常在 40 岁以后发病。与三叉神经痛相似，间歇出现发作性的、短暂、剧烈、令人难以忍受的疼痛，

疼痛可以自发，或为某些动作所激发（例如咀嚼、吞咽、讲话或打喷嚏）。疼痛持续数秒钟至数分钟，通常开始于扁桃体部位或舌的基底部，可向同侧的耳朵放射。疼痛严格地局限于单侧。在 1%～2% 的病例中，迷走神经活动的亢进可引起心脏窦性停搏伴晕厥。发作与发作之间可有较长的间歇期。

【诊断】

根据疼痛发作的性质和特点不难做出本病的临床诊断。有时为了进一步明确诊断，可刺激扁桃体窝的"扳机点"，视能否诱发疼痛。或用 1% 丁卡因喷雾咽后壁、扁桃体窝等处，如能遏止发作，则足以证实诊断无误。这些都是将舌咽神经痛区别于下颌支三叉神经痛的特点。如果经喷雾上述药物后，舌咽处的疼痛虽然消失，但耳痛却仍然如前，则

可封闭颈静脉孔，若能收效，说明不仅为舌咽神经痛而尚有迷走神经的耳后支参与。呈持续性疼痛或有阳性神经体征的病人，应当考虑为继发性舌咽神经痛，应做进一步检查明确病因，以及通过脑成像检查排除扁桃体、咽部、桥小脑角的肿瘤，以及颈前三角区内的转移性病变。

【鉴别诊断】

1. 三叉神经痛

两者的疼痛性质与发作情况完全相似，部位亦与其毗邻，第三支痛时易和舌咽神经痛相混淆。二者的鉴别点为：三叉神经痛位于三叉神经分布区、疼痛较浅表，"扳机点"在睑、唇或鼻翼，说话、洗脸、刮须可诱发疼痛发作；舌咽神经痛位于舌咽神经分布区，疼痛较深在，"扳机点"多在咽后、扁桃体窝、舌根，咀嚼、吞咽常诱发疼痛发作。

2. 喉上神经痛

喉深部、舌根及喉上区间隙性疼痛，可放射到耳区和牙龈，说话和吞咽可以诱发，在舌骨大角间有压痛点，用1%丁卡因卷棉片涂抹梨状窝区及舌骨大角处。或用2%普鲁卡因神经封闭，均能完全制止疼痛，可用于鉴别。

3. 膝状神经节痛

耳和乳突区深部痛常伴有同侧面瘫、耳鸣、耳聋和眩晕。发作后耳屏前、乳突区及咽前柱等处可出现疱疹，疼痛呈持续性。膝状神经节痛者，在咀嚼、说话及吞咽时不诱发咽部疼痛，但在叩击面神经时可诱起疼痛发作，无"扳机点"。

4. 蝶腭神经节痛

此病的临床表现主要是在鼻根、眶周、牙齿、颜面下部及颞部阵发性剧烈疼痛，其性质似刀割、烧灼及针刺样，并向颌、枕及耳部等放射。每天发作数次至数十次，每次持续数分钟至数小时不等。疼痛发作时多伴有流泪，流涕、畏光、眩晕和鼻阻等，有时舌前1/3味觉减退，上肢运动无力。疼痛发作无明显诱因，也无"扳机点"。用1%丁卡因棉片麻醉中鼻甲后上蝶腭神经节处，5～10分钟后疼痛即可消失。

【治疗】

1. 药物治疗

凡治疗原发性三叉神经痛的药物均可应用于本病，可使疼痛发作次数减少或减轻，有的可消失。如卡马西平100mg，3次/d，以后每天增加100mg，直至疼痛停止。最大量不应超过1000mg/d，以后逐渐减少，找到最小有效量，维持服用。副作用有眩晕、思虑、恶心，部分有皮疹、白细胞减少等。苯妥英钠100mg，3次/d，最大量每天不超过600mg。七叶莲片3～4片，3次/d，或其他镇静镇痛剂，亦有疗效。

2. 局部注射疗法

经药物治疗效果不理想或症状严重者，可进行药物神经注射治疗。药物可应用无水乙醇0.5～1ml、山莨菪碱（654-2）溶液10～40mg，维生素B_{12} 1000～4000μg/次。注射方法有以下两种。

（1）咽部入路：咽部喷以1%～2%丁卡因，取长针头，用标志定出2cm长针尖，经扁桃体上极外及钩状突下方进针，如注射右侧，则空针应位于左上双尖齿下方，先进针1cm，后再缓慢刺入1cm，刺中后病人即感剧烈耳痛，然后注入2%普鲁卡因1～2ml，10分钟后检查局部疼痛消失，而又无其他脑神经麻痹时，再注入药物。

（2）乳突尖端入路：患侧朝上侧卧位，常规消毒，于同侧下颌角与乳突连线的中点，以2%普鲁卡因2～5ml垂直注射于皮下1.0～1.5cm深处后，用9号腰穿针垂直或稍向前方刺入，深度 4～5cm，穿刺时病人可感同侧口角、舌、下唇、下颌或咽及颞部稍麻木感。用空针抽吸无血液后，注入少量 2% 普鲁卡因，5～10 分钟后可出现同侧咽壁不同程度瘫痪及感觉障碍。吞咽困难或声嘶，或出现同侧 Horner 征，或出现同侧抬肩及胸锁乳突肌无力等。再缓慢注入药物。注射山莨菪碱（654-2）及维生素 B_{12} 时每周治疗 2～3 次，10 次为一疗程。

3. 射频电凝术

Isamat 与 Salar 等报告穿刺颈静脉孔用射频电凝舌咽神经，治疗舌咽神经痛。具体方法是：患者仰卧于放射摄片台上，术中在血压及心电监护下施行，当出现血压下降和心率下降时，表明发生了必须予以避免的迷走神经受累。电极作用面积 7mm，穿刺的进针点在口角外侧 35mm，下方 0.5mm。术者将定标放在患者口腔控制电极穿刺方向，当遇到骨组织时，摄侧位片和沿电极方向的斜位片。根据摄片中颈静脉孔的位置，在电视下纠正穿刺方向，使电极尖到达颈静脉孔神经部。先用 0.1～0.3V 低电压刺激，若出现半侧咽、扁桃体和外耳道感觉异常，且无副神经反应和血压与心电图改变，表明穿刺部位正确。于是缓缓持续增温，若无迷走神经反应出现，升温至 65～70℃，电凝 60 秒即可造成孤立的舌咽毁损灶。若在升温过程中出现迷走神经反应，应立即停止电凝，并给阿托品 0.5～1ml，数分钟内可恢复，复发后可重复电凝。

4. 手术治疗

舌咽神经痛严重，而保守治疗无效者应考虑手术治疗。

（1）舌咽神经根切断术：局麻或全麻下耳后切口，乙状窦下缘入路开颅。打开硬脑膜，放出脑脊液减压，抬起小脑，暴露出颈静脉孔，辨认汇集在该孔的舌咽、迷走及副神经。

舌咽神经位于最前方，单根较粗，与迷走神经之间有明显的狭窄间隙。迷走神经由数根细小纤维束所组成。局麻时分离迷走神经时可引起呕吐，用神经钩将舌咽神经钩起，这时将引起剧烈疼痛，如疼痛部位与临床相符，可用钩刀或微型剪刀将神经切断。如疼痛部位涉及外耳深部，为迷走神经耳支影响所致，应同时切断迷走神经前方 1～2 根根丝。切断舌咽神经时少数可有血压上升，切断迷走神经时有时可心脏发生期外收缩，血压下降，心脏停搏等副作用，手术时应密切观察。神经切断后疼痛不再发作，同侧舌后 1/3 味觉丧失，软腭、扁桃体区及舌根部麻木，咽部干燥不适，轻软腭下垂及短暂性吞咽困难。自神经血管减压术应用临床后，不仅解除了疼痛，又保留了神经的完整，优点较多。但有的病人术中未发现压迫的血管，手术仍有一定的复发率，故神经切断术仍然是本病治疗的有效方法之一。

（2）神经血管减压术：麻醉、切口、骨窗形成和硬脑膜切开均与面肌痉挛微血管减压术相同。显露颈静脉孔和舌咽、迷走、副神经，将小脑半球向内上方牵开，刺破蛛网膜，放出脑脊液，待脑压降低后，将小脑半球向后内和上方牵开，找出颈静脉孔和舌咽、迷走、副神经。舌咽和迷走两神经自脑干发出后，向前、向内走行至颈静脉孔、副神经根与小脑脑桥角处向前行走。舌咽神经仅一根，且较迷走神经粗大，单独自蛛网膜包裹，独自穿过一个硬脑膜孔，很容易与迷走神经相区别。显露压迫神经的血管襻。多在舌咽、迷走神经出脑干处，可见椎动脉或小脑后下动脉压迫神经。在显微镜下细心游离压迫神经的动脉，并在神经与血管间填入适当大小的涤纶片或特氟隆棉。对与舌咽神经粘连的增厚蛛网膜和小脑亦应进行松解。然后使病人试咽口水或饮少许液体，如疼痛消失，手术即告成功。

二、常见并发症

舌咽迷走神经显微血管减压切断术创伤小，相对安全，但仍有一定的并发症发生率和死亡率。

（一）舌咽神经痛术后颅内感染

【病因】

血脑屏障破坏、神经系统免疫功能低下、手术操作区域污染、异物、死腔、引流管留置时间过长等都是术后颅内感染的因素。

【诊断】

查血常规和行腰穿查脑脊液常规等检查以及依据临床症状可确诊。

【鉴别诊断】

（1）该手术是无菌手术，严格无菌操作是防止术后感染的最有效措施。

（2）术前体内有明确感染性病灶的病人应推迟手术，先清除已有的感染。

（3）一旦经腰穿明确脑脊液有细菌性感染，应根据临床判断和细菌学检查选用有效抗生素，并使用有效剂量治疗。

【治疗】

积极控制颅内感染是首选，根据脑脊液培养和药敏试验应用敏感抗生素，并行腰穿术。

（二）舌咽神经痛术后脑脊液漏

【病因】

脑脊液漏均为关闭切口不当所致。原因是该手术入路硬脑膜不易缝合严密，和乳突气房开放的病例，骨蜡不易将气房彻底封闭牢固。

【诊断】

脑脊液漏的诊断首先是确定溢液的性质，脑脊液含糖量较高，故可用"尿糖试纸"测定。有时漏出液混有血液，系列化测定难于确诊，故可采用红细胞计数法，比较漏液与血液的血球计数来判定。不过确切的诊断仍需依靠特殊检查方法：颅骨X线片可以了解有无跨过鼻副窦或岩骨的骨折；CT扫描有助于发现有无气颅，并通过窗位调节观察颅底骨折；放射性核素脑池造影，可采用 ^{131}I 标记的人血清白蛋白（HISA）、^{99m}Tc 或 169Yb–DTPA 经腰穿注入蛛网膜下腔行脑池造影，观察漏孔部位或采用水溶性造影剂（Metrizamide）注入蛛网膜下腔，在透视下调节病人体位，使造影剂进入脑底部脑池，然后行颅底的薄层CT扫描以显示漏孔部位。

【鉴别诊断】

若耳鼓膜有破裂时溢液经外耳道流出，鼓膜完整时脑脊液可经耳咽管流向咽部，甚至由鼻后孔返流到鼻腔再自鼻孔溢出，酷似前窝骨折所致之鼻漏，较易误诊，应注意借助辅助检查予以鉴别。

【治疗】

（1）切口脑脊液漏通常是皮下缝合不严，加缝 1～2 针就可以停止。

（2）如果有脑脊液经乳突气房－耳咽管漏出，导致严重低颅压和头痛，则需要重新拆开切口，修补硬脑膜破口，封闭乳突气房。

（三）舌咽神经痛术后硬脑膜下或小脑内血肿

【病因】

此病是严重并发症，虽然发生率在0.5%以下，但常可致命。术中处理岩静脉不当是发生血肿的主要原因。岩静脉是小脑和脑干外侧的重要引流静脉，大多数病人的岩静脉切断后可以通过其他引流静脉代偿，然而个别岩静脉特别粗大的病人，切断后可能导致小脑的淤血性梗死和小脑内血肿。

岩静脉断端未能妥善处理，在拔除气管插管、咳嗽、憋气等动作使静脉窦压升高时破裂出血，是造成硬脑膜下血肿的常见原因。

【诊断】

病人有凝血机制障碍也可以导致术后颅内血肿，术前检查一定要排除此类病人。

【鉴别诊断】

与脑梗塞、脑肿瘤卒中相鉴别。

【治疗】

（1）处理好下岩静脉是防止颅内血肿的最重要措施。如果下岩静脉足够长，游离后不妨碍舌咽迷走神经的显露，则不要轻易将其切断。

（2）手术后第一个24小时要严密监测病人的意识状态、血压、脉搏等体征，如果停止麻醉后应清醒而未清醒，或麻醉清醒后再次出现意识障碍，生命体征不稳，均应立即行后颅凹CT扫描，及时发现颅内血肿。

（3）证实有后颅凹血肿的病人应立即再次手术清除血肿并彻底止血，不能存有侥幸心理。

（四）舌咽神经痛术后脑干和颅神经损伤

【病因】

颅神经损伤主要与手术经验不足，操作失误有关。

【诊断】

（1）临床表现：原发性脑干损伤与其他的颅脑损伤往往同时存在，临床症状重叠，鉴别诊断较为困难。对于伤后立即昏迷并进行性加重、瞳孔大小多变、早期发生呼吸循环功能衰竭、出现去皮质强直及双侧病理征阳性的病人，原发性脑干损伤的诊断基本成立。依据临床症状可对颅神经损伤进行定位诊断。

（2）实验室检查：腰椎穿刺，脑脊液压力正常或轻度增高，多呈血性。

（3）其他辅助检查：

1）颅骨X线平片：颅骨骨折发生率高，亦可根据骨折的部位，结合受伤机制推测脑干损伤的情况。

2）颅脑CT、MRI扫描：原发性脑干损伤表现为脑干肿大，有点片状密度增高区，脚间池、桥池，四叠体池及第四脑室受压或闭塞。继发性脑疝的脑干损伤除显示继发性病变的征象外，还可见脑干受压扭曲向对侧移位。MRI可显示脑干内小出血灶与挫裂伤，由于不受骨性伪影影响，显示较CT清楚。

3）颅内压监测：有助于鉴别原发性或继发性脑干损伤，继发者可有颅内压明显升高，原发者升高不明显。

4）脑干听觉诱发电位（BAEP）：为脑干听觉通路上的电生理活动，经大脑皮质传导至头皮的远场电位。它所反映的电生理活动一般不受其他外在病变的干扰，可以较准确地反映脑干损伤的平面及程度。

【鉴别诊断】

（1）原发性脑干损伤与其他的颅脑损伤往往同时存在，临床症状重叠，鉴别诊断较为困难。

（2）多与弥散性轴索损伤等相鉴别。

【治疗】

（1）脑干损伤多是供应脑干的血管损伤所致，因此在游离神经根周围的血管时动作要轻柔，不得牵拉损伤进入脑干的细小分支。

（2）娴熟的显微神经外科手术技巧和熟练掌握必要的解剖知识可以降低显微血管减压术的风险。

（五）其他并发症

严重的患者可并发不自主咳嗽、喉痉挛、唾液分泌过多、心动过缓、低血压、晕厥等迷走神经亢进的表现；部分患者合并有三叉神经痛。

第四节　面肌痉挛并发症

一、面肌痉挛

【概述】

面肌痉挛亦称面肌抽搐或偏侧面肌痉挛症，为一种半侧面部不自主抽搐，一侧面神经受激惹而产生的功能紊乱症候群。抽搐呈阵发性且不规则，程度不等，可因疲倦、精神紧张及自主运动等加重。起病多从眼轮匝肌开始，然后涉及整个面部。本病多在中年后发生，常见于女性。多是一侧，双侧罹患者很少，约占4%。患者多是40岁以上成人，男女性别之比为2：3。发病率约为64/100000。Stocks曾报道一家四代人中有13人患病，但非遗传性疾病。此病早在16世纪初我国医书《审视瑶函》中即有记载。但由于其病因病理不明，长期被认作不治之症。耳科学中很少论及此病，直到最近20年来广泛开展耳神经外科工作之后，才对该病进行了深入研究，使之成为耳科学中一个重要疾病。

面肌痉挛即面部一侧抽搐（个别人出现双侧痉挛），精神越紧张、激动痉挛越严重。由于面肌痉挛的初期症状为眼睑跳动，民间又有"左眼跳财，右眼跳灾"之称，所以一般不会引起人们的重视，经过一段时间病灶形成，发展成为面肌痉挛，连动到嘴角，严重的连带颈部。面肌痉挛可以分为两种，一种是原发型面肌痉挛，另一种是面瘫后遗症产生的面肌痉挛。两种类型可以从症状表现上区分出来。原发型的面肌痉挛，在静止状态下也可发生，痉挛数分钟后缓解，不受控制；面瘫后遗症产生的面肌痉挛，只在做眨眼、抬眉等动作时产生。

【诊断】

典型抽搐状态，不伴其他阳性神经体征，一般诊断不难。应常规进行脑电图、肌电图检查，必要时还应进行乳突、颅骨X线摄片，头颅CT及MRI检查，以排除乳突及颅骨疾患。用电刺激患侧眶上神经，患侧眼轮匝肌及其他面神经支配的肌肉同步发生收缩是其特点。正常者或其他疾病刺激单侧眶上神经，仅引起单侧眶上神经支配的眼轮匝肌收缩。

【鉴别诊断】

1. 面神经麻痹后的面肌抽搐

面神经损伤或面神经炎引起的面神经麻痹，恢复不完全时可产生面肌抽搐。这种面抽常伴有瘫痪肌的挛缩或联带运动（如张口时眼睛不自闭合），在做自主运动如露齿时，抽搐侧的面肌并不收缩，而健侧面肌收缩正常，口角歪向健侧。

2. 继发性面肌痉挛

桥小脑角肿瘤、颅内炎症、延髓空洞症、运动神经元性疾病、颅脑损伤以及面神经瘫痪后等引起的面肌痉挛，多伴有其他颅神经损害的表现。

3. 癔症性（功能性）眼睑痉挛

常见于中年以上女性，多系双侧性，仅局限于眼睑的痉挛，抽动时双侧同步，而颜面下部的面肌则并不累及。

4. 习惯性面部抽动

常见于儿童及青壮年，为短暂的强迫性面肌运动，为双侧性，可为意志暂时控制。肌电图检查出现的肌收缩与主动运动时所产生的一样。

5. 舞蹈病及手足徐动症

表现为双侧面肌的不自主抽动，伴有四肢、躯干类似的不自主运动。

6. 局限性癫痫

局限性运动性癫痫其抽搐幅度较大，并往往累及颈、上肢，甚或偏侧肢体，或出现典型的按大脑皮层运动区顺序扩散的局限性癫痫发作。仅局限于面肌者少见，脑电图检查可有癫痫波。

7. 痛性抽搐

部分三叉神经痛患者发作时可伴有同侧面部肌肉抽搐。原发性面肌痉挛病程长，症状重，亦可引起面部疼痛，但疼痛程度较轻，无诱发疼痛触及点。

【治疗】

1. 药物治疗

除苯妥英钠或卡马西平等药对一些轻型患者可能有效外，一般中枢镇静药、抑制剂和激素等均无显著疗效。过去常用普鲁卡因、无水酒精或5%酚甘油等做茎乳孔处注射，以造成一时性神经纤维坏死变性，减少异常兴奋的传导，一次注射量为0.3～0.5ml，以达到出现轻度面瘫为度。剂量过大将产生永久性面瘫，剂量过少，3～5个月后仍要复发。现已很少采用。

2. 射频温控热凝疗法

用射频套管针依上法刺入茎乳孔内，利用电偶原理，通过射电使神经纤维间产生热能，温度在65～70℃，在面神经功能监测仪监护下，控制温度使神经热凝变性，以减少传导异常冲动的神经纤维。术后同样要发生面瘫，在1～2年内的面瘫逐渐恢复过程中又会旧病复发，否则电热过度，痉挛虽可长期不发作，但取而代之的是永久性面瘫。

3. 手术治疗

（1）颅内显微血管减压术（MVD）：Jannetta于1966年倡用，是目前国际上神经外科常用的方法。具体手术步骤：全麻，采用枕下或乙状窦后径路，切除枕骨做3cm×4cm骨窗，切开脑膜，进入桥小脑角，找出Ⅶ、Ⅷ颅神经，如发现有占位性病变或蛛网膜粘连即进行切除和分解，如有压迫性血管，可在显微镜下利用显微器械给以分离开，如果分不开，可用Silicone或Teflon片隔垫开，亦可用肌肉片填塞在血管与神经之间。这些血管多是小脑前下动脉绊，是脑干的主要供血者，手术中如有损伤出血或诱发血管痉挛或血栓形成，都将引起脑干缺血水肿，造成严重不良后果。即使内听动脉痉挛或血栓形成，也可致全聋。临床上观察到，1/3 的病人动脉穿行在Ⅶ、Ⅷ神经之间，或绊顶有内听动脉支进入内听道，进行血管减压术操作都会遇到困难，或者根本不可能进行分离和垫隔，还有不少病人查不到可压迫的血管，因此血管减压术也无法应用。

（2）面神经减压术：即将面神经出颅之骨管磨开减压，系 1953 年首先由 Proud 所采用。在局麻下凿开乳突，用电钻将面神经的水平垂直段骨管完全磨去，纵行切开神经鞘膜，使神经纤维得以减压。Pulec 认为，单纯乳突内减压范围太小，应同时将内听道顶部和迷路段全部磨开减压。手术中也曾发现神经有病理改变如神经水肿、弥漫性肥厚和神经鞘纤维性收缩等与病因相矛盾的现象，但手术后确实有些病人得到治愈。减压术较复杂，尤其全段减压术不仅难度大，而且有一定危险。所谓疗效是否因手术中创伤面神所致，并非减压之效，也值得商榷。

（3）面神经干压榨和分支切断术：在局麻下，于茎乳孔下切口，找出神经主干，用血管钳压榨神经干，压榨力量应适当控制，轻则将于短期内复发，重则遗留永久性面瘫。如将远侧分支找出，在电刺激下找出主要产生痉挛的责任神经支，进行选择性切断，效果虽较压榨术好，但术后仍要发生轻度面瘫，1～2 年后亦有复发。

（4）面神经垂直段梳理术：Scoville 依上法将垂直段面神经骨管磨开后，用纤刀将垂直段纵行剖开 1cm，并在其间隔以硅胶薄膜，其目的是切断交叉的神经纤维，以减少异常冲动传导，缺点是很难确切地达到既不明显面瘫又不出现痉挛的程度。

（5）面神经钢丝绞扎术：为作者设计，用直径 1mm 钢丝将面神经干绞扎，做永久性压榨，绞扎程度可以随意调整，方法简便可靠，适用于年老体弱、不宜进行开颅探查者，更适用于一般基层医疗单位。

（6）颅内面神经干梳理术（神经纵行劈裂术）按血管减压术操作，进入桥小脑角，找到Ⅶ、Ⅷ颅神经，游离出面神经干，于脑干根部与内听道口之间，用纤刀顺其长轴进行多层次劈开，按痉挛的程度确定劈开的层次，一般劈开 10～20 次，多者可劈开数十次，将原来压迫的血管梳理后，恢复原位。经 2～5 年随访，手术有效率可提高到 98% 以上，而复发率减低到 6%。本法主要优点是适应症比血管减压术广，复发率少而治愈率高，特别是减少了耳聋并发症，现已取代了血管减压术。其所以有效，可能是神经纤维梳理后，破坏了神经根区的异常电位蓄积，阻止了异常冲动的电位发放。

综上所述，治疗面肌痉挛的手术方法很多，各有利弊，临床上应根据病人情况和医疗条件灵活选用。特发性面肌痉挛多见于 40 岁以上的成人，可能与动脉硬化、高血压病变有关。如患者是 30 岁以下青年，常暗示脑小脑角、内听道、膝状节、中耳乳突或腮腺内存在着神经刺激性病变，如先天性胆脂瘤、血管瘤、听神经瘤和蛛网膜囊肿等。痉挛是该病的一个危险信号。遇有此等情况，应及时进行神经系统全面检查，必要时应进行颅脑 CT 或 MRI 检查，不可观察等待，以免贻误治疗。

二、常见并发症

面肌痉挛为缓慢进展，逐渐加重，一般不会自愈，如不给予治疗，部分病人于病程晚期出现麻痹而抽搐停止。对于发作数年后不见痊愈的病人，应采取积极的治疗措施，以防面肌麻痹的发生。对面肌痉挛病人施行微血管减压术可有部分出现听力下降、面瘫及脑脊液漏等并发症。

（一）低颅压综合征

【病因】

由于微血管减压术中显露面神经根部过程中需放出大量脑脊液，导致颅内压降低。

【诊断】

术后患者不能耐受而出现头痛、头晕伴或不伴恶心、呕吐，放低头位后症状可缓解。

【鉴别诊断】

与高颅压相鉴别。

【治疗】

平卧休息、不睡枕头，必要时采足高头低位；增加液体摄入量，每日经口服或静滴均匀滴注生理盐水 1000ml 及 5% 葡萄糖液约 2500～3000ml；给予含 $5\%CO_2$ 的氧气吸入，每小时 5～10 分钟，可使脑血管扩张、阻力减小促进脑脊液分泌。

（二）颅内出血

【病因】

尽管该并发症发生率低，但却最为凶险，是患者死亡的主要原因。出血原因与术中脑脊液释放过多，脑压过度下降；小脑牵拉压迫过度，术后头部括动大，及患者原有高血压及糖尿病史，本身血管状况不良（血管畸形、动脉硬化）等有关。

【诊断】

患者常表现为术后麻醉清醒，数小时后迅速转为嗜睡、血压升高、脉搏洪大有力、呼吸深慢，很快即出现意识障碍和呼吸停止，甚至在出现意识障碍以前即可出现呼吸停止。

【鉴别诊断】

早期发现颅内出血是救治成功的关键，因此术后应密切观察呼吸、意识、瞳孔变化，持续心电及血压监测，观察有无颅内出血发生。

【治疗】

血肿量不大，考虑保守药物治疗，血肿量较大，有手术指征须再次行手术治疗清除血肿。

（三）疱疹

【病因】

有学者认为这是三叉神经半月节潜伏的单纯疱疹病毒（HsV）在手术时被激活所致。

【诊断】

疱疹多于术后 2～3 天出现，均发生在术侧上、下唇及口角，未见发生于对侧者。

【鉴别诊断】

与接触性皮炎、带状疱疹、脓胞病相鉴别。

【治疗】

嘱患者不用手抓挠，保持局部清洁，防止糜烂或化脓性感染，必要时可用金霉素眼膏外擦预防感染。

（四）周围性面瘫

【病因】

据面瘫发生原因有血性脑脊液刺激，术中牵拉面神经。

【诊断】

患者出现周围性面瘫，表现为同侧面部麻木、咀嚼食物无力、嘴歪，眼睑闭合不良，言语含糊等。

【鉴别诊断】

（1）格林－巴利综合征可有周围性面瘫，但多双侧性，有对称性肢体瘫痪及脑脊液蛋白－分离现象。

（2）各种中耳炎、迷路炎、乳突炎等并发的耳源性面神经麻痹，多有原发病的特殊症状及病史。

（3）颅后窝的肿瘤或脑膜炎引起的周围性面瘫，大多起病较慢，且有其他颅神经受损或原发病的表现。

【治疗】

（1）眼睑闭合不全患者需要用金霉素眼膏封眼，防止角膜外露诱发角膜炎。同时应用抗生素滴眼液滴眼，预防感染。

（2）可适当使用神经营养药如弥可保等，促进三叉神经髓鞘再生，尽早使三叉神经功能恢复正常。晚期可配合针灸等治疗。

（五）脑脊液漏

【病因】

脑脊液漏是 MVD 术后常见并发症之一，并可能引起严重的中枢神经系统感染而产生严重后果。

【诊断】

脑脊液漏的诊断首先是确定溢液的性质，脑脊液含糖量较高,故可用"尿糖试纸"测定。有时漏出液混有血液，系列化测定难于确诊，故可采用红细胞计数法，比较漏液与血液的血球计数来判定。不过确切的诊断仍需依靠特殊检查方法：颅骨 X 线平片可以了解有无跨过鼻副窦或岩骨的骨折；CT 扫描有助于发现有无气颅，并通过窗位调节观察颅底骨折；放射性核素脑池造影，可采用 ^{131}I 标记的人血清白蛋白（HISA）、^{99m}Tc 或 169Yb–DTPA 经腰穿注入蛛网膜下腔行脑池造影，观察漏孔部位或采用水溶性造影剂注入蛛网膜下腔，在透视下调节病人体位，使造影剂进入脑底部脑池，然后行颅底的薄层 CT 扫描以显示漏孔部位。

【鉴别诊断】

若耳鼓膜有破裂时溢液经外耳道流出，鼓膜完整时脑脊液可经耳咽管流向咽部，甚至由鼻后孔返流到鼻腔再自鼻孔溢出，酷似前窝骨折所致之鼻漏，较易误诊，应注意借助辅助检查予以鉴别。

【治疗】

（1）骨蜡封闭乳突气房及严格逐层关闭切口等方法可减少脑脊液漏的发生。

（2）对硬脑膜未关闭严密者应加压包扎 3～5 天，肥胖者需加压包扎 5～7 天。

（3）行肌片加生物胶覆盖防治脑脊液漏效果最佳。

（4）对于明确脑脊液漏者可于漏液处缝合 1～2 针，延迟拆线一般可愈合良好；仅拆线后针眼处有脑脊液，采用加压包扎的办法即可，否则需要再次缝合 1～2 针，7 天后拆线。

（5）发现脑脊液漏后，采用半卧位或头部抬高位，严禁填塞或冲洗鼻腔，防止逆行感染。

（6）保持大便通畅，避免用力打喷嚏、咳嗽和用力大便等能引起颅内压增高的因素，患者一般在 1～2 周内均能自愈。

（六）听力下降

微血管减压术后听神经损伤、听力下降是较常见的并发症，是目前困扰临床的主要问题。术后要密切监测听力情况，采用脑干听觉诱发电位术中监测可显著降低听神经损伤的发生。

第五节　帕金森病并发症

一、帕金森病

【概述】

帕金森病（Parkinson's disease, PD），由 Parkinson（1817）首先以震颤麻痹（paralysis agitans）的名称描述。PD 是以黑质多巴胺（DA）能神经元变性缺失和路易小体形成为特征的一种常见的中老年人神经系统变性疾病。60 岁以上人群中患病率为 1000/10 万，并随年龄增长而增高，两性分布差异不大。

【诊断】

1.临床表现

依据中老年人发病，临床表现为震颤、强直和运动迟缓以及病程隐袭，缓慢发展等特点，临床诊断可以成立。

2.实验室检查

常无诊断价值，下列检查异常者可供参考。

（1）脑脊液：DA 的代谢产物高香草酸（HVA）含量降低。

（2）基因检测：少数家族性 PD 患者可能会发现突变基因。

（3）影像学：常规 CT 或 MRI 可排除其他疾患有鉴别诊断价值。

【鉴别诊断】

特发性 PD 需与家族性 PD、Parkinson 综合征鉴别，早期不典型病例需与遗传病或变性病伴 Parkinson 综合征鉴别。

1.家族性 PD

约占 10%，为不完全外显率常染色体显性遗传，可用 DNA 印迹技术、PCR 和 DNA 序列分析等，检测 α-突触核蛋白基因、Parkin 基因突变，易感基因分析如细胞色素 P450-2D6 基因突变等。

2.Parkinson 综合征

有明确病因，继发于药物、感染、中毒、脑卒中和外伤等。

（1）脑炎后 Parkinson 综合征：20 世纪上半叶流行的昏睡性（von Economo）脑炎常遗留帕金森综合征，目前罕见。

（2）药物或中毒性 Parkinson 综合征：神经安定剂（酚噻嗪类及丁酰苯类）、利血平、胃复安、α-甲基多巴、锂、氟桂嗪等可导致帕金森综合征；MPTP、锰尘、CO、二硫化碳中毒或焊接烟尘亦可引起。

（3）动脉硬化性 Parkinson 综合征：多发性脑梗死偶导致 Parkinson 综合征，患者有高血压、动脉硬化及脑卒中史，假性球麻痹、病理征和神经影像学检查可提供证据。

（4）外伤性如拳击性脑病，其他如甲状腺功能减退、肝脑变性、脑瘤和正常压力性脑积水等可导致 Parkinson 综合征。

3. 遗传病伴 Parkinson 综合征

（1）弥散性路易体病（diffuse Lewis body disease, DLBD）：多见于 60～80 岁，痴呆、幻觉、帕金森综合征运动障碍为临床特征，痴呆早期出现，进展迅速，可有肌阵挛，左旋多巴反应不佳，但副作用极敏感。

（2）肝豆状核变性（Wilson 病）：可引起帕金森综合征，青少年发病，一或两侧上肢粗大震颤、肌强直、动作缓慢或不自主运动，肝损害和角膜 K-F 环，血清铜、铜蓝蛋白、铜氧化酶活性降低，尿铜增加等。

（3）亨廷顿（Huntington）病：运动障碍以肌强直、运动减少为主，易误诊为 PD。

4. 变性病伴 Parkinson 综合征

（1）多系统萎缩（MSA）：累及基底节、脑桥、橄榄、小脑及自主神经系统，可有 PD 样症状，对左旋多巴不敏感。纹状体黑质变性（SND），表现运动迟缓、肌强直，可有锥体系、小脑和自主神经症状，震颤不明显。Shy-Drager 综合征（SDS），自主神经症状突出，直立性低血压、无汗、排尿障碍和阳萎，以及锥体束、下运动神经元和小脑体征等。橄榄脑桥小脑萎缩（OPCA），小脑及锥体系症状突出，MRI 显示小脑和脑干萎缩。

（2）进行性核上性麻痹（PSP）：可有运动迟缓和肌强直，早期姿势步态不稳和跌倒，垂直凝视不能，伴额颞痴呆、假性球麻痹、构音障碍及锥体束征，震颤不明显，左旋多巴反应差。

（3）皮质基底节变性（CBGD）：表现肌强直、运动迟缓、姿势不稳、肌张力障碍和肌阵挛等，可有皮质复合感觉缺失、一侧肢体忽略、失用、失语和痴呆等皮质损害症状，眼球活动障碍和病理征，左旋多巴治疗无效。

（4）Alzheimer 病伴 Parkinson 综合征。

（5）抑郁症：可有表情贫乏、言语单调、自主运动减少，PD 患者常并存。抑郁症无肌强直和震颤，抗抑郁药试验治疗可能有助于鉴别。

（6）特发性震颤：多早年起病，姿势性或动作性震颤，影响头部引起点头或摇晃，PD 典型影响面部、口唇。本病无肌强直和运动迟缓，约 1/3 的患者有家族史，饮酒或服心得安震颤明显减轻。

【治疗】

1. 治疗原则

症状轻微无需特殊治疗，应鼓励患者多做主动运动。若疾病影响患者的日常生活和工作能力，则需采用药物治疗。药物治疗应遵循从小剂量开始，缓慢递增，尽量以较小剂量取得较满意疗效；治疗方案个体化，应根据患者的年龄、症状类型、严重程度、职业情况等选择具体药物。宣传和教育病者，本病目前不能根治，且呈缓慢进展性，需要长期配合，终身治疗。

2. 药物治疗

（1）抗胆碱能药

对震颤和强直有一定效果，但对运动迟缓疗效较差，适用于震颤突出且年龄较轻的患者。常用药物有：

1）苯海索（又名安坦）1～2mg，每日 3 次。

2）苯甲托品（cogentin）1～2mg，每日3次。

此外，有东莨菪碱、安克痉（akineton）等，作用均与安坦相似。主要副作用有口干、视物模糊、便秘和排尿困难，严重者有幻觉、妄想。青光眼及前列腺增生患者禁用；因可影响记忆功能，故老年患者慎用。

（2）金刚烷胺（amantadine）

对少动、强直、震颤均有轻度改善作用，用量100mg，每日2次。副作用较少见，但可有不宁、神志模糊、下肢网状青斑、踝部水肿等，但均较少见。肾功能不全、癫痫、严重胃溃疡、肝病患者慎用，哺乳期妇女禁用。

（3）左旋多巴

因左旋多巴能通过血脑屏障的量有限，为提高疗效、减少不良反应，目前应使用复方左旋多巴制剂，包括美多芭（Madopar）和息宁（Sinemet），其中美多芭剂型有标准剂、缓释剂和霰粒制剂；国内仅有息宁控释剂。初始剂量为62.5～125mg，每日2～3次，根据病情而渐增剂量至疗效满意和不出现副反应为止，一般有效剂量为125～250mg，每日3次，空腹餐前1小时或餐后1个半小时服药。不良反应有周围性和中枢性两类，前者为恶心、呕吐、低血压、心律失常（偶见）；后者有症状波动、异动症（又称运动障碍）和精神症状等。狭角型青光眼、精神病患者禁用，活动性消化道溃疡者慎用。

1）症状波动和运动障碍：是常见的远期并发症，多在用药5～7年后出现。症状波动主要有：

①疗效减退（wearing-off）或剂末恶化（end of dosedeterioration）：处理可增加每日服药次数或增加每次服药剂量，或改用缓释剂，也可加用其他辅助药物；

②"开－关"现象（on-off pheno-menon）：可试用多巴胺能（DA）受体激动剂。

2）异动症：常表现为类似舞蹈症、手足徐动症的不自主运动，主要有：

①剂峰异动症：出现在血药浓度高峰期（用药1～2小时），减少复方左旋多巴单次剂量可减轻异动现象，晚期患者需同时加用DA受体激动剂；

②双相异动症：在剂初和剂末均可出现，可尝试增加复方左旋多巴每次用药剂量及服药次数或加用DA受体激动剂；

③肌张力障碍（dystonia）：常表现为足或小腿痛性肌痉挛，多发生于清晨服药之前，可在睡前服用复方左旋多巴控释剂或长效DA受体激动剂，或在起床前服用霰粒型美多芭或标准片；发生于剂末或剂峰的肌张力障碍可对复方左旋多巴用量作相应的增减。

精神症状表现形式多种多样，如生动的梦境、抑郁、焦虑、错觉、幻觉、欣快、轻躁狂、精神错乱和意识模糊等。对经药物调整无效的严重幻觉、精神错乱、意识模糊可加用抗精神病药物氯氮平或奥氮平等。

（4）DA受体激动剂

一般主张与复方左旋多巴合用，发病年龄轻的早期患者可单独应用。均应从小剂量开始，渐增剂量至获得满意疗效而不出现副作用为止。副作用与复方左旋多巴相似，不同之处是症状波动和异动症发生率低，而体位性低血压和精神症状发生率较高。常用的DA受体激动剂有：

1）溴隐亭（bromocriptine）：0.625mg，每日2次，每3～7天加0.625mg，剂量7.5～15mg/d，最大不超过20mg/d；

2）培高利特（pergolide）：初始剂量

0.025mg，每日1次，每隔3～5天增加0.025mg，逐渐增量，一般有效剂量每日0.75～1.5mg，分3次口服；

3) 泰舒达缓释片（trastal SR）：初始剂量50mg，每日1次，每周增加50mg，一般治疗剂量为150～250mg，分3次口服。其他药物有克瑞帕（cripar）、卡麦角林（cabergoline）、普拉克索（pramipexole）。罗匹尼罗（ropinirole）、麦角乙脲（lisuride）、阿朴吗啡（apomorphine）国内无药。

（5）单胺氧化酶B（MAO-B）抑制剂

丙炔苯丙胺（deprenyl；selegiline）与复方左旋多巴合用有协同作用，与大剂量维生素E合用可作为神经保护剂应用于早期轻症患者。用法为2.5～5mg，每日2次，宜在早、中午服用，不宜傍晚后应用，以免引起失眠。副作用有口干、纳减、位置性低血压等，胃溃疡者慎用，不能与SSRI合用。

（6）儿茶酚—氧位—甲基转移酶（COMT）抑制剂 Entacapone（comtan，珂丹）

与复方左旋多巴合用可增强后者疗效，单独使用无效。有效剂量100～200mg，每日3～4次口服。副作用有腹泻、头痛、多汗、口干、转氨酶升高、腹痛、尿色变浅等。

Tolcapone（tasmar，答是美）因出现几例严重的肝脏毒性，欧洲已不推荐使用。美国仍在观察肝功能的情况下继续临床应用。

3. 手术治疗

主要有神经核毁损术和深部脑刺激术（DBS），手术靶点主要是丘脑腹内侧中间核。适用于药物治疗失效、不能耐受或出现异动症的患者。对年龄较轻，单侧的震颤、肌强直为主者效果较好，但术后仍需药物治疗。

4. 康复治疗

可施行语音语调、面部肌肉、四肢与躯干、步态与姿势平衡等锻炼。

二、常见并发症

（一）损伤

【病因】

损伤是帕金森病不可忽视的并发症。随着病情的发展，震颤、僵直、协调功能障碍，会逐渐累及运动功能，脚下遇到障碍物时容易跌跤甚至可发生骨折等损伤。

【诊断】

依据临床症状诊断不是很困难。

【鉴别诊断】

与其他外伤等所引起的损伤相鉴别。

【治疗】

（1）冬天结冰及雨天湿滑的路面，厕所及浴室潮湿光滑的瓷砖地板，对于动作迟钝、步履不稳的帕金森病病人都是危险的场所，要格外小心，避免摔跌。

（2）为了缓解帕金森病患者的症状，早期可先采用理疗、按摩、体育活动等措施，可稍推迟应用左旋多巴的时间。因左旋多巴类药物有一些不良反应，而且连续用药3～5年后，药效可能逐渐减退。若病情需要，可先用安坦、金刚烷胺等；当上述药物疗效不佳时，再用复方左旋多巴类药物，从小剂量开始，逐渐增量，至最佳剂量。

（3）间断性应用复方左旋多巴、冲击式服用复方左旋多巴，可以加速病情的发展。这是那些不能坚持连续服药的患者病情进展较快的原因之一。

（4）对帕金森综合征患者，应进行根除病因的治疗，部分患者可以完全恢复。例如吩噻嗪类药物引起的帕金森综合征，如及早停药，约2/3的患者2～6个月后可以恢复，并不需要长期服抗帕金森病药物。

（二）心理障碍

【病因】

常并发心理障碍和智能减损，尤多见于晚期病人。帕金森病表现的肢体震颤、僵直、动作笨拙以及缺乏面部表情而呈现的面具脸，兼之说话含混不清，语调单一，音量降低，流口水等，使病人感到有失大雅，心理上常有自卑感，不愿参加社会活动，不去公共场所，疏于人际交往。

【诊断】

在治疗中及疾病发展过程中，可见到失眠、焦虑、抑郁、痴呆等。

【鉴别诊断】

与其他精神疾病相鉴别。

【治疗】

给予抗精神病药物治疗。

（三）消化病

【病因】

由于植物神经功能障碍，导致消化系统并发症。

【诊断】

表现为：

（1）营养障碍和水电解质紊乱，与吞咽困难、饮食减少、液体补充不足有关。吞咽困难是因为咽部肌肉的协调动作发生障碍，咀嚼的速度减慢，其结果是进食缓慢而更长时间地咀嚼，使食物在口腔和咽喉部堆积；如进食过快则可导致噎塞和呛咳。

（2）食管扩张，假憩室形成，食管扩约肌功能不良，胸骨后有烧灼感。放射学证明有胃、食管返流。

（3）胃排空延迟，有人统计约占55%，表现为餐后饱胀、恶心、呕吐。

（4）小肠运动功能不良，由此产生腹胀感。放射学检查提示小肠扩张。

（5）结肠功能不良，主要表现为便秘，其高发生率（50%～67%）和顽固性给病人带来痛苦，使医生治疗棘手。消化系统的各种并发症有其相同的病理生理基础，都是由于胃肠平滑肌过度紧张，运动缓慢，相互协调不良所致。

【鉴别诊断】

与原发性消化性疾病相鉴别。

【治疗】

1. 普通治疗

休息、掌握饮食／禁食，合理营养。

2. 病因治疗

（1）溃疡：首选 PPI 类抑酸药，可加用黏膜掩护剂，如有幽门螺杆菌感染应行联合除菌治疗，罕用三联疗法或四联疗法（PPI、胶体铋联合二种抗生素）。

（2）利用广谱抗生素抗感染治疗、抗休克。

（3）梗阻／腹膜炎：禁食、胃肠减压。

（4）保持水电解质酸碱均衡。

3. 对症治疗

4. 手术

手术进行切除。

5. 肿瘤

（1）手术治疗。

（2）放疗＋化疗＋免疫治疗＋中医中药治疗。

（四）感染

【病因】

感染是对帕金森病构成威胁的并发症。

【诊断】

（1）一般的呼吸道感染、发热都会使本病症状加重。病人由于免疫功能低下，感冒经常发生，也容易罹患支气管炎、肺炎、胃肠炎等，晚期卧床的病人，完全丧失生活自理能力，不能独立起坐，甚则不能自行翻身，兼之营养不良，皮肤受压，常致褥疮。

（2）坠积性肺炎、吸入性肺炎、心功能衰竭是晚期病人常见的并发症，最终可以导致死亡。

（3）尿频也常成为帕金森病人求医的原因，尤其夜间尿频给病人带来不少麻烦。

（4）男性病人常合并前列腺肥大，可导致排尿困难。女性病人因护理不周，尿便浸渍等，可造成泌尿系统反复感染直至肾功能损害。

（5）感染、败血症是导致本病晚期死亡的重要原因。

【鉴别诊断】

与其他疾病所引起的感染相鉴别。

【治疗】

针对肺部感染和泌尿系感染。明确病菌种类，选择药敏高的抗生素，足量全程运用。对于严重感染，必要时多种抗生素联合用药。

（五）肢体挛缩、畸形、关节僵硬等

主要见于本病的晚期。故对早、中期病人应鼓励其多运动，为晚期病人多做被动活动，以延缓肢体并发症。

第六节　偏头痛并发症

一、偏头痛

【概述】

偏头痛是反复发作的一侧或两侧搏动性头痛，为临床常见的特发性头痛。偏头痛高发于中青年，以女性为多，女：男＝4：1。全球患病率约为12%，亚洲和非洲国家较低。

1. 先兆型偏头痛

以青春期发病，25～29 岁患病率最高，10 岁以下少见，60 岁以上发作减少。发作次数以2～3 次居多。约30.6%的患者有家族史，遗传因素常来自母亲。先兆性头痛约占偏头痛患者的10% 左右。在头痛发作前20～30 分钟出现先兆，多为视觉先兆，典型的视觉先兆开始为一中央旁视觉盲点，缓慢向视野边缘扩展呈"C"型，在扩展过程中，扩展边缘出现闪光角，使边缘呈锯齿状并有颜色，持续 20～25 分钟后在视野周围，这种视觉先兆被称作"堡垒幻影"（fortification spectrum）。其他先兆有：偏身感觉异常或麻木，偏身力弱或失语或难以分类的语言障碍少见。这些症状通常持续不超过 30 分钟，于头痛开始前消失，少数可贯穿于整个头痛期，偶而头痛缓解后仍持续几天。无论先兆是否确切，几乎所有患者都有羞明和畏声症状。头痛部位以眶上、眶后、额颞部最常见，偶尔可出现在顶部、枕部。疼痛起先为钝痛，继而转为剧烈的搏动性疼痛，头痛程度达到顶峰，最后呈持续性头痛。可以单侧或双侧性，约 10% 患者固定在一侧发作。在未治疗的情况下头痛可持续数小时至 2～3 天。头痛发作时，常伴恶心、呕吐、面色苍白、出汗、有排便感，少数可出现面部潮红、腹痛、腹泻等。头痛常为睡眠所终止，醒后头痛完全缓解。头痛消失后的 1～2 天之内常表现有身体及精神的疲劳感、虚弱感、抑郁感、头沉、头重等残留症状。部分先兆性头痛在头痛出现前 1～2 天，出现情绪不稳定，食欲增加、口渴、嗜睡、欣快或抑郁、颈肩部感觉异常等先驱症状。头痛发作的诱因有：精神疲劳，紧张，月经期，食物（如各种酒类，巧克力，坚果，奶酪）及某些药物（血管扩张剂，抗高血压药，5-羟色胺释放剂，雌激素和口服避孕药等）。若头痛持续数天不缓解，称为偏头痛持续状态。

2. 无先兆型头痛

无先兆性头痛是常见的偏头痛类型，约占偏头痛的 2/3，常开始于儿童期，女多于男，约 70% 患者有家族史，除了没有先兆以外，头痛发作和先兆型偏头痛相似，但发作较频繁，持续时间也比先兆型偏头痛长，可达 1～3 日。在头痛前数小时或数天，可以

有一些非特异性前驱症状如恶心、呕吐、身体不适、精神障碍、畏光和畏声等。

3. 家族性偏瘫型偏头痛（FHM）

家族性偏瘫型偏头痛系常染色体显性遗传性疾患，临床表现为以偏瘫为先兆的偏头痛发作为特征的综合征。FHM 有很强的遗传基础，其遗传异质性至少涉及三个染色体 19p，1q21～23 和 1p31，50% FHM 家族其基因连锁至染色体 19p13。FHM 是因 CACNAIA 基因突然所致，CACNAIA 是脑神经元 P/Q 型钙通道 d/A 亚单位的基因编码，其错义突变造成 FHM。

FHM 临床特征是：其先兆表现为程度轻重不等的轻偏瘫和偏瘫，按先兆持续时间可分类为有先兆型偏头痛或先兆延长型偏头痛（可长达数天或数周），受累侧左右不定，常以一侧发生为主，并可伴有其他神经系统功能障碍症状出现，如视觉盲点、偏身感觉丧失、失语，意识障碍从精神混乱到昏迷、发烧、脑脊液白细胞增多和脑膜刺激症等假性脑膜炎的症状和体征，脑水肿和脑电图表现慢波活动，持续数日或数周。当这些症状出现时多被误诊为颅内感染等其他疾病。一些家族还可有小脑受累症状，如眼球震颤和进行性共济失调或发作性共济失调，MRI 可见小脑萎缩。小脑症状可先于偏瘫性偏头痛发作出现。一些家族还可有特发性震颤和癫痫发作。乙酰唑胺对 FHM 发作效果明显，但对进行性共济失调无效。

4. 儿童期偏头痛

儿童期偏头痛的临床表现和成人偏头痛差别极大，诊断和处理时应予特别注意和对待。儿童期偏头痛的特点有：

（1）儿童偏头痛患病率国外约为 5%，我国大陆 10 岁以下男女患病率只有 18.7/10 万

和 66.5/10 万，性别比率为 1：3.5。

（2）40% 患儿成人期后不再有头痛发作。

（3）头痛发作持续时间短暂，多不超过 1 小时。

（4）头痛发作轻重不等，但更易表现严重的胃肠道紊乱，如呕吐和植物神经系统紊乱的症状。

（5）先兆多奇异怪诞，如为视觉先兆可表现为视物变小症，视物变大症和视物变形症，其被称为爱丽丝漫游奇境综合征。

（6）罕见的偏头痛形式更多见于儿童，如精神混乱型偏头痛，基底动脉型偏头痛，FHM 和眼型偏头痛。

（7）儿童期偏头痛更常表现为发作性非头痛的其他周期性症状综合征，如周期性呕吐、复发性腹痛、阵发性眩晕和交替性偏瘫。

（8）睡眠对儿童期偏头痛关系密切。多数儿童于头痛发作后不久即入睡，醒后多数头痛明显好转，部分患儿头痛消失。睡眠持续时间 5 ～ 16 小时不等。

（9）儿童期偏头痛急性发作的治疗，以使用一般止痛药为宜，麦角胺和曲普坦类药物对儿童偏头痛治疗的疗效和不良反应尚未确定，预防治疗和成年人相同。

5. 基底动脉型偏头痛

极罕见，主要发生在少年或青年女性，与月经周期密切相关。先兆症状包括双侧视觉障碍，如闪光、暗点、双侧视力模糊或全盲、短暂性眩晕、呐吃、复视、耳鸣、口周和肢体远端麻木或感觉异常、共济失调，也可有嗜睡状态和跌倒发作。先兆期平均持续 10 ～ 30 分钟，继而出现搏动性头痛，常位于枕部，可向后颈部放射，伴恶心、呕吐，近 1/4 的患者头痛发作的高峰期可有意识不清，头痛可持续数小时至 1 天，常在睡眠后缓解，恢复完全，间歇期亦正常，偶尔多次发作后可导致基底动脉或大脑后动脉血栓形成。该型与椎—基底动脉系统缺血疾病难以鉴别。

【诊断】

1. 头痛的诊断

（1）病史的采集。

（2）应进行全面的体格检查和神经系统检查，排出继发性头痛。

（3）进行必要的实验室检查和特殊的辅助检查，如头颅 CT 和 MRI 等，以及腰穿。

2. 原发性头痛的诊断

在排除继发性头痛的基础上得出的。按 IHS 的诊断标准进行诊断。

3. 偏头痛的诊断标准（表 8-3、表 8-4）

表 8-3　先兆性偏头痛的诊断标准

A. 至少有 2 次典型的发作符合 B
B. 具备下列 4 项中的 3 项：
1. 一种或多种可完全恢复的先兆症状，包括局限大脑皮质和（或）脑干功能障碍
2. 至少一种先兆症状逐渐发展超过 4 分钟，或是二种或多种先兆症状不连续出现
3. 一种先兆症状不能持续 60 分钟以上，若多于一个先兆时，持续时间可按比例增加
4. 头痛于先兆后出现，其时间间隙应少于 60 分钟（可先于先兆以前或与先兆同时发生）
C. 至少具备以下一项
1. 病史和（或）身体检查和（或）神经系统检查结果能排除续发性头痛
2. 病史和（或）身体检查结果提示有一种继发性头痛的线索，但经过进一步检查能将其排除
3. 存有一种继发性头痛疾病，但偏头痛不是首次发作，首次发作时间与该病的发生完全无关

表 8-4　无先兆性偏头痛的诊断标准

A. 至少有 5 次发作符合 B～D

B. 头痛发作持续 4～72 小时（未处理或处理失败）

C. 头痛至少需要具备以下 2 项特征：

1. 单侧

2. 搏动性质

3. 严重程度为中度或重度（干扰和妨碍日常生活）

4. 步行上楼梯或相似的日常体力活动使头痛加重

D. 头痛时至少并发下列 1 项症状

1. 恶心和（或）呕吐

2. 畏光或畏声

E. 需具备以下 1 项

1. 病史和（或）身体检查和（或）神经系统检查无继发性头痛的任何疾病的线索

2. 病史和（或）神经系统检查结果提示有一种继发性头痛疾病的线索，但经进一步检查能将其排除

3. 存有一种继发性头痛疾病，但偏头痛不是首次发作，首次发作时间与该病的发生完全无关

【鉴别诊断】

1. 紧张型头痛

又称肌收缩型头痛。其临床特点是：头痛部位较弥散，可位前额、双颞、顶、枕及颈部。头痛性质常呈钝痛，头部压迫感、紧箍感，患者常述犹如戴着一个帽子。头痛常呈持续性，可时轻时重。多有头皮、颈部压痛点，按摩头颈部可使头痛缓解，多有额、颈部肌肉紧张。多少伴有恶心、呕吐。

2. 丛集性头痛

又称组胺性头痛，Horton 综合征。表现为一系列密集的、短暂的、严重的单侧钻痛。与偏头痛不同，头痛部位多局限并固定于一侧眶部、球后和额颞部。发病时间常在夜间，并使患者痛醒。发病时间固定，起病突然而无先兆，开始可为一侧鼻部烧灼感或球后压迫感，继之出现特定部位的疼痛，常疼痛难忍，并出现面部潮红，结膜充血、流泪、流涕、鼻塞。为数不少的患者出现 Horner 征，可出现畏光，不伴恶心、呕吐。诱因可为发作群集期饮酒、兴奋或服用扩血管药引起。发病年龄常较偏头痛晚，平均 25 岁，男女之比约 4：1。罕见

家族史。

3. 痛性眼肌麻痹

又称 Tolosa-Hunt 综合征，是一种以头痛和眼肌麻痹为特征，涉及特发性眼眶和海绵窦的炎性疾病。病因可为颅内颈内动脉的非特异性炎症，也可能涉及海绵窦。常表现为球后及眶周的顽固性胀痛、刺痛，数天或数周后出现复视，并可有第Ⅲ、Ⅳ、Ⅵ脑神经受累表现，间隔数月数年后复发，需行血管造影以排除颈内动脉瘤。皮质类固醇治疗有效。

4. 颅内占位所致头痛

占位早期，头痛可为间断性或晨起为重，但随着病情的发展。多成为持续性头痛，进行性加重，可出现颅内高压的症状与体征，如头痛、恶心、呕吐、视盘水肿，并可出现局灶症状与体征，如精神改变、偏瘫、失语、偏身感觉障碍、抽搐、偏盲、共济失调、眼球震颤等，典型者鉴别不难。但需注意，也有表现为十几年的偏头痛，最后被确诊为巨大血管瘤者。

5. 血管性头痛

如高血压或低血压、未破裂颅内动脉瘤

或动静脉畸形、慢性硬膜下血肿等均可有偏头痛样头痛，部分病例有局限性神经体征，癫痫发作或认知功能障碍，颅脑 CT、MRI 及 DSA 可显示病变。

6. 偏头痛性梗死

极个别情况，偏头痛可继发缺血性卒中，偏头痛渐进性病程和自发消退 2 个特点可与脑卒中区别。

【治疗】

1. 一般原则

（1）首先要确立正确的诊断，排除继发性头痛。

（2）认识和处理偏头痛的共存疾患：偏头痛患者的共存疾患很多，常见的有抑郁症、癫痫、哮喘、过敏性疾病、胃肠道疾病、高血压和妇科疾病如子宫内膜异位症等。

（3）教育患者认识偏头痛的疾病性质，特别应认识到该病是病因不明的反复发作性疾病，目前无根治手段，现有的处理手段包括药物只能减轻和减少头痛发作；应鼓励患者正视现实，任何不切实际和过高的期望值都将导致治疗的失败。

（4）偏头痛发作受很多内在和外在因素的影响，发现和避免这些促发因素能减少和避免发作，常见的促发因素有：

1）内分泌：月经、排卵、口服避孕药、激素替代治疗。

2）饮食：各种酒类、含亚硝酸盐肉制品、谷氨酸单钠盐（味精）、天冬酰苯丙酸氨甲酯（甜味剂）、食品色素、巧克力、奶酪、饥饿。

3）精神因素：心理、生理和情绪的压力和紧张、紧张后（如周末或假日）、焦虑、烦恼和抑郁。

4）外界的物理因素：眩目的光、闪光、视觉刺激、荧光、某些气味、气候变化、高纬度。

5）睡眠相关因素：睡眠过少、睡眠过多。

6）颅脑外伤、劳累、疲劳。

7）药物：特别是血管活性药物如硝酸甘油、组胺、利血平、肼苯达嗪、雷尼替丁（甲硝呋胍）、雌激素等。此外还有免疫球蛋白注射、溴隐亭和 5-HT 受体拮抗剂如枢复宁，以及选择性 5-HT 再摄取抑制剂类的抗抑郁药物。

2. 偏头痛的药物治疗

偏头痛的药物治疗分治疗急性偏头痛发作及预防偏头痛发作两种。

（1）急性偏头痛发作的治疗：

1）一般镇痛药：最常用的是一般止痛药如阿司匹林和扑热息痛（对乙酰氨基酚）。不推荐使用安替匹林，因其粒性白细胞减少症等不良反应；更不推荐使用非那西丁因其能造成肾脏损害导致肾功能衰竭（我国禁止非那西丁作为单药应用，但允许用于复方制剂中）。长期应用易造成药物滥用，也是使偏头痛转变成慢性每日性头痛的重要祸根。此外，常用于偏头痛的有非甾体消炎止痛药，萘普索和布洛芬等。一般止痛药宜与止吐药合用，除能改善偏头痛伴随的恶心和呕吐外，尚可促进胃蠕动，增进镇痛药物的吸收。常用的止吐药有甲氧氯普胺（胃复安）。

2）抗偏头痛药物：

麦角类制剂：有酒石酸麦角胺、麦角胺—咖啡因、二氢麦角胺，以及甲磺酸二氢麦角隐亭等制剂。常见的不良反应有恶心、呕吐、腹部不适、腹痛、四肢无力、肢端感觉异常及腿肌痉挛。因麦角制剂的血管收缩作用，故不宜长期应用，长期应用还可产生腹膜后纤维化导致肾功能衰竭。孕妇、冠心病、末梢血管病、严重高血压、肝肾疾病、甲状腺功能亢进者禁用。老年人慎用。

曲普坦类：为5-HT（5-HT1B/1D）受体激动剂，有舒马曲普坦、佐米曲普坦、那拉曲普坦和利扎曲普坦。虽疗效明显，但价格昂贵，目前不宜作为常规和广泛应用。

（2）预防发作的用药：

1）应用药物预防的指征：偏头痛发作频繁，每月＞2次；或者发作持续时间超过48小时；以及疼痛严重影响学习及工作，且抗偏头痛急性发作药物无效，或药物产生严重不良反应者；或先兆期持续时间过长。

2）常用于预防偏头痛发作的药物，预防性药物众多，表8-5以供参考。

表8-5　预防偏头痛发作的药物

药名	不良反应	禁忌证
β-阻滞剂 　心得安 　美托洛尔	疲乏，指端冷，恶梦，抑郁	哮喘，脆性糖尿病，A-V传导阻滞
抗癫痫药 　丙戊酸钠	体重增加，震颤，毛发缺失	肝病，血小板减少，妊娠
钙拮抗剂 　氟桂利嗪 　维拉帕米	镇静，体重增加，抑郁 便秘	抑郁，帕金森病 心动过缓，A-V传导阻滞
抗抑郁药 　阿米替林 　可乐定	镇静，口干，体重增加 口干	青光眼

二、常见并发症

（1）恶心为最常见伴随症状，达一半以上，且常为中、重度恶心。恶心可先于头痛发作，也可于头痛发作中或发作后出现。近一半的患者出现呕吐，有些患者的经验是呕吐后发作即明显缓解。

（2）不少患者还可出现视物不清、畏光、畏声及其他自主功能障碍，如尿频、排尿障碍、鼻塞、心慌、高血压、低血压，甚至可出现心律失常。发作累及脑干或小脑者可出现眩晕共济失调、复视、听力下降、耳鸣、意识障碍等。

（3）头痛缓解后可出现怠倦、昏昏欲睡。有的出现感觉精疲力竭、饥饿感或厌食、多尿、头皮压痛、肌肉酸痛。也可出现精神心理改变，如烦躁、易怒、情绪低落、少语、少动等。

第九章

脑积水并发症

一、脑积水

【概述】

脑积水是指因各种原因导致脑脊液的产生和吸收不平衡所致的脑室、蛛网膜下腔异常积聚扩大，并非由于发育异常后无损害或脑萎缩所致。脑积水的病理改变为脑室系统逐渐扩大，第三脑室向下方隆起压迫垂体及视神经交叉部，透明隔可穿破，脑实质变薄，以额叶处最明显，甚至穿破侧脑室与蛛网膜下腔相通。胼胝体、锥体束、基底节、四叠体、脉络丛及脑干等处均可因长期受压而萎缩。白质脱髓鞘变，神经轴受压变形，胶质增生及神经细胞退行性变。

脑积水的分类：

1. 根据脑脊液动力学变化

（1）梗阻性脑积水是脑脊液的产生或吸收过程中任何原因的失调所产生的脑脊液蓄积。其是由于脑脊液循环通路阻塞，引起吸收障碍，即脑室系统不能与蛛网膜下腔有效的沟通，导致脑脊液在阻塞部以上的脑室系统蓄积。如肿瘤、寄生虫病、中脑导水管先天性病变等病因所引发的非交通性脑积水。

（2）交通性脑积水是指脑脊液的循环过程中阻塞部位在脑室系统以外，蛛网膜下腔或脑脊液吸收的终点即蛛网膜颗粒处障碍。如头部外伤、脑血管病变出血、颅内感染、手术后导致蛛网膜下腔粘连，造成交通性脑积水。

2. 根据脑脊液蓄积的解剖部位

（1）内部性脑积水：积水发生在脑室系统内。

（2）外部性脑积水：积水发生在脑皮质表面蛛网膜下腔者。

3. 根据临床发病的时间

（1）急性脑积水：疾病发生的病程在1周内。

（2）亚急性脑积水：疾病发生的病程在1个月内。

（3）慢性脑积水：疾病发生的病程在1个月以上。

4. 根据临床症状、体征

（1）症状性脑积水：临床上有相应的颅内压增高、记忆力降、肢体出现共济失调征及膀胱直肠功能障碍的症状体征者。

（2）非症状性脑积水：无相应的临床症状及体征者。

5. 根据病理生理过程

（1）静止性脑积水：有一定的争议，大多数医师用其描述脑积水无进展、发展，无有害后遗症，需要或不需分流手术治疗。

（2）活动性脑积水：大多数医师描述脑积水存在进展、发展、有害后遗症，必需手术治疗。

6. 特殊类型

（1）正常压力性脑积水：13～51，实际上是绝对值正常的相对正常，有两方面的意义。

1）以往病人脑脊液压力偏低，患病后脑脊液压力上升，产生临床症状、体征。测量脑脊液压力时，绝对值正常或在正常上限，对病人而言脑脊液压力已有增高。

2）脑脊液压力波动幅度较大，有时脑脊液压力正常，有时压力已高达正常压力的数倍。同时有脑积水的临床表现。

（2）代偿性脑积水：是临床上无脑积水的症状和表现，仅表现为局限性或弥漫性脑容积减少，减少部分被脑脊液充填，使脑脊液的绝对值增加，就是说脑脊液超常增加代偿了脑容积减少，而维持了颅内压的正常。

由于脑积水的分类角度不同，分类名称各一。对揭示临床现象有指导意义，也从不同的侧面揭示了脑积水的解剖、病理生理及临床发展变化规律。在临床工作中最常用脑脊液动力学分类法，虽然不能完全解释所有的临床现象，但为临床工作带来了许多便利，为正确判断、实施治疗提供了较准确的方法。

【诊断】

1. 临床表现

（1）临床症状：并不一致，与病理变化出现的年龄、病理的轻重、病程的长短有关。胎儿先天性脑积水多致死胎，出生以后脑积水可能在任何年龄出现，多数于生后6个月出现。年龄小的患者颅缝未接合，头颅容易扩大，故颅内压增高的症状较少。脑积水主要表现为婴儿出生后数周或数月后头颅快速、进行性增大。正常婴儿在最早6个月头围增加每月1.2～1.3cm，本症则为其2～3倍。头颅呈圆形，额部前突，头穹窿部异常增大，前囟扩大隆起，颅缝分离，颅骨变薄，甚至透明，叩诊可出现"破壶声"（Maceen）征。颞额部呈现怒张的静脉，眼球下旋，上巩膜时常暴露（日落征）。病婴精神萎靡，头部不能抬起，严重者可伴有大脑功能障碍，表现为癫痫、视力及嗅觉障碍、眼球震颤、斜视、肢体瘫痪及智能障碍等。由于婴儿头颅呈代偿性增大，因此，头痛、呕吐及视神经乳头水肿均不明显。

（2）婴幼儿脑积水临床表现：主要为婴儿出生后数周或数月内头颅快速、进行性增大（正常婴儿最早6个月头围（枕额）增长每月为1.2～1.3cm，本病可快增其2～3倍），同时头颅骨呈圆形，额顶凸出，前囟扩大隆起，颅缝哆开，颅骨变形，叩诊"破壶声"，头发稀少，颞额部静脉扩张，眼球下旋，上部巩膜时常暴露，呈落日状。患儿精神萎靡，头部不能抬起，严重者可伴有大脑功能障碍，表现为癫痫、呕吐、抽搐、斜视，眼球震颤，语言障碍，肢体瘫痪，共济失调，行走困难，智力发育不全等。

（3）年长儿童及成人脑积水的临床表现：由于年长儿童及成人的骨缝闭合，因此，年长儿童及成人脑积水临床表现与婴幼儿脑积水有所不同。

1）急性脑积水特征：临床一般表现为头痛、恶心、呕吐、视力障碍等。

2）慢性脑积水特征：临床以慢性颅内压增高为其主要特征，可出现双侧颞部或全颅疼痛，恶心、呕吐，视神经乳头水肿或视神经萎缩，智力发育障碍，运动功能障碍等。

3）正常颅内压脑积水特征：临床的主要表现有步态不稳，运动障碍程度不一，从走路缓慢、不稳、平衡失调到不能行走，最终卧床不起；精神障碍为较早出现的症状之一，初期为记忆力减退，重者出现痴呆等。个别患者可有大小便失禁。儿童可见头围在正常值范围或略超过正常值，精神运动发育迟缓，智力下降，学习能力差，运动障碍等。

4）静止性脑积水特征：临床表现类似于正常颅内压脑积水，脑室的容积保持稳定或缩小，未再出现新的神经功能损害，精神运动发育随年龄增长而不断改善。

2. 体格检查

（1）头围增大，囟门膨出，颅缝裂开，头颅外形变圆，叩诊有破壶音，颅骨变薄，甚至呈半透明状。额部和颞部可见静脉怒张。颅骨透照试验阳性。

（2）两眼落日状，多数病人有眼球震颤。

（3）病人常有抽动，或有反复惊厥发作。另外，可见颅神经麻痹，肢体瘫痪，肌张力高或共济失调等体征。

3. 辅助检查

（1）CT 检查：头颅调线检查或 CT 检查示颅腔增大，颅骨变薄，颅缝分离和前囟增大。

（2）酚红试验：侧腔室注射中性酚红1ml，2～12 分钟内做腰椎穿刺，CSF 可见酚红，提示系非阻塞性脑积压水。若20 分

钟 CSF 仍未见酚红出现，提示为阻塞性脑积水。

（3）脑室造影：用过滤的氧气缓缓地注射于脑室内，然后做 X 线检查，可观察到脑室扩大及大脑皮层变薄。若大脑皮层厚度在2cm 以上，并且脑积水能够被解除，提示病人智力可望恢复。同时脑室造影也可帮助确定阻塞部位，或发现颅内肿瘤。脑室气体或水溶性碘剂造影，能显示脑室系统形态和大小，以及大脑皮质厚度。

（4）头颅二维超声检查：可见脑中线波无移位，而脑室系统扩大。

（5）CT 或 MRI 扫描：见脑室系统明显扩大，有时能查出脑积水原因。

【鉴别诊断】

1. 脑萎缩

指由于各种原因所致的脑组织细胞的体积和数量减少。

（1）CT 表现：脑实质减少，颅腔体积不变，遗留的间隙由脑脊液充填，在脑室系统和蛛网膜下腔的继发扩大。

（2）鉴别：主要靠测量、直觉和经验。具体方法：①与同龄人对比；②测前角脑室形态；③测颞角脑室形态；④测枕角脑室形态；⑤正常额顶叶脑沟小于 5mm；⑥第三脑室形态。

（3）脑积水和脑萎缩的鉴别点：①脑积水造成的中线移位向对侧；②脑积水时脑沟变浅、窄；③脑积水时脑池变窄至少不增宽；④侧脑室内侧壁间角度为锐角；⑤症状鉴别；⑥外引流术后观察症状改善情况。

2. 积水性无脑畸形

一种神经胚胎形成后畸形，大脑完全或几乎完全缺失，颅骨和硬膜完整，颅腔内充

满脑脊液。其鉴别点：

（1）脑电图：无皮层电活动。

（2）CT、MRI：颅腔内大部分被脑脊液充填，看不到额叶、侧脑室额角；脑干小结和枕叶内侧位于天幕上的中线，被脑脊液环绕；后颅窝结构基本完整。

（3）超声：天幕上颅腔内充满脑脊液回声，大脑镰一般完整，无增厚，可移位；后颅窝结构基本完整。

（4）脑血管造影：床突上颈内动脉无血流，后循环正常。

（5）颅骨透照试验：<9个月，有一定的意义。

3.脑室扩大性的发育畸形

（1）胼胝体发育不全：三室扩大，侧室分离（枕角、房部扩大，内壁凹陷），偶见伴发脑积水。

（2）中隔－眼发育不全：视神经、视交叉及垂体漏斗发育不全，透明隔缺如，裂脑畸形等。

【治疗】

1.病因治疗
手术包括：

（1）占位病变切除术。

（2）大脑导水管成形或扩张术。

（3）第四脑室正中孔闭塞成形术。

（4）其他。

此类手术除占位病变切除术在临床工作中是常用的治疗手段外，其他手术方法均较少使用。

2.减少脑脊液形成

（1）侧脑室脉络丛切除术。

（2）侧脑室脉络丛电烙术。

此类手术在临床上已较少使用。但内镜下侧脑室脉络丛电烙术应用于临床。

3.分流术

（1）脑室和蛛网膜下腔、脑池沟通手术：①侧脑室枕大池分流术（Torkil-dson）；②侧脑室胼胝体周围池分流术；③侧脑室环池造瘘术；④三脑室底造瘘术；⑤立体定向内镜下三脑室底引流术。

此类手术除侧脑室枕大池分流术尚慎用，立体定向内镜下三脑室底引流术由于微创技术的发展，在近年被广泛使用外，其他手术方法已较少使用。

（2）脑脊液引入体腔的手术：①侧脑室腹腔分流术；②侧脑室胸腔分流术；③腰椎蛛网膜下腔腹腔分流术。

（3）脑脊液引入腹腔脏器的手术：①侧脑室膀胱分流术；②腰椎蛛网膜下腔输尿管分流术。

（4）脑脊液引入心血管系统的手术：①侧脑室心房分流术；②侧脑室矢状窦分流术；③侧脑室静脉分流术；④侧脑室胸导管分流术等。

（5）其他手术：侧脑室硬脑膜下腔分流术等。目前临床上最常用的技术为立体定向内镜下三脑室底造瘘术，侧脑室腹腔分流术，因微创技术的发展及长期临床的实践被认为是较安全、有效的手术方法。

二、常见并发症

（一）术后的感染

【病因】

一般认为是手术时细菌污染分流管所致，有时与分流管的异物反应有关，也可由分流装置上的局部皮肤坏死或细菌穿过肠壁污染分流管导致颅内逆行感染。分流管作为异物被植入机体后，很快被结缔组织所包裹，结缔组织中的各种蛋白含有细菌的附着成分，特别是有助于金葡萄菌细胞壁的糖脂类的黏液成分紧密黏附在分流装置上，继而逃避抗生素及免疫宿主的攻击。显微镜下发现分流管的管腔面凹凸不平，这给侵入的细菌提供了隐蔽的场所，细菌的黏附力也极大增强，比一般表面要大近200倍，对抵抗抗生素起到很大作用。有研究发现即使在这类分流管内用超过最小抑菌浓度200倍量的抗生素，也不能消灭这些移植入的细菌。

【诊断】

（1）发病率3%～20%，死亡率30%～40%，即使感染得到控制仍会遗有癫痫、认知障碍、精神运动性障碍等。

（2）分类：

1）内部感染（真性分流感染）：分流系统的阀、管、储液囊等腔的表面发生感染，导致化脓性脑室炎。

2）外周感染：分流系统腔外的，分流管所通过的组织间隙的感染，较局限，少波及到脑室系统。

【鉴别诊断】

主要与引起颅内感染、分流管皮下通道感染及腹腔感染所致的原因之外的感染相鉴别。

【治疗】

（1）控制感染首先应树立无菌观念，从术前、术中、术后的多环节细微操作着手，感染率会大幅降低。

（2）发生感染应积极查找原因，大量使用有效的抗生素。

（3）不能控制的感染尽早拔除分流管及其他植入物，择期或采取其他办法解决脑积水。

（二）分流系统阻塞

【病因】

1. 脑室端堵塞

脑室端分流管梗阻的原因主要有脑组织碎块、血凝块、脉络丛阻塞及脑室端位置不当。

2. 腹腔端堵塞

腹腔端堵塞多因大网膜包裹所致。引起大网膜包裹的主要原因是分流管引起的炎症反应及感染。

3. 分流阀阻塞

原因为血凝块堵塞。发生分流阀便阻者可更换分流阀。术中尽量减少出血可防止、减少阀门阻塞。

【诊断】

1. 脑室管堵塞

血凝块、脑组织碎块、脉络丛组织、脑室壁、纤维素性渗出物等。

2. 阀及远端管问题

堵塞、失连接；腹腔、心肺疾患并发症等。

【鉴别诊断】

多与分流系统非阻塞性原因相鉴别。

【治疗】

（1）查找原因，更换分流管及其他植入装置。

（2）采取其他办法解决脑积水。

（三）分流过度并发隙状脑室综合征

【病因】

发病率为1.6%～11.5%。原因与分流系统的虹吸作用有关，过度的CSF引流导致ICP降低，脑室缩小与脑室壁合拢，这种状态又引起了间隙性脑室管阻塞，产生ICP增高，形成SVS。从而产生颅内低压与颅内高压的交替发生。

【诊断】

主要依据间断性头痛，检查分流阀处于下陷状态，无脑积液充盈或充盈迟缓，在头颅CT、MRI影像学上脑室呈裂隙样改变三个主要临床特征做出临床诊断。

【鉴别诊断】

与其他原因引起颅内低压和颅内高压的疾病相鉴别。

【治疗】

主要采用外科治疗，尽可能恢复脑脊液的生理循环，可通过更换分流阀后改善临床症状。对儿童分流术后引起的颅缝早闭，容积减少，采用颅腔扩容术。

（四）分流过度并发颅内血肿

【病因】

发病率为4.5%～21%，硬膜下血肿多见。与手术时穿刺次数过度、方向偏离所致副损伤及分流术后颅内压骤降有关。

【诊断】

依据头颅CT检查及临床症状可确诊。

【鉴别诊断】

与脑梗塞以及颅内积气相鉴别。

【治疗】

防止脑脊液分流过度，尽可能应用加有抗虹吸装置或者虹吸控制装置，如果脑积水行脑室腹腔分流术出现颅内血肿，则行颅骨钻孔置管冲洗引流，并更换分流装置。

（五）分流过度并发颅内低压综合征

【病因】

因分流过度所引起，或者是术中吸出大量脑脊液，加上术后颅内渗血刺激导致脑脊液分泌减少，术后患者有头痛、眩晕、呕吐等低颅压的表现。

【诊断】

发病率为3%。表现为姿势性头痛，平卧可缓解。

【鉴别诊断】

应与颅内高压综合征相鉴别。

【治疗】

（1）术后发生问题，查找原因，更换更高压力的分流泵及其他植入物。

（2）采取其他办法解决脑积水。

（3）针对不同的分流过度情况，进行相

关手术处理，如清除血肿、积液。

（六）腹腔并发症

常见的腹部并发症为肠梗阻、囊性假瘤、内脏穿孔、肠穿孔、膀胱穿孔、腹股沟疝等。

术后发现问题，及时查找原因，针对不同的分流并发症处理问题，调整、更换分流管及其他植入物，或拔除分流管，采取其他办法解决脑积水。

（七）心肺并发症

较常见的胸部并发症为心房血栓形成、心内膜炎、心律失常、肺部损伤、胸腔积液等。

查找原因，针对不同的分流并发症采取不同的处理方法。

（八）颅内肿瘤的颅外转移

较少发生。在病理类型较恶性的颅内肿瘤分流时，注意全身的综合治疗。

（九）癫痫

手术1年内发生率约为5.5%，3年后发生率约1.1%，一般额叶操作较枕叶操作的发生率高。

手术时注意置管区的选择，加用抗癫痫的治疗，必要时改换部位置管。

参考文献

1. Eberhart CG. Medulloblastoma in mice lacking P53 and PARP—all roads lead to Gli. Am J Pathol, 2003, 162(1): 7~10

2. Pelt K, Vincent S, Ruchoux MM. et al. Calbindin—D28 K A marker of recurrence for medulloblastomas. Cancer, 2002, 95(2): 410~419

3. Ellison D. Classifying the medulloblastoma: insights from morphology and molecular genetics. Neuropathology and applied neurobiology, 2002, 28: 257~282

4. Tong W M, Ohgaki H, Huang HT, et al. Null mutation of DNA strand break—binding molecule poly(ADP—ribose) polymerase causes medulloblastoma inP53. Am J Pathol, 2003, 162(1): 343~352

5. Jones G, Machado J, Jr., Tolnay M and Merlo A. PTEN—independent induction of caspse—mediated cell death and reduced invasion by the Focal Adhesion Targeting Domain (FAT) in human astrocytic brain tumors which highly express focal adhesion kinase(FAK). Cancer Res, 2001, 61: 5688~5691

6. Cai t, Lei Q Y, Wang L Y, and Zha XL. TGF—B1 modulated the expression of a5bl integrin and integrin—mediated signaling in human hepatocarcinoma cells.Bioc and Biop Res Comm, 2000, 274: 519~525

7. Mayo, L. D. et al. (2002)PTEN protects P53 from Mdm2 and sensitizes cancer cells to chemotherapy. J. Biol. Chem. 277, 5484~5489

8. Tada K, Shiraishi S, Kamiryo T, et al. Analysis of loss of heterozygosity on chromosome 10 in patients with malignant astrocytic tumors: correlation with patient age and survival [J]. J Neurosurg, 2001, 95: 651~659

9. Gerdes, Jenkins RB. Genetic alterations in adult diffuse glioma: occurence, significance, and prognostic implications. Front biosci, 2000, 5: 213~231

10. Tu YK, Tseng MY, Liu HM. Experience in surgical management of tumours involving the cavernous sinus. Clin Neurosci, 2000, 7(5):419~424

11. Tuccar E, Uz A,Tekdemir I. et al. Anatomical study of the lateral wall of the cavernous sinus, emphasizing dural construction and neural relations Neurosurg Rev, 2000, 23:45~48

12. Goel A, Muzumdar D, Sharma P. Extradural approach for cavernous hemangioma of the cavernous sinus: experience with 13 cases. Neurol Med Chir (Tokyo), 2003, 43(3):112~118

13. Miserocchi G, Vaiani S, Migliore MM, et al. Cavernous hemangioma. J Neurosurg, 2003, 99(1):209~212

14. Zhou LF, Mao Y, Chen L. Diagnosis and surgical treatment of cavernous sinus hemangiomas: an experience of 20 cases. Surg Neurol, 2003, 60(1):31~36

15. Katada E, Matsukawa N, Maki M, et al. A case of cavernous sinus cavernous hemangioma presenting with cavernous sinus syndrome Kinsho Shinkeigaku,

2002, 42(10):930～934

16. Nakamura N, Shin M, Tago M, et al. Gamma knife radiosurgery for cavernous hemangiomas in the cavernous sinus. Report of three cases. J Neurosurg, 2002, 97(supply5):477～480

17. Sohn CH, Kim SP, Kim IM, et al. Characteristic MR imaging findings of cavernous hemangiomas in the cavernous sinus. AJNR Am J Neuroradiol, 2003, 24(6):1148～1151

18. Kim IM, Yim MB, Lee CY, et al. Merits of intralesional fibrin glue injection in surgery for cavernous sinus cavernous hemangiomas. Technical note. J Neurosurg. 2002, 97(3):718～721

19. Salanitri GC, Stuckey SL, Murphy M. Extracerebral cavernous hemangioma of the cavernous sinus: diagnosis with MR imaging and labeled red cell blood pool scintigraphy. AJNR Am J Neuroradiol, 2004, 25(2):280～284

20. Mendonca JL, Viana SL, Matsumine M, et al. Cavernous angioma of the cavernous sinus: imaging findings. Arq Neuropsiquiatr, 2004, 62(4):1004～1007

21. Jian FZ, Santom A, Innocenz j G, et al. Frontotemporal orbitozygomatic craniotomy to exposure the cavernous sinus and its surrounding regions. Microsurgical anatomy. J Neurosurg Sci, 2001, 45(1): 19～28

22. Eisenberg MB. Cavernous hemangiomas of the cavernous sinus. in Eisenberg MB and Al- Merty 0 (eds). The cavernous sinus. Lippincott Williams & Wilkins,

Philadephia, 2000: 315～319

23. Liu AL, Wang C, Sun S, et al. Gamma knife radiosurgery for tumors involving the cavernous sinus. Stereotact Funct Neurosurg, 2005, 83(1):45～51

24. Kida Y, Kobayashi T, Mori Y. Radiosurgery of cavernous hemangiomas in the cavernous sinus. Surg Neurol, 2001, 56(2): 117～122

25. Nicolato A, Foroni R, Alessandrini F, et al. Radiosurgical treatment of cavernous sinus meningiomas: experience with 122 treated patients. Neurosurgery, 2002, 51(5): 1153～1159

26. 姜亚平, 殷小平, 张新江, 等. 脑出血患者微创治疗中动态 TCD 监测的临床意义. 中华神经科杂志, 2002,35(5): 264～267

27. 张新江, 殷小平, 王苇, 等. 脑出血超早期灶周水肿性质的磁共振研究. 中华神经科杂志, 2003, 36(3): 227

28. Carhuapoma JR, Wang PY, Beauchamp NJ, et al. Diffusion-weighted MRI and proton MR spectroscopic imaging in the study of secondary neuronal injury after intracerebral hemorrhage. Stroke, 2000, 31(3): 726～732

29. Schellinger PD, Fiebach JB, Hoffmann K, et al. Stroke MRI in intracerebral hemorrhage: is there a perihemorrhagic penumbra? Stroke, 2003,34(7):1674～1679

30. Kobayashi M, Takayama H, Suga S, et al. Longitudinal changes of metabolites in frontal lobes after hemorrhagic stroke of basal ganglia: a proton magnetic resonance spectroscopy study. Stroke, 2001, 32(10): 2237～2245

31. 张庆林，刘玉光，宋涛，等．脑积水外科治疗方法的改进与临床应用 [J]．中华神经外科杂志，2004，20(2)：80～83

32. 孙金龙，张庆林，王志刚，等．脑室镜或脑室镜—腹腔镜联合应用治疗脑积水 [J]．中华神经外科杂志，2005，21(8)：484～487

33. 沈华，刘伟国．神经内窥镜技术的应用进展．浙江创伤外科，2001，8(6)：275

34. Graf-Radford NR. Normal pressure hydrocephalus. Neurol Clin, 2007, 25(3)：809～832

35. 章翔．临床神经外科学．北京：人民军医出版社，2006：51～139

36. 詹升全，林志俊，李昭杰，等．神经内窥镜手术治疗难治性脑积水．广东医学，2000，21(8)：632～633

37. 高建忠，张吕荣，李军，等．改良分流技术治疗脑积水 25 例．中国临床神经外科杂志，2004，96(2)：142～143

38. Sarguna P, Lakshmi V. Ventriculo-peritoneal shunt infections. Indian J Med Miembiol, 2006, 24(1)：52～54

39. 赵继宗．神经外科手术精要与并发症．北京：北京大学医学出版社，2004：298

40. 张亚卓，工忠诚，高鲜红，等．神经内窥镜技术的临床应用．中华神经外科杂志，2000，16(1)：3～7

41. Schroeder HWS, Niendorf WR, Gaab MR. Complications of endoscopic third ventficulostomy. J Neuresurg, 2002, 96(6)：1032

42. Gorayeb RP, Cavalheiro S, Zymberg ST. Endoscopic third ventriculostomy in children younger than 1 year of age. J Neurosurg, 2004, 100(3)：427～429

43. 李俊，李爱冰，秦尚振，等．神经内镜治疗脑积水的适应症与并发症．华中医学杂志，2006，30(3)：174～175

44. 李俊，马廉亭，薛德鳞．神经内镜三脑室造瘘术的并发症及防治．中华神经医学杂志，2005，4(1)：97～98

45. Sgaramena E, Castelli G, Sotgiu S. Chronic subdural collection after endoscopic third ventriculostomy. Acta Neurochir(Wien), 2004, 146(5)：529～630

46. 徐永革，田增民．内镜第三脑室造瘘术并发症的防治．第二军医大学学报，2005，26(12)：1427～1428